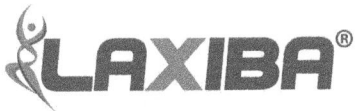

El Asesor Nutricional

Edición de Investigadores

M.Sc. Henry S. Grant

Traducido del Inglés por Iván Ríos

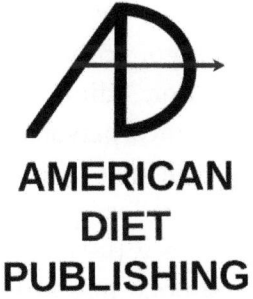

Koblenz y Wilmington

ADP American Diet Publishing GmbH
Copyright © 2014 por Henry S. Grant. Todos Los Derechos Reservados.
ISBN 978-1-941978-09-2
Diseño de portada por Mahmood Ali
Diseño de interior por Rose Hristova
E-Mail del autor: Grant@AmericanDietPublishing.com

ADP American Diet Publishing GmbH

Johannes Mueller-Strasse 12
56068 Koblenz
Germany

913 N Market Street
Wilmington, DE, 19801
United States of America

Para organizaciones y corporaciones: ¿Interesados en un pedido al por mayor? Visítanos en www.AmericanDietPublishing.com/discounts.php

Todos los derechos reservados. Ninguna parte de este libro puede usarse o reproducirse de ninguna forma. Sin el permiso escrito del autor, las reimpresiones, traducciones, tomar valores o ilustraciones, guardarlo en sistemas de datos o dispositivos electrónicos, así como proporcionar partes del libro online o en otros servicios de comunicación, podrá dar lugar a responsabilidad penal. Evita hacer trampas y lee sólo el libro si lo obtuviste de forma legal.

El conjunto de datos de las declaraciones algorítmicas decretadas en relación a la fructosa, la lactosa y los alcoholes del azúcar proviene de la Base de Datos de Alimentos y Nutrientes de 2014 del Centro de Coordinación de Nutrición de la Universidad de Minnesota. La licencia de la base de datos ha sido adquirida para este libro debido a su alta calidad y al alcance basado en la investigación internacional. Las declaraciones en relación a los fructanos y galactanos se han recogido de cuatro estudios internacionales citados. Aquéllas con respecto a los fructanos y galactanos han sido recogidas de seis fuentes distintas que se indican en las tablas. Las proposiciones de este libro se basan en estudios científicos. Sin embargo, no hay garantía sobre el contenido del libro. La responsabilidad del autor, editor, cualquier científico citado y la Universidad de Minnesota por daños personales físicos o financieros, queda excluida. Por favor, ten en cuenta que la cantidad de ingredientes fundamentales en los productos mencionados, que son la base para los tamaños de las porciones indicadas, es relativa y basada, en parte, en derivaciones. Los tamaños de porciones que se supone que el lector tolera, están basados en aproximaciones por varios detalles. El tamaño exacto de la ración tolerable de cualquier producto varía dependiendo de su elaboración, composición específica de cada país, grado de madurez y cultivo.

ACKNOWLEDGMENTS

Agradecimientos especiales a M. Thor y al equipo de investigación nutricional de la Universidad de Minnesota, J. S. Barrett, J. R. Biesiekierski, P. R. Gibson, K. Liels, J. G. Muir, S. J. Shepherd, R. Rose y O. Rosella, así como al resto del equipo de investigación de gastroenterología, todos los demás científicos citados por sus investigaciones, B. Hartmann del Bundes-ministerium für Ernährung, Landwirtschaft und Verbraucher-schutz, G.-W. von Rymon Lipinski de Goethe Universität, y H. Zorn de Justus Liebig-Universität, por las correcciones L. Gomes Domingues, F. Lang, C. R. Mundy, L. Popielinski y M. Vastolo, así como a mi madre, mi hermana y mis amigos, especialmente a C. Schlick y al resto de colaboradores que me permitieron escribir este libro en primer lugar.

Para mi hija—Paula Anna

Contenidos

Prólogo XI

1. Información 1
1.1 Por qué te mereces este libro 1
1.2 Los monstruos prehistóricos se vengan 4
1.3 Comprobación de diagnóstico 7
1.4 Antecedentes de la enfermedad 10
1.5 Los ladrillos y cómo lucha tu vientre 11
    1.5.1 Ladrillo número uno: Lactosa 13
    1.5.2 Ladrillo número dos: Fructosa 18
    1.5.3 Ladrillo número tres: Fructanos 23
    1.5.4 Ladrillo número cuatro: Galactanos 26
    1.5.5 Ladrillo número cinco: Sorbitol y otros 29
    1.5.6 Malestar abdominal en los niños 31
1.6 Resumen de la Parte 1 32

2. Estrategia 33
2.1 Planificación de la misión 33
    2.1.1 Mapa de la ruta 35
    2.1.2 Hoja de prueba de síntomas 39
    2.1.3 Tabla de cálculos: resultados de prueba 40
    2.1.4 Mantener tu equilibrio 43
2.2 Tu estrategia individual 52
    2.2.1 Depende de la carga total 55
    2.2.2 Prevalencia de los tipos de intolerancias 56
    2.2.3 Prueba sustituta 57
    2.2.4 Prueba de nivel 59
    2.2.5 Proceso de prueba de síntomas contingentes 78
    2.2.6 Estrategias alternativas 83
2.3 Consejos generales de la dieta 85
    2.3.1 Buenas razones para tu persistencia 85
    2.3.2 Horas de las comidas 89

	2.3.3	Razones para el uso de los ladrillos 89
	2.3.4	Comer fuera de casa 89
	2.3.5	Alimentos precocinados 91
	2.3.6	Medicina e higiene bucal 91
	2.3.7	Suplementos nutricionales 92
	2.3.8	Aspectos positivos de la dieta 92
	2.3.9	Al hacerte las pruebas 92
	2.3.10	Batidos de proteínas – nutrición para atletas 93
	2.3.11	Edulcorantes 93
	2.3.12	Pescado y carne 93
	2.3.13	Estas acciones llevan a un cambio duradero 93

2.4 Los folletos 94
    2.4.1 Fructosa y azúcares alcohólicos 99
    2.4.2 Fructanos, galactanos y lactosa 101
    2.4.3 La lista de productos seguros 103

2.5 Para anfitriones 105

2.6 Control del estrés 106

2.7 Resumen general 110

3. Tablas de Alimentos 115

3.1 Introducción a las tablas 115
    3.1.1 Tus niveles personales de tolerancia 116
    3.1.2 Explicación de las abreviaturas 117
    3.1.3 Multiplicadores de nivel 124

LAS TABLAS DE CATEGORÍA 125

3.2 Atletas 126

3.3 Bebidas 128
    3.3.1 Alcohólicas 128
    3.3.2 Bebidas calientes 133
    3.3.3 Otras bebidas 136
    3.3.4 Zumos 138

3.4 Cadenas de comida rápida 140
    3.4.1 Burger King® 140
    3.4.2 KFC® 142
    3.4.3 McDonald's® 143

    3.4.4   Subway® 145

3.5 Frutas y verduras 147
    3.5.1   Frutas 147
    3.5.2   Verduras 151

3.6 Helados 157

3.7 Ingredientes 160

3.8 Platos calientes 161
    3.8.1   Carne y pescado 161
    3.8.2   Comidas 163
    3.8.3   Escondites de la lactosa 168
    3.8.4   Guarniciones 169
    3.8.5   Salsas y especias 171

3.9 Platos fríos 176
    3.9.1   Cereales 176
    3.9.2   Dulces 178
    3.9.3   Fiambres 182
    3.9.4   Frutos secos y aperitivos 185
    3.9.5   Pan 188
    3.9.6   Pasteles dulces 190
    3.9.7   Productos lácteos 195

SUGERENCIAS 199

ÍNDICE DE PALABRAS CLAVE 200

GLOSARIO 262

FUENTES 265

Prólogo

Este libro te muestra distintas formas de encontrar alivio de las molestias abdominales debido a cualquiera de las intolerancias cubiertas o del síndrome del intestino irritable. Con este libro, podrás identificar aquellos ingredientes que provocan los síntomas, ¡permitiéndote controlar tu ingesta para una vida más sana y libre de preocupaciones!

La información del libro se extrae de investigaciones intensivas y entrevistas con profesores. Las raciones indicadas en las listas de alimentos se basan en resultados de investigación de laboratorio. Un análisis de la base de datos de EE.UU. nos ha permitido producir recomendaciones prácticas sobre los tamaños de raciones que tu estómago puede soportar. Por otra parte, aprenderás sobre los antecedentes y consecuencias de las enfermedades discutidas. Este libro te proporciona un amplio espectro de puntos de vista: listas de hechos clave extraíbles para tus compras, estrategias para determinar la cantidad de alimentos fundamentales que puedes tolerar e incluso un debate sobre el tema de la gestión de estrés.

Sin embargo, solo tu médico está cualificado para hacer cualquier recomendación nutricional obligatoria. Todas aquéllas realizadas en el libro son no vinculantes. No es posible garantizar la recuperación, y hay otros desencadenantes de los síntomas abdominales que pueden ser relevantes (ver Capítulo 2.2.6). Este libro no debe ser la única base para cualquier decisión que tomes. Habla con tu médico sobre cualquier dieta antes de empezarla, con el fin de limitar las molestias. Eres responsable de tu salud personal, incluyendo cómo eliges interpretar los datos y el consejo de los especialistas.

Como persona que ha sufrido mucho tiempo, conozco la necesidad de claridad y consejos prácticos. Los ejes de la estrategia discutida en este libro son la calidad y la idoneidad para el uso diario. De todo corazón, ¡te deseo un éxito continuo en tu camino hacia un mayor bienestar abdominal!

Tu autor,

Henry S. Grant

Henry S. Grant

1

INFORMACIÓN

1.1 Por qué te mereces este libro

Tienes coraje. Tomas la iniciativa. Comprando este libro, has mostrado una voluntad de superar tus molestias. Muchos sufren debido a tales molestias, pero solo unos pocos actúan, ¡y tú eres uno de ellos! Sabes que tú y aquéllos a tu alrededor obtendrán más de tu vida si recuperas el bienestar en tu vientre. Por lo tanto, te doy la bienvenida a la misión de desarrollar una rutina nutricional exitosa.

Si compraste el libro para poder aprender a adaptarte a aquéllos de tu vida que sufren de intolerancias, lo aprenderás en el Capítulo 2.5, Esto demuestra una consideración por los demás que haría que cualquier persona se sintiera feliz de ser un invitado en tu mesa. Además, encontrarás de forma general consejos útiles en relación a la nutrición saludable en el Capítulo 2.1.4, y en el Capítulo 2.6 aprenderás a reducir el estrés en tu vida diaria y a mejorar tus habilidades en la toma de decisiones.

Si tu empleador o institución educativa te ha dado este libro como regalo, es una expresión de su aprecio hacia ti y de confianza en tu voluntad de actuar. El libro ha sido escrito con la intención de permitirte vivir una vida más libre, a través de la mejora de tu bienestar digestivo. Te ayudará a cambiar tu vida para que dejes de sentir infelicidad debido al malestar abdominal.

Antes de empezar, date cuenta de que poco después de tu nacimiento, tu madre garantizó tu nutrición adecuada proporcionándote solo alimentos para bebés. A diferencia de las criaturas salvajes, normalmente no nos enfrentamos a restricciones naturales en relación a qué comemos y cuándo. Tú, como adulto, eliges lo que quieres comer. Siendo así, ¿es de extrañar que la búsqueda de un plan nutricional que encaje con tus necesidades sea un factor en tu salud? Con este libro, te beneficiarás de una descripción comprensible de las investigaciones científicas actuales y, probablemente, la tabla de alimentos más utilizable del mercado para contrarrestar la intolerancia alimentaria.

En esta primera parte del libro, descubrirás qué procedimientos diagnósticos debes realizar con tu médico antes de modificar tu dieta. Por otra parte, se explicarán las causas y efectos del síndrome del intestino irritable (SII), y descubrirás los elementos de los alimentos que pueden provocar el malestar abdominal. Éstos son carbohidratos fácilmente fermentables. Los llamaremos ladrillos aplastantes, como un ladrillo que yace de forma pesada en nuestro estómago. Algunos de éstos, como la fructosa y la lactosa, puede que ya te sean familiares. Otros son menos conocidos y son una de las razones por las que persisten las molestias para aquéllos que viven en una "dieta de ladrillo." Tengas una intolerancia o un SII, saber más sobre estos desencadenantes te ayudará a mejorar tu salud alimenticia. Después de analizar los desencadenantes, la segunda parte del libro te familiarizará con la estrategia del asesor nutricional. Puedes descubrir qué ladrillos puedes tolerar bien y cuánto puedes comer de aquéllos que son problemáticos para ti. Además, leerás acerca de los principios básicos de una dieta saludable. Lo que es más, aprenderás a seguir con la dieta en tu vida cotidiana, además de saber cómo reducir el estrés, lo cual es también un factor que puede afectar a tu estómago. Éstos son los objetivos del asesor nutricional:

Tú mejoras tu calidad de vida recuperando de nuevo el **bienestar** en tu **estómago** a la vez que **mantienes** una **dieta saludable**.

Para ayudarte a lograr una dieta saludable, el libro te guía para que elijas los tamaños de raciones que puedes tolerar en relación a la fructosa, lactosa, alcoholes de azúcar y otros ladrillos en productos deportivos, bebidas, platos fríos y calientes, productos de cadenas de comida rápida, frutas y verduras y muchos otros productos e ingredientes. La tabla de alimentos contiene numerosos productos de marca y te permite reducir las limitaciones en tus elecciones todo lo posible. Si tu médico ha realizado un diagnóstico basado en diarios de nutrición, podría repetir la prueba tras considerar los datos de este libro. Por ejemplo, la cantidad de alcoholes de azúcar en algunas frutas y verduras, o la cantidad de fructosa libre en cereales es difícil de discernir de la literatura disponible actualmente. Así, tu médico puede descubrir finalmente y diagnosticar con precisión una intolerancia específica. Además, obtienes dos listas prácticas para tu cartera, para facilitarte la realización de compras inteligentes por ti mismo.

Solo si sabes qué ladrillos puedes tolerar, junto con los tamaños de raciones de los productos que contienen ingredientes problemáticos, podrás alimentarte de una manera que se ajuste a tu perfil y te ayude a evitar la pérdida de calidad de vida. Tu misión es un desafío. Los ladrillos pueden ocultarse en cualquier lugar – incluso en productos para la higiene bucal y medicinas. Por favor, lee las recomendaciones de este libro con cuidado y actúa de forma consecuente. Las consecuencias de ser negligente teniendo una intolerancia son severas, como descubrirás más tarde. Una mala absorción desconocida de un ingrediente puede conducir a la depresión y a un malestar aún mayor.[1] Los "dragones come-ladrillos" presentados en el siguiente capítulo son un símbolo ficticio del posible malestar, mientras que el "escudo de intercepción" es un símbolo del metabolismo normal del cuerpo. Los efectos descritos, sin embargo, son reales.

---

[1] Varea et al., 2005; Ledochowski, Sperner-Unterweger, Widner & Fuchs, 2000 & 1998a; Ledochowski, Sperner-Unterweger, & Fuchs, 1998b.

1.2 Los monstruos prehistóricos se vengan...

Cómo te arrebatan los dragones come-ladrillos la energía, la diversión y el deseo. Se cree que los dragones se erradicaron en la Edad Media, pero algunos pequeños perseveraron, y ahora han vuelto y buscan venganza. Sin embargo, no les hicimos ningún daño. La gente tenía buenas razones para cazarlos en la Edad Media por su agresividad extrema. Estos llamados dragones come-ladrillos están llevando a cabo su venganza haciéndose invisibles y escondiéndose en vientres. Incluso las mujeres y los niños son sus objetivos. Cualquiera puede verse afectado. Son llamados dragones come-ladrillos porque solo pueden hacer daño si comemos muchos ladrillos determinados. Estos ladrillos existen de forma natural en algunos alimentos y normalmente los usan nuestros cuerpos para proporcionarnos energía. Sin embargo, cuando un dragón come-ladrillos entra en nuestro estómago, daña el motor de nuestro estómago o "escudo de intercepción de ladrillos," permitiendo la entrada de más ladrillos hacia la guarida del dragón, el intestino. Hay distintos tipos de ladrillos. La penetrabilidad del escudo de intercepción solo puede ser determinada mediante pruebas que se introducirán más tarde. Por ahora, recuerda que para los dragones es válido cualquier medio (una venganza a cualquier precio), incluso si tienen que colocarse en lugares muy incómodos para sus ataques. Algunas personas pueden no mostrar síntomas, pero dar igualmente un resultado positivo en el test de intolerancia. Tienen una intolerancia sin tener síntomas de intestino irritable, lo que sugiere que su escudo está dañado por razones distintas a las de un dragón come-ladrillos.

Cómo nos irritan los dragones come-ladrillos:

Algunos dragones construyen muros, y esto da lugar al estreñimiento. Otros intentan quemar los ladrillos. El cuerpo se ve forzado a apagar el fuego, dando lugar a la diarrea. Y otros se comen los ladrillos, y cuando han reunido energía suficiente, hacen estallar el estómago, provocando flatulencias y distensión abdominal.

¡Los dragones come-ladrillos atacan! Pérdidas sufridas en...

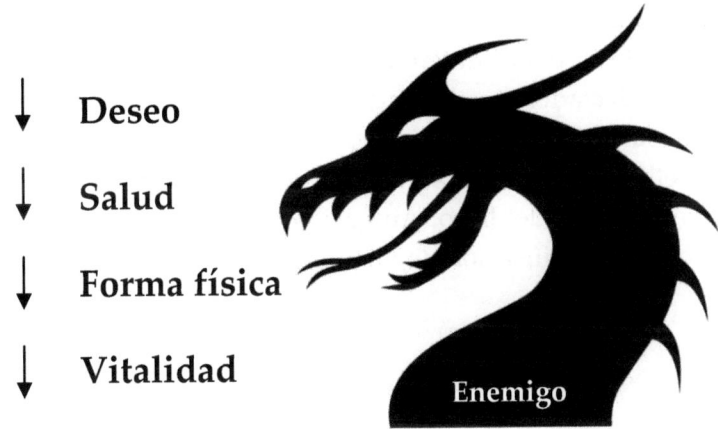

↓ Deseo

↓ Salud

↓ Forma física

↓ Vitalidad

Enemigo

Los dragones se asocian con las amplias limitaciones a nuestra calidad de vida. Aquellos afectados están en peor situación en relación a su forma física, la frecuencia de sus dolores corporales, su vigilancia, su vitalidad y su salud física y mental general. De forma análoga, les es más difícil cumplir con sus roles sociales y disfrutar de la satisfacción emocional.[2] Por si no fuera suficiente, los afectados tienen mayor probabilidad de padecer disfunciones sexuales, como la disminución de libido.[3]

No es de extrañar que estos síntomas dejen su huella en el ausentismo en el trabajo. Un estudio en los EE.UU.[4] y uno en los Países Bajos[5] descubrieron que las personas con un dragón come-ladrillos sin tratar, es decir, un intestino irritable, faltan a la escuela o al trabajo con el doble de frecuencia que la población normal. En promedio, esto equivale a más de cinco días de enfermedad al año. Un malestar mayor conduce a un empeoramiento notable de la eficiencia en el trabajo, la forma física, la capacidad para cumplir con obligaciones sociales, la vitalidad, la aptitud mental y la salud general; los días de enfermedad se apilan.[6] Hasta cierto punto, el cuerpo es capaz de interceptar los ladrillos antes de que alcancen al dragón. Los que son interceptados son utilizados como de costumbre para generar energía. Cuando se consumen en cantidades tolerables, los ladrillos son beneficiosos para el suministro de energía

---

[2] Gralnek, Hays, Kilbourne, Naliboff, & Mayer, 2000.
[3] Fass, Fullerton, Naliboff, Hirsh, & Mayer, 1998.
[4] Drossman, et al., 1993.
[5] Donker, Foets, & Spreeuwenberg, 1999.
[6] Hahn, Kirchdoerfer, Fullerton, & Mayer, 1997.

y la flora intestinal y, por lo tanto, para nuestro bienestar.[7] Si comes más de lo que tu cuerpo puede soportar, sin embargo, tu dragón come-ladrillos se regocija y puede afectar a tu éxito social y profesional, así como a tu vida amorosa. Por suerte, puedes y debes defenderte. Estudios exhaustivos muestran que la mayoría de los afectados pueden reducir sustancialmente sus síntomas adoptando una adecuada dieta "baja en ladrillos". Con esta dieta, idealmente solo atacan a aquellos ladrillos que su escudo no puede soportar de manera efectiva.[8] Éste es el objetivo del libro. Aun así, antes de abordar la estrategia, aprenderás acerca de la verificación de diagnóstico.

Resumen

Los ladrillos son partes de los alimentos. Tu intestino tiene un escudo de intercepción. Este escudo puede atrapar una cierta cantidad de ladrillos y transformarlos en energía. Esta cantidad se determinará más adelante. Sin embargo, si tomas más ladrillos de los que tu escudo puede interceptar, entonces el resultado será el malestar, si tienes un intestino irritable. Al comer de forma consciente, puedes asegurarte de que tomas solo tantos ladrillos como tu escudo puede soportar.

---

[7] Muir et al., 2009.

[8] Wilder-Smith, Materna, Wermelinger, & Schuler, 2013; Gibson & Shepherd, 2010; Goldstein, Braverman, & Stankiewicz 2000.

1.3 Comprobación de diagnóstico

Si sufres de dolores abdominales, distensión abdominal, estreñimiento, flatulencia o diarrea, no aceptes tu malestar durante más tiempo, sé la persona que actúa.[9] Seguramente todo el procedimiento tome aproximadamente medio año, pero merecerá la pena: probablemente vas a conseguir que tus síntomas estén bajo control y minimices las limitaciones a las que te enfrentas en tu dieta. El primer paso (antes de que comience el verdadero procedimiento de diagnóstico del libro) es preguntar a tu médico para que te remita a un gastroenterólogo con el fin de **evitar falsos diagnósticos.**

El diagnóstico incluirá un análisis de las heces, una comprobación de ultrasonidos y algunas fotografías dentro de tu estómago para rechazar otras causas.[10] Estas pruebas permitirán al especialista comprobar si existe una colonización bacteriana anormal del intestino delgado. Esto puede llevar a falsos positivos en el descubrimiento de una intolerancia a un tipo de ladrillo.[11] La siguiente prueba busca la intolerancia al gluten, un ingrediente en cereales, una intolerancia que es llamada enfermedad celíaca. En personas que tienen una enfermedad celíaca no tratada la prueba de tolerancia para el sorbitol ladrillo suele ser positiva, incluso si son capaces de tolerarlo.[12] Después de esto, se debe administrar una prueba genética en relación a la intolerancia hereditaria a la fructosa. Esta enfermedad es rara, pero si se sufre de intolerancia hereditaria a la fructosa y se toma una prueba de exhalación de fructosa, podría ser letal.[13]

Después de que se hayan descartado otras enfermedades, lo siguiente son las comprobaciones en relación a los tres de los ladrillos mencionados. Para la prueba de exhalación, tomarás una dosis alta que contiene fructosa, lactosa o sorbitol en días distintos. Si los ladrillos atraviesan tu escudo y llegan a un dragón come-ladrillos, saldrán gases de tu intestino. Éstos serán medidos luego en tu exhalación. Si la prueba de exhalación es negativa para la fructosa y el sorbitol de forma separada, por favor, pregunta si también puedes hacer una prueba combinada de fructosa y sorbitol. La prueba combinada solo es comparable si la cantidad añadida de sorbitol se deduce de la cantidad de fructosa.

---

[9] Hahn et al., 1997.
[10] Raithel et al., 2013.
[11] Nucera et al., 2005.
[12] Corazza, Strocchi, Rossi, Sirola, & Fasbarrini, 1988.
[13] Ali, Rellos, & Cox, 1998.

Esto es, si 5g de sorbitol se añaden a la dilución de fructosa, y la dilución de la anterior prueba de exhalación de fructosa contenía 25g de fructosa, entonces ahora debe contener solo 20 g de fructosa además de los 5g de sorbitol.[14] Cuando la cantidad de gas en tu exhalación alcanza un nivel determinado, el diagnóstico es una intolerancia hacia el respectivo ladrillo. Tener una intolerancia significa que la capacidad de tu escudo para interceptar ese ladrillo es actualmente pequeña, y los ladrillos de ese tipo podrán hacerse paso fácilmente para llegar al dragón come-ladrillos.[15]

El umbral para un diagnóstico positivo para una dilución de fructosa (que contiene normalmente 25-50g), suele ser 20ppm (partes por millón, una medida de concentración). Este umbral también se aplica para la lactosa y el sorbitol.[16]

La prueba de exhalación recomendada, sin embargo, no está disponible en todos los lugares. En el Capítulo 2.2.3 aprenderás sobre una prueba sustituta, en el caso de que no tengas acceso a la prueba de exhalación. En general, no aceptes un diagnóstico sin una prueba. Si ninguna de las pruebas llega a un resultado concluyente, tu síndrome del intestino irritable es, al menos por ahora, indefinido.

Para algunas personas, la prueba de exhalación dará un resultado positivo, incluso si no se muestran ninguno de los síntomas habituales.[17] El diagnóstico general para las personas que sufren los síntomas es un trastorno gastrointestinal funcional. El síndrome del intestino irritable pertenece a esta categoría. Irritable significa que tu estómago reacciona con sensibilidad a los estímulos como el aire en el estómago (más sobre esto en el siguiente capítulo). El intestino es el segmento final de tu tubo digestivo y la guarida del dragón.

En un estudio en relación con la intensidad de los síntomas y la intolerancia a los ladrillos, no se encontraron diferencias entre las personas diagnosticadas con "trastorno funcional del intestino (por una intolerancia)" y aquéllos diagnosticados con el síndrome del intestino irritable. Por lo tanto, para simplificar el asunto, recuerda que las personas que sufren los síntomas mencionados sufren de malestar del intestino irritable.[18] Tiene sentido diferenciar entre un síndrome definido del intestino irritable, para el cual está claro hacia qué

---

[14] Gaby, 2005.
[15] Montalto et al., 2006.
[16] Raithel et al., 2013; Goldstein et al., 2000; D. Mishkin, Sablauskas, Yalovsky, & S. Mishkin, 1997; Truswell & Thorburn, 1988.
[17] Wilder-Smith et al., 2013; Corazza et al., 1988.
[18] Longstreth et al., 2006; Goldstein et al., 2000.

ladrillo es intolerante, y un síndrome indefinido del intestino irritable, donde o bien no existe intolerancia hacia uno de los tres ladrillos o no se ha realizado todavía ninguna prueba. Tener una intolerancia sin que ésta lleve al malestar, se define, por lo tanto, como tener una intolerancia sin tener un intestino irritable. Sin embargo, tu médico te dirá si tienes una intolerancia o tienes un síndrome del intestino irritable (en este caso, indefinido).

Los síntomas del intestino irritable son similares, sin tener en cuenta si el síndrome del intestino irritable está definido o no, porque la mayoría de los efectos de los ladrillos son independientes del tipo de ladrillo, ya que proceden de los efectos osmóticos y de la fermentación y cada ladrillo puede provocarlos. Los ladrillos que atraviesan tu escudo de intercepción, es decir, que no son metabolizados por tu cuerpo, dan lugar a una acumulación de agua y a fermentación.[19] Además, para hasta un 90% de los pacientes con un intestino irritable, el síndrome puede ser definido en términos de una intolerancia a uno o más de los tres ladrillos.[20]

Si sufres los síntomas del intestino irritable, no estás solo: el **20–30%** de los europeos tienen una intolerancia, es decir, los escudos de sus intestinos son demasiado débiles para uno o más de los tres ladrillos, para lo cual se lleva a cabo normalmente una prueba de exhalación.[21] A nivel mundial, el 10-15% de todas las personas sufren de malestar abdominal indefinido.[22] Alrededor del 20% de los estadounidenses, el 9% de los holandeses, el 22% de los ingleses, el 25% de los japoneses y el 44% de los africanos occidentales se ven afectados.[23]

Resumen

Si sufres de forma regular de malestar abdominal, acude a un especialista. Las revisiones pueden tomar hasta medio año. Muchos otros comparten tu destino, ¡pero tú sostienes en tus manos la clave para combatir los síntomas!

---

[19] Gibson & Shepherd, 2009.
[20] Goldstein et al., 2000.
[21] Raithel et al., 2013.
[22] Quigley et al., 2009.
[23] Wells, Hahn, & Whorwell, 1997.

1.4 Antecedentes de la enfermedad

El síndrome del intestino irritable es una enfermedad común. Por lo general, los síntomas se pueden diferenciar claramente de aquéllos provocados por una reacción alérgica mediante el uso de métodos aprobados como el procedimiento de diagnóstico de la prueba de exhalación. Los síntomas se muestran como una hipersensibilidad (no en la fuerza de tu carácter, sino en relación con tu intestino). Las causas exactas son desconocidas. En algunos casos, las infecciones y emociones pueden ser un problema. La influencia en las emociones se da debido a la estrecha conexión entre el cerebro y el intestino. Por un lado, un mal estado de ánimo puede provocar que tu vientre se queje; por otro lado, un vientre que se queja puede perjudicar a tu estado de ánimo. Este vínculo es útil para ayudarnos a evitar las comidas que no toleramos bien y encontrar una posible causa cuando estamos teniendo problemas con el estrés, ver Capítulo 2.6. Puedes imaginar el diagnóstico como una perturbación en la señal entre la cabeza y el estómago. La mala noticia es que esta sensibilidad aparece en alrededor de un 70% de aquellos afectados a largo plazo. La buena noticia es que no provoca cáncer, y las ramificaciones se pueden reducir de forma considerable en la mayoría de casos. Debido a la naturaleza crónica de la enfermedad, ajustar tu dieta de forma apropiada a tus necesidades puede reemplazar al tratamiento médico. La mayoría de medicinas tiene efectos secundarios, y una dieta es, a menudo, más barata.[24]

Resumen

Por lo general, un intestino irritable te acompaña durante mucho tiempo. Es una hipersensibilidad del sistema digestivo. La ansiedad coincide con las quejas del vientre. Un intestino irritable no provoca cáncer. Siguiendo una dieta apropiada, la mayoría de personas afectadas puede superar la mayoría de sus síntomas. Una dieta efectiva puede ser mejor que el tratamiento médico. Un intestino sensible no es una señal de debilidad de carácter, ¡pero no poder adaptar el estilo de vida a ello puede ser interpretado de esa forma!

---

[24] Quigley, Hunt, Emmanuel, & Hungin, 2013.

1.5 Los ladrillos y cómo lucha tu vientre

Los ladrillos son carbohidratos que, o bien pueden ser absorbidos por tu cuerpo para ser transformados en energía, o pueden atravesar tu escudo, en tal caso tienes un dragón tras tus barreras, engullendo ladrillos y provocando síntomas. El escudo de intercepción de ladrillos de tu cuerpo funciona de forma similar al juego de niños en el cual el niño empuja bloques de formas distintas a través de aberturas en una caja. Si un ladrillo cabe, es interceptado y metabolizado. Lo complicado es que cada humano puede tolerar distintas cantidades de los diferentes ladrillos (tiene un tipo distinto de escudo). Algunos de los ladrillos no pueden ser interceptados eficientemente por los escudos de ninguna persona, pero esto no es un problema para las personas que no tienen un dragón come-ladrillos. El siguiente dibujo ilustra que algunos ladrillos no pueden ser interceptados por el escudo por la señal de prohibida la entrada en el ladrillo redondo del escudo.

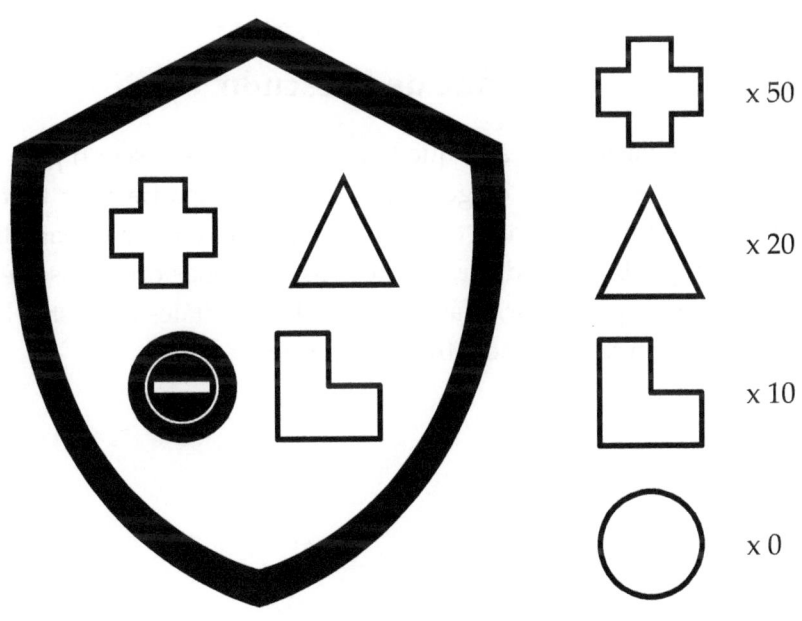

El escudo del intestino representado puede absorber los ladrillos en cruz muy bien, con una capacidad de más de 50 piezas. Desafortunadamente, sin embargo, no ofrece protección contra los ladrillos redondos. Un ladrillo redondo pasa directamente hacia el dragón de la persona afectada, el cual entonces reacciona, por ejemplo, haciendo estallar su vientre o intentando escupir fuego. En tal caso, el estómago reacciona de la misma forma que una esponja seca reacciona cuando la metes en agua. Se succiona a sí misma y se expande (el agua aplacada se acumula). El aire y/o el agua llevan al malestar.[25] Por lo tanto, si los ladrillos entran en el intestino, significa esto:

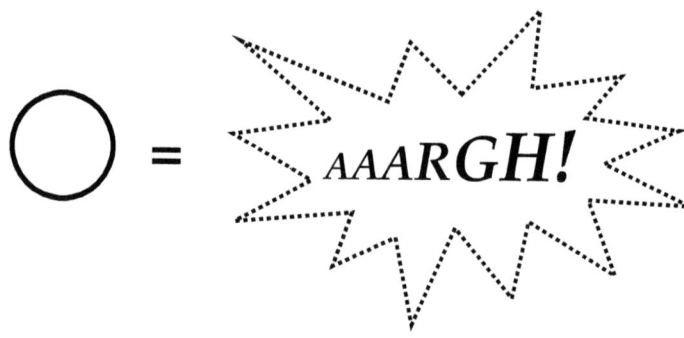

Depende de tu escudo

¿Tu prueba de exhalación muestra que la capacidad de tu escudo para la fructosa, la lactosa y/o el sorbitol es genial? Eso es una victoria para ti contra el dragón. Puedes seguir comiendo esos productos que contienen ladrillos que tu escudo intercepta bien (es decir, que toleras) sin tener que pensar en ellos. Los otros que tienes que evitar, más o menos. Pero ¿cuáles son estos ladrillos misteriosos? A continuación, encontrarás sus perfiles.

---

[25] Gibson & Shepherd, 2009; Lifschitz, 2000.

1.5.1 Ladrillo número uno: Lactosa

En resumen

La lactosa está contenida principalmente en la leche y otros productos lácteos y, por lo tanto, también es conocida como azúcar de la leche. Todos los niños pequeños necesitan lactosa y son capaces de digerirla. Una intolerancia a la lactosa se desarrolla después del quinto cumpleaños, como mínimo.[26] Sobre el 5-17% de las personas con piel clara y el 50-100% del resto de la población mundial tiene una intolerancia a la lactosa. Aun así, no todos aquéllos con una intolerancia a la lactosa tienen un intestino irritable.[27] Lo que es más, aquéllos afectados suelen poder digerir (es decir, interceptar) pequeñas cantidades de lactosa.[28]

Nivel de tolerancia básico (NTB): 1.5g por comida (como se define en el glosario).

Hay cuatro niveles de tolerancia que van de cero a tres. Estos niveles de tolerancia [NT] se usan para determinar los tamaños de ración tolerable en la tercera parte de este libro. Aplicando el nivel de tolerancia básico [NTB], es decir, NT 0, podrás determinar los tamaños de ración con los que puedes evitar síntomas inducidos por los respectivos ladrillos independientes de la fuerza de tu escudo. Los tamaños de ración del NTB son los más bajos para el respectivo ladrillo. Para encontrar tu NT, realizarás una prueba de nivel, de acuerdo con el Capítulo 2.2.4. Observa el NTB durante la dieta de implementación, a menos que tu prueba de exhalación muestre que toleras el respectivo ladrillo. Puedes hallar las tablas de raciones en el Capítulo 3.

En un estudio, los síntomas aparecieron para aquellos afectados en 1.5g (aunque no se suministró una dosis de 3g por contraste). Los autores se sorprendieron de que los síntomas también apareciesen de la leche sin lactosa utilizada para la comparación.[29] La razón de esto puede ser la prevalencia de otros carbohidratos fácilmente fermentables que se contenían en la leche de prueba. Éstos tienen un efecto positivo en la flora intestinal, pero también

---

[26] Raithel et al., 2013.
[27] Lomer, Parkes, & Sanderson, 2008.
[28] Suarez, Savalano, & Levitt, 1995; Barrett et al., 2010.
[29] Vesa, Korpela, & Sahi, 1996.

pueden provocar molestias dependiendo de la cantidad consumida.[30] Los ingredientes a los cuales se pueden atribuir estos síntomas son los galactanos, de los cuales se hablará más tarde.[31] La cantidad de galactanos en la leche depende de la raza y el mes de lactación del ganado lechero. Las mayores cantidades promedio se encuentran en la leche de vaca con 0,137g/100ml,[32] seguido por la leche de cabra con 0,117g/100ml.[33] Como 100ml de leche contienen sobre 5g de lactosa y 0,137g de galactanos, sobre 0,03g se añadirán a los galactanos para cada gramo de lactosa. El NTB de los galactanos es alcanzado a los 350ml de leche. En combinación con otros alimentos como los cereales, sin embargo, puede desempeñar un papel en relación con las molestias.

El umbral de tolerancia de lactosa pura en los casos de intolerancia es probable que sea de 10g por día y, por lo tanto, aproximadamente de 3g por comida.[34] Es decir, debes ser capaz de digerir la cantidad de lactosa que se utiliza en algunas medicinas que tomas por vía oral, siempre y cuando evites otros productos que contengan lactosa durante los días de tu tratamiento.[35] El NTB ha sido elegido como la mitad de los 3g recomendados por comida, ya que algunos de los afectados, sin embargo, o bien evitan completamente la lactosa o todavía sienten que su umbral de tolerancia es menor.

Influencia de los fructanos

Para la mayoría de personas que padecen una intolerancia a la lactosa junto con un intestino irritable, la simple reducción de la cantidad consumida de lactosa solo conduce parcialmente a la desaparición de los síntomas. Aunque esto podría ser suficiente, indica que las intolerancias en relación a otros ladrillos desempeñan un rol y puede valer la pena considerarlo en el plan de

---

[30] German, Freeman, Lebrilla, & Mills, 2008; Gibson & Shepherd, 2010; Boehm & Stahl, 2007.
[31] Kuhn & Gauhe, 1965.
[32] Balasubramanya, Sarwar, & Narayanan, 1993; Jensen, Blanc, & Patton, 1995.
[33] Meyrand et al., 2013; Newburg & Neubauer, 1995.
[34] EFSA, 2007; Suarez et al., 1995. Bacterias del ácido de la leche, los cuales son usados para producir queso, pueden descomponer estos galactanos. Por esa razón, su porción en queso es quizá menor (Makras, Van Acker, & De Vuyst, 2005). Sin embargo, no hay disponibles más datos específicos todavía.
[35] Raithel et al., 2013.

nutrición.[36] Algunas personas intolerantes a la lactosa sufren irritación por los fructanos de ladrillo, que se introducirán en el Capítulo 1.5.3, más que por la lactosa.[37]

Calcio

Cuando reduces la cantidad de productos lácteos que consumes, es importante aumentar tu aporte de calcio de otras fuentes. Un adulto menor de 50 años debe tomar sobre 1.000mg (1.300mg para adolescentes), y una mujer mayor de 50 (o un hombre mayor de 60) debe tomar 1.200mg.[38] Puedes tomar calcio mediante algunos productos lácteos (de reemplazo) sin lactosa, algunos productos de proteínas en polvo (1.200mg/100g), queso cheddar (721mg/100g), almendras (236mg/100g), salmón y sardinas (240mg/100g), espinacas (210mg/100g) e higos (162mg/100g)[39] o tomando tabletas de calcio. Por favor, elige solo tabletas que no contengan (cantidades críticas de) otros ladrillos que sean problemáticos para ti, si es posible.[40]

Depresión

En un estudio de participantes elegidos al azar que estaban sufriendo estados de ánimo depresivos, la prueba de exhalación mostró que más del 70% de los mismos tenía una intolerancia a un ladrillo, mientras que el porcentaje promedio entre personas de la misma región que sufrían una intolerancia a un ladrillo era solo del 15%. Esto no indica que muchos de los que tienen una intolerancia estén deprimidos, sino que muchas personas con depresión tienen una intolerancia. Por lo tanto, en una investigación más a fondo, se realizaron pruebas para averiguar cuántas personas con una intolerancia seleccionadas de forma aleatoria mostraban signos de depresión. Para el 28,5% del grupo de prueba (un número significativamente mayor que el de la población general), los resultados indicaron depresión.

La serotonina, un neurotransmisor que eleva el estado de ánimo, la produce el cuerpo a partir del triptófano, que se encuentra en los alimentos. Presumiblemente, al menos algunos de los ladrillos que atraviesan el escudo de

---

[36] Vernia, Ricciardi, Frandina, Bilotta, & Frieri, 1995.
[37] Teuri, Vapaatalo, & Korpela, 1999.
[38] Ross et al., 2011.
[39] U. S. Department of Agriculture [USDA], 2013.
[40] McCoubrey, Parkes, Sanderson, & Lomer 2008.

intercepción, se funden con el triptófano para formar una sustancia no absorbible. Esta reacción reduce la cantidad de triptófano disponible y provoca que el cuerpo produzca menos serotonina. Por lo tanto, los ladrillos que llegan a la guarida del dragón, obstaculizan la capacidad del cuerpo para permitir que emerjan sentimientos positivos.[41] En un experimento en el cual el consumo de fructosa y sorbitol se redujo, las estadísticas de la depresión se normalizaron para la mayoría de los participantes. Mantenerte dentro de los niveles de tolerancia que se aplican para ti cuando elijas tus tamaños de raciones puede, por lo tanto, mejorar tu estado de ánimo (tu metabolismo de serotonina), porque llegan menos ladrillos a la guarida del dragón. Se requiere una disciplina adicional para mantener los umbrales de ración en los casos de depresión, sin embargo: una falta de buen humor (triptófano) puede fomentar un deseo por los dulces. Ahora bien, los dulces suelen contener ladrillos. Si existe una intolerancia, la ingesta de los respectivos ladrillos reduce aún más el estado de ánimo, creando un círculo vicioso.[42] Puedes hallar la cantidad de ladrillos contenida en los dulces en las listas de la Parte 3. Incluso si no estás deprimido, recuerda que en presencia de un metabolismo disfuncional, la depresión puede ser el resultado del consumo de demasiadas comidas que contienen ladrillos problemáticos. Las personas afectadas siempre deben buscar ayuda, en vez de tratar de contrarrestar estos efectos solo mediante la fuerza de voluntad.

Cápsulas de enzimas

Asumiendo que tu cuerpo pueda metabolizar 3g de lactosa por sí mismo, tomar cápsulas de enzima vale la pena una vez que has pasado el nivel número 1 de tolerancia de 3g con tu comida. Por favor, asegúrate de que las cápsulas no contienen otros ladrillos problemáticos para ti; por ejemplo, algunos contienen sorbitol y manitol. Con el fin de ser efectivas, las enzimas de lactosa no solo tienen que llegar al pequeño intestino sin ser destruidas por el ácido antes de llegar allí, también tienen que hacerlo al mismo tiempo que la lactosa. Para este propósito, las cápsulas resistentes al ácido del estómago parecen ser lo más apropiado. Un estudio averiguó que la cápsula más efectiva solo podía descomponer 2,7g de lactosa. Por lo tanto, se necesitarían al menos cuatro cápsulas para tomar un vaso de 250ml de leche sin lactosa, lo cual se compensa

---

[41] Varea et al., 2005; Belitz, Grosch, & Schieberle, 2008.
[42] Ledochowski, Sperner-Unterweger, Widner & Fuchs, 2000 & 1998a; Ledochowski, Sperner-Unterweger, & Fuchs, 1998b.

para 12,5g de lactosa después de restar los 3g de esa cantidad.[43] Puedes encontrar la cantidad requerida de cápsulas en la columna K de las tablas de alimentos contenidas en la tercera parte del libro.

¿Qué alimentos contienen este ladrillo?

Todos los productos lácteos (de mamíferos) contienen azúcar de la leche, al igual que muchos alimentos procesados y productos de consumo tales como el pan, la mortadela de Bolonia, las salsas y las medicinas (aunque la cantidad en las medicinas no suele ser problemática si no se consumen productos adicionales que contengan lactosa). La leche cruda tiende a contener las cantidades más altas de lactosa, mientras que algunos tipos de queso seco, como el cheddar, casi no contienen. Por suerte, puedes interceptar y metabolizar al menos algunas cantidades limitadas de lactosa, y hay cápsulas de enzimas así como numerosos sustitutos de la leche y productos sin lactosa disponibles, incluyendo la leche de arroz. Pero ten en cuenta que la leche de soja contiene otros ladrillos, fructanos y galactanos, mientras que la leche de arroz no contiene.[44]

---

[43] O'Connell & Walsh, 2006.
[44] Biesiekierski et al., 2011.

1.5.2 Ladrillo número dos: Fructosa

En resumen

La fruta contiene de forma natural fructosa y, por lo tanto, es conocida como azúcar de la fruta. Para el 39% de los afectados por malestar abdominal habitual inexplicable, los síntomas se presentan tras el consumo de 15g de fructosa; para el 70%, aparecen tras una dosis de 30g.[45] Personas de todo el mundo consumen entre 11 y 54g cada día, o 4-18g por comida.[46] En consecuencia, la fructosa provoca molestias en muchas personas con intestino irritable. Como con los otros ladrillos, las cantidades tolerables varían de forma individual. Si no tienes una intolerancia a la fructosa, no hay necesidad de controlar tu ingesta de fructosa;[47] los NT de la fructosa solo se aplican a aquéllos con una intolerancia de fructosa o un síndrome del intestino irritable actualmente indefinido.

NTB: (Fructosa equilibrada de glucosa 5g por 100g)[48]
      Fructosa sin glucosa 0,5g por comida[49]

Si tienes limitaciones para poder digerir la fructosa, por favor, familiarízate con los siguientes factores que afectan a la asimilación de fructosa de tu cuerpo:

Influencia de la glucosa

Imagina que tu escudo de intercepción (ver Capítulo 1.5) lo lleva un guardia gigante. La fructosa es como un ladrillo con las características de una mosca, y cazarla suele ser un desafío para el guardia, sobre todo cuando aparecen numerosas unidades de fructosa a la vez. Es algo totalmente distinto cuando la glucosa, una gota de jugo de azúcar con tiempo de reacción de una babosa, entra

---

[45] Choi, Johlin, Summers, Jackson, Rao, 2003.
[46] Gibson, Newnham, Barrett, Shepherd, & Muir, 2006; Park, & Yetley, 1993; Virtanen, Räsänen, Mäenpää, & Åkerblom, 1987.
[47] Gibson & Shepherd, 2009.
[48] El alimento contiene fructosa y glucosa en cantidades iguales. De esta forma, la fructosa se absorbe mucho mejor.
[49] Shepherd & Gibson, 2006. La cantidad de fructosa que excede la cantidad de glucosa en el alimento.

en acción. Como cualquier mosca, a la fructosa le encanta descansar en la glucosa, así que el guardia no tiene problema en interceptarla. Sin embargo, a veces entra en escena el sorbitol, como si fuera un mosquito zumbando. El sorbitol es especialmente difícil de capturar y distrae al guardia de la fructosa. Por lo tanto, cuando está presente el sorbitol, más fructosa de ladrillo consigue hacerse paso para llegar al dragón.

Esto significa que cuando las cantidades de glucosa igualan o superan a las de fructosa, la intercepción de fructosa se mejora considerablemente.[50] Por lo tanto, vamos a diferenciar entre fructosa equilibrada de glucosa y fructosa sin glucosa. Puedes digerir mucha más fructosa si está equilibrada con glucosa. Según la cantidad de gas medida durante las pruebas de exhalación, la fructosa equilibrada con glucosa es interceptada diez veces más fácilmente que la fructosa sin glucosa.[51] Para los alimentos donde la relación se inclina más hacia la fructosa que a la glucosa, puedes crear un equilibrio de forma artificial consumiendo alimentos que contienen un exceso de glucosa.[52] Una nota sobre el nivel de tolerancia (NT) de la fructosa equilibrada con glucosa: Diferentes estudios muestran que las personas intolerantes hacia la fructosa son, aun así, capaces de digerir hasta 50g de fructosa equilibrada con glucosa.[53] La limitación para la fructosa equilibrada con glucosa[54] solo ha sido mencionada debido a un resultado de estudio ambiguo. A pesar de la tasa de asimilación aparentemente óptima en el caso de una relación de glucosa equilibrada, en una dosis de 17g por día 0,4g llegaron al intestino.[55] Cuando se repitió la prueba con 98g de glucosa equilibrada, la cantidad todavía era solamente ligeramente superior a 0,56g; sin embargo, debido a la organización del estudio, puede que la descomposición bacteriana previa al análisis hubieran distorsionado el resultado. La fructosa equilibrada es ignorada en la lista de alimentos debido a los resultados dudosos de la prueba. Sin embargo, si quieres puedes ajustar tu consumo según la cantidad de azúcar por 100g, como se muestra en los ingredientes, porque el azúcar se compone de una parte de glucosa y otra parte de fructosa. Al mismo tiempo, puedes averiguar el tamaño adecuado de ración con respecto a la fructosa libre (sin glucosa) en las tablas de alimentos de este libro. Si quieres limitar tu consumo de azúcar, y una bebida contiene demasiada

---

[50] Riby, Fujisawa, & Kretchmer, 1993.
[51] Kneepkens, Vonk, & Fernandes, 1984.
[52] Raithel el al., 2013.
[53] Latulippe & Skoog, 2011.
[54] Shepherd & Gibson, 2006.
[55] Barret et al., 2010.

cantidad, puedes probar diluyéndola con una cantidad adecuada de agua. En general, es bueno reducir el consumo de azúcar (ver Capítulo 2.1.4).

Influencia del sorbitol

Si tienes intolerancia a la fructosa, debes tratar de evitar el sorbitol todo lo posible. El sorbitol inhibe la asimilación de fructosa y es en sí mal absorbido por muchas personas; por lo tanto, es el mejor amigo del dragón.[56] Desafortunadamente, no se pudo encontrar ningún indicio para un NTB adecuado. Aun así, puedes determinar tu propio NT como parte de la estrategia del nivel de tolerancia al terminar la dieta de introducción de tres semanas (ver Capítulo 2.2.4).

Intolerancia hereditaria a la fructosa

Si has sido diagnosticado con una rara y desafortunada intolerancia hereditaria a la fructosa todavía no curable, consumir fructosa puede ser letal. Por favor, acude a tu médico en busca de consejo.[57] Puedes usar la tabla de alimentos de este libro para determinar los alimentos que no contienen fructosa.

Deficiencia de ácido fólico

Una intolerancia a la fructosa suele afectar negativamente a la absorción de ácido fólico. Como una deficiencia de ácido fólico aumenta el riesgo de enfermedad cardiovascular, sería sensato tomar suplementos adecuados.[58] De lo contrario, el ácido fólico está contenido en los Cereales Kellogg's® (323μg/100g), algunos productos de proteínas en polvo (280μg/100g) y arroz de grano corto (225μg/100g), por ejemplo.[59] La dosis diaria recomendada es 300μg para los hombres, 250μg para la mayoría de mujeres y 400μg para las mujeres embarazadas.[60]

---

[56] Raithel et al., 2013; Latulippe & Skoog, 2011; Shepherd, Parker Muir, & Gibson, 2008.
[57] Ali et al., 1998.
[58] Ledochowski, Ueberall, Propst, & Fuchs, 1999; Verhoef et al., 1996.
[59] USDA, 2013.
[60] Scientific Community on Food, 2000.

Depresión

Por favor, ver página 15.

Cápsulas de enzimas

La xilosa isomerasa está disponible en el mercado. El autor es consciente de que solo un estudio tuvo el objetivo de demostrar su eficiencia, y mostró que los síntomas mejoraban en alrededor de un 41%.[61] Si esto justifica el alto precio de venta actual o no, depende de tu decisión.

Alimentos con exceso de glucosa

Pocos alimentos tienen un exceso de glucosa, al mismo tiempo que no contienen otros ladrillos. Cuando comes uno de los siguientes alimentos junto con una comida que está restringida debido a su cantidad de fructosa libre, puedes multiplicar el tamaño de ración ajustada a NT de la comida restringida por el factor que se aplica a tu NT. Si estás interesado, pruébalo por ti mismo. Tu multiplicador se muestra en una de las últimas cuatro columnas de la siguiente tabla.[62]

Alimentos	Peso de ración	Gluc. Libre	NTB x	NT 1 x	NT 2 x	NT 3 x
Aguacate (Florida)	37,5g	0,72g	2,25	1,5	1,25	1,25
Jarabe de arce	30g	0,32g	1,5	1,25	1	1
Mozzarella	28g	0,16g	1,25	1	1	1
Maíz dulce	82g	1,22g	3,25	2	1,75	1,5
Rebanada pq. de piña	56,3g	0,68g	2,25	1,5	1,5	1,25

También puedes adquirir de forma online glucosa pura en forma de polvo, aunque debe evitarse el consumo alto de azúcar, debido a las posibles consecuencias para la salud (ver Capítulo 2.1.4).

---

[61] Komericki et al., 2012.
[62] USDA, 2013; Latulippe & Skoog, 2011.

¿Qué comidas contienen este ladrillo?

Hoy en día, la fructosa es la causa del sabor dulce de muchos alimentos. Se añade en forma de miel, azúcares gelificantes y jarabe de maíz. En ausencia de una intolerancia, los humanos pueden descomponer la fructosa sin problemas. La forma en que tomas principalmente la fructosa depende de tus hábitos nutricionales. En los EE.UU., se toman alrededor de dos tercios como bebidas gaseosas y alimentos precocinados enriquecidos, y sobre un tercio como fruta. En Finlandia, la relación es al contrario.[63]

---

[63] Gibson et al., 2006.

1.5.3 Ladrillo número tres: Fructanos

En resumen

La fructosa evoluciona mientras que los fructanos metabolizan, de ahí la similitud de sus nombres.[64] Se ha descubierto que durante la explotación (fermentación) de fructanos de **cadena corta**[65] por dragones come-ladrillos (bacterias), emerge gas.[66] Sin embargo, eso no es todo; nuestro cuerpo apenas usa fructanos. Hasta el 89% de los mismos (más que de cualquier otro ladrillo) se sirven para las bacterias del colon.[67] Y lo que es peor, otros ladrillos como la fructosa se digieren mucho menos eficazmente cuando se consumen más fructanos.[68] Para algunas personas intolerantes a la lactosa, las molestias inducidas por los fructanos son peores que las causadas por la misma lactosa.[69] Como se mantiene para los demás ladrillos, apenas molesta a las personas sin un intestino irritable. Si persisten los síntomas y no se reducen satisfactoriamente limitando el consumo de fructosa, lactosa y/o sorbitol, trata de reducir la cantidad de fructanos y galactanos (que se presentarán más adelante en el libro) en tus comidas.[70]

NTB de la suma de fructanos y galactanos: 0,5g por comida.[71]

¿Qué comidas contienen este ladrillo?

Primeramente, tomamos fructanos al comer lo siguiente (cantidades tolerables para el NTB en paréntesis): ajo (un diente), cebolla (15g), alcachofa (17g), cereales (21-45g) y fideos (147g), así como masas como el pan, la tarta, las galletas y la pizza. Los productos de cereales contienen muchos menos fructanos que las verduras, pero las cantidades a las que los tomamos los convierten en una fuente primaria de fructanos. Las cebollas están en segundo lugar.[72] No

---

[64] Falony et al., 2009.
[65] Category: Inulin, kestose and nystose.
[66] Rumessen, 1992.
[67] Barret et al., 2010; Molis et al., 1996.
[68] Knudsen & Hessov, 1995.
[69] Teuri et al., 1999.
[70] Biesiekieski et al., 2011.
[71] Barrett et al., 2010; Shepherd & Gibson, 2006.
[72] Moshfegh, Friday, Goldman, & Ahuja, 1999.

hay relación entre los fructanos y el gluten. Incluso el pan sin gluten suele contener fructanos; no obstante, sobre un tercio menos que el pan común. El pan de arroz no contiene fructanos, ya que la masa se hace normalmente sin trigo, en contraste con la patata o el pan de maíz. Además, el pan de escanda es especialmente bien tolerado (250g) comparado con el centeno o el pan de trigo (una rebanada de cada uno). Los fructanos también se contienen en algunas frutas. Limita el consumo a, por ejemplo, tres cuartas partes de un plátano, media de una nectarina y dos rodajas de piña. Teniendo en cuenta la cantidad alta de fructanos contenida en la endibia o en las alcachofas normales y de Jerusalén, hay que evitarlas.[73]

En cantidades tolerables, los fructanos tienen efectos positivos, así que se añaden a distintos alimentos como inulina. Por ejemplo, algunas bebidas, marcas de mantequilla, dulces, cereales, chocolates, helados y yogures contienen inulina. Las cantidades añadidas de inulina no siempre son específicas, aparte de las derivaciones mencionadas en la tabla de alimentos de este libro. Por eso, solo para estar seguros, puedes evitar productos que contengan inulina en sus ingredientes, utilizar productos similares de la tabla de alimentos de este libro como referencia para la cantidad de consumo de acuerdo a tu NT de fructano, o realizar una prueba de un solo producto usando como guía la cantidad que puedes tolerar (ver Capítulo 2.2.6). Algunas personas también son alérgicas a la inulina.[74]

Incluso puedes alcanzar el NTB de 0,5g por comida para los fructanos con una pequeña adaptación a tu dieta. Los productos que contienen fructanos suelen consumirse con otros alimentos. Cuando analicemos los tamaños de raciones en la Parte 3 del libro, ten en cuenta que cuando combines alimentos que contienen fructanos, los respectivos tamaños de raciones individuales disminuyen. Con el fin de combinar un producto que contiene fructanos con otro producto que contiene fructanos o galactanos, puedes, por ejemplo, cortar en dos ambos tamaños de raciones.

---

[73] Biesiekierski et al., 2011; Muir et al., 2009; Muir et al., 2007; van Loo, Coussement, De Leenheer, Hoebregs, & Smith, 1995.
[74] Gay-Crosier, Schreiber, & Hauser, 2000.

Influencia en el suministro de nutrientes

Una reducción de fructanos puede requerir que planifiques tu ingesta de proteínas, ácidos grasos de cadena corta y fibra.[75] Puedes encontrar estrategias de compensación desde el Capítulo 2 en adelante.

---

[75]Biesiekieski et al., 2011; Muir et al., 2009; Dukas, Willett, & Giovannucci, 2003; Cummings & Macfarlane, 1997.

1.5.4 Ladrillo número cuatro: Galactanos

En resumen

Los galactanos de cadena corta[76], como los fructanos de cadena corta, son mal absorbidos por el cuerpo y llegan al intestino en grandes trozos.[77] Como los fructanos y los galactanos son oligosacáridos similares, comparten un NTB de 0,5g en suma.[78]

NTB de la suma de fructanos y galactanos: 0,5g por comida.[79]

¿Comprar prebióticos?

La Autoridad Europea de Seguridad Alimentaria (European Food Safety Authority, EFSA) ha ignorado repetidamente la afirmación de que los prebióticos y los probióticos tienen un efecto positivo en el intestino debido a la falta de pruebas sólidas. Como mucho, se refiere a ellos como potencialmente útiles.[80] Los productores de prebióticos atribuyen a los galactanos artificiales una contribución positiva a la mejora de la flora intestinal. Un estudio organizado por la colaboración de un empleado de un productor de prebióticos, sugirió que 3,5g de un tipo especial de galactanos artificiales mejoró la flora intestinal cuando llegaron al colon y, por lo tanto, llevó a una mejora media del 37% en relación a los síntomas como el dolor abdominal, la distensión abdominal, el estreñimiento, la diarrea y la flatulencia.[81] Algunos galactanos producidos artificialmente producen menos gas cuando son asimilados por las bacterias que aquellos que se producen de forma natural. Además, se acepta de forma general que surgen ácidos grasos durante la descomposición de los galactanos por las bacterias.[82] Sin embargo, como se indicó antes, la EFSA se niega a apoyar los prebióticos más allá de su declaración con respecto a su potencial.[83] Más del 80% de los participantes de un estudio que siguió el enfoque de este libro y

---

[76] Categoría rafinosa y estaquiosa
[77] Gibson & Shepherd, 2010, Suarez et al., 1999.
[78] Shepherd & Gibson, 2006.
[79] Barrett et al., 2010; Shepherd & Gibson, 2006.
[80] EFSA, 2013; Binnendijk & Rijkers 2013; EFSA, 2012b.
[81] Silk et al., 2009.
[82] Silk, Davis, Vulevic, Tzortzis, & Gibson, 2009; McKenzie et al., 2012; Rycroft et al., 2001.
[83] EFSA, 2013.

limitó constantemente su consumo de fructosa y fructanos según los NTB listados, experimentaron un alivio de sus síntomas en un 70%.[84] Además, reducir la cantidad de ladrillos que llegan al colon podría tener un efecto favorable en el estado de ánimo (ver página 15). Estos hallazgos apoyan los principios detrás de esta dieta.

Cápsulas de enzimas

Hay disponibles tabletas de enzimas especiales que te pueden ayudar a evitar los síntomas que de otra manera pueden ser inducidos por galactanos, aunque su efectividad es discutida. Contienen la enzima alfa-galactosidasa y se elaboran a partir del moho Aspergillus niger, aunque puede que el paquete no refleje totalmente esta información; también contienen el ladrillo manitol, un alcohol de azúcar predominante en setas al cual algunas personas presentan alergias. Debes tener cuidado con estas cápsulas de enzimas si tienes una intolerancia a la fructosa, ya que los galactanos son metabolizados en fructosa por las enzimas. A menos que tu cuerpo intercepte inmediatamente la fructosa, llegará al intestino. Allí, las bacterias productoras de gases se regocijan, ya que habrás hecho parte de su trabajo por ellas.[85] Así que realmente no habrás ganado nada. Estas tabletas de enzimas solo pueden ser útiles si toleras la fructosa y el sorbitol y no tienes una alergia al Aspergillus niger.

¿Qué comidas contienen este ladrillo?

Las judías y la distensión van de la mano para algunos. Se pueden encontrar grandes cantidades de galactanos combinadas con fructanos (tamaño de porción de NTB en paréntesis) en judías (1 cda.), guisantes (1 cda.), garbanzos (9 cdas.) y soja (3 cdas.). Los vegetarianos deben prestar especial atención a éstos. También se contienen cantidades considerables en los copos de avena (5 cdas.), lentejas (5 cdas.) y trigo o pan de centeno (una rebanada).[86] Además, también se contienen galactanos de cadena corta en la leche.[87] El agar y la carragenina[88] también contienen galactanos, pero los que contienen son más

---

[84] Shepherd & Gibson, 2006.
[85] Falony et al., 2009.
[86] Biesiekierski et al., 2011; Muir et al., 2009.
[87] Boehm & Stahl, 2007; German et al. 2008.
[88] Michel, Nyval-Collen, Barbeyron, Czjzek, & Helbert, 2006.

largos y no son descompuestos totalmente por las bacterias intestinales.[89] A veces, las personas que sufren de intestino irritable son recelosas de éstos. Debido a la falta de pruebas sólidas, no se consideran en este libro.[90] Aun así, si tienes dudas sobre ellos, puedes explorar su impacto por ti mismo adoptando una dieta alternativa (ver Capítulo 2.2.6).

---

[89] Chi, Chang, & Hong, 2012; Necas & Bartosikova, 2013.
[90] Watson, 2008.

1.5.5 Ladrillo número cinco: Sorbitol y otros

Algunas frutas y verduras contienen de forma natural alcoholes de azúcar como el sorbitol. Además, se usan como edulcorantes y como transportes para algunos medicamentos. Con frecuencia, los alcoholes de azúcar solo se mencionan en forma de código en los paquetes. En el Capítulo 2.4 aprenderás a identificar la información relevante de las etiquetas.

NTB para los nueve alcoholes de azúcar que se consideran, incluyendo el sorbitol: 0g.

Los alimentos que contienen sorbitol suelen provocar molestias abdominales.[91] El sorbitol no es problemático si una prueba de exhalación o una prueba sustituta indican que puedes tolerarlo, y que también puedes tolerar la fructosa. Si solo tienes una intolerancia a la fructosa, pero no tienes una intolerancia al sorbitol, puedes usar los tamaños de porción ajustados de sorbitol para la fructosa, como se indica en las tablas de la parte 3 de este libro. Si tienes una intolerancia al sorbitol, es razonable determinar tu NT personal (ver Capítulo 2.2.4) debido al NTB radical de 0g. Hay tres razones a favor de este NTB:

1. La prueba de exhalación para el sorbitol muestra una intolerancia presente en 5g en el **58%** de los que están experimentando malestar abdominal debido a un intestino irritable y el **53%** de los participantes saludables (basado en una combinación de estudios con un total de 564 participantes).[92]
2. Si tienes una intolerancia a la fructosa, el sorbitol empeorará tus síntomas. La fructosa surge cuando el sorbitol se descompone. Mientras tanto, el sorbitol dificulta que la fructosa ya presente sea interceptada, debido a que la fructosa y el sorbitol comparten un mecanismo de transporte donde tiene preferencia el sorbitol.[93]

---

[91] Raithel et al., 2013; Gibson & Shepherd, 2010; Barrett et al., 2010; Ledochowski et al., 2000.
[92] D. Mishkin et al., 1997; Fernández-Bañares et al., 1993; Hyams, 1983.
[93] Gaby, 2005; Raithel et al., 2013.

3. Los alcoholes de azúcar no son absorbidos de forma completa por muchas personas y a veces puede dar lugar a una agregación de agua en el intestino delgado, reduciendo la capacidad del intestino para metabolizar nutrientes. De media, el 25-40% de los alcoholes de azúcar consumidos llegan al colon.[94] Incluso pequeñas cantidades de sorbitol pueden provocar molestias.[95]

Influencia en los síntomas

En un estudio holandés en 1993, se añadieron altas cantidades de glucosa a zumo de manzana, reduciendo los síntomas provocados por el zumo de manzana en un 80%.[96] Sin embargo, la glucosa añadida también adhirió la fructosa liberada de la degradación de sorbitol.[97] Suponiendo que un tercio de los síntomas provocados por el sorbitol surgen debido al sorbitol no degradado, otro tercio por la fructosa libre que surge del sorbitol que ha sido descompuesto y el tercio restante debido a la fructosa cuya intercepción fue dificultada por el sorbitol, el sorbitol provoca el 30% de las molestias provocadas por el zumo de manzana. Teniendo en cuenta la cantidad media de sorbitol contenida en una manzana (sobre 0,56g de sorbitol y 4g de fructosa libre), 1 g de sorbitol combinado con fructosa libre provoca tres veces más síntomas que 1g de fructosa libre por sí solo, y 1g de sorbitol por sí solo causa el doble de síntomas que 1g de fructosa libre.[98] Esta relación se tiene en cuenta en la cantidad recomendada para los alimentos que contienen tanto fructosa y sorbitol.

---

[94] Langkilde, Andersson, Schweizer, & Würsch, 1994; Barrett et al., 2010.
[95] Rumessen & Gudmand-Høyer, 1987.
[96] Hoekstra, van Kempen, & Kneepkens, 1993.
[97] Gaby, 2005.
[98] Kneepkens, Jakobs, & Douwes, 1989.

¿Qué alimentos contienen este ladrillo?

Los alcoholes de azúcar se producen de forma natural en distintas frutas y verduras (tanto frescas como secas). Además, se añaden como sustitutos del azúcar en un gran número de productos, incluyendo bebidas, dulces, alimentos precocinados, productos para diabéticos como la gelatina (hasta 57g/ 100g) y chocolate (hasta 40g/100g), pescado y carne empanados, helados, zumos, medicamentos, productos de higiene bucal, salsas, chicles sin azúcar (hasta 2,5g/pieza), mentas sin azúcar (hasta 2g/pieza) e incluso salchichas.[99] Como puedes ver, algunos productos para diabéticos contienen más de 20g de sorbitol. En un estudio, el 84% de los 39 participantes sanos tenían una mala absorción de sorbitol para una dosis de 20g. Por lo tanto, hay que ser cauteloso con el consumo de estos productos.[100]

1.5.6 Malestar abdominal en los niños

En un estudio se administraron 250ml de zumo de manzana a niños de entre 14 y 58 meses. Después, todos los niños que sufrían diarrea crónica, así como el 65,5% de los niños sanos, dieron positivo de mala absorción. Evitar el zumo de manzana llevó a la recuperación para **todos** los niños.[101] Este resultado se corresponde con otra investigación que muestra que muchos niños sufren de diarrea y dolor abdominal si beben mucho zumo de frutas. Los zumos que contienen altos niveles de sorbitol han sido identificados comúnmente como desencadenantes.[102] En términos generales, debes dar a tu hijo un máximo de 10ml de zumo por cada kilogramo de peso corporal.[103] Además, debes evitar darles zumos de frutas que contengan sorbitol o altas cantidades de fructosa libre, como el zumo de manzana o de melocotón.

---

[99] Corazza et al., 1988.
[100] Ladas, Grammenos, Tassios, & Raptis, 2000; Hyams, 1983.
[101] Kneepkens et al., 1989.
[102] Hyams, Etienne, Leichtner, & Theuer, 1988.
[103] Lifschitz, 2000.

1.6 Resumen de la Parte 1

Tu estómago es capaz de interceptar algunos ladrillos y metabolizarlos en energía. Sin embargo, la capacidad para hacerlo difiere entre personas. La lactosa se contiene principalmente en productos lácteos. Los que padecen una intolerancia normalmente pueden tolerar bien pequeñas cantidades. Cuando se reduce la cantidad que se consume de lactosa, es importante compensar la reducción simultánea de la ingesta de calcio. La fructosa es más común en frutas, refrescos y cereales. Combinada con sorbitol, se absorbe peor; combinada con glucosa, se absorbe mejor. Las fuentes dietéticas más comunes de fructanos incluyen productos de grano como el pan, los cereales y la pasta, así como el ajo y la cebolla, y no son bien descompuestos por el cuerpo. Los galactanos, que se encuentran principalmente en las judías, las lentejas y los cereales, son mal absorbidos de manera similar. El NTB más estricto se asocia con el sorbitol, el cual debe evitarse en general. El sorbitol se encuentra principalmente en muchos productos para diabéticos y productos ligeros, algunas frutas y verduras y salsas y empanados. Por cierto, la stevia no tiene sorbitol.

Niveles de tolerancia básicos (NTB)

La siguiente tabla contiene todos los NTB introducidos previamente. Úsala como guía para los ladrillos a los que eres intolerante, al menos durante las tres semanas de la dieta de introducción, y parcialmente después durante las pruebas de niveles. Sea para la próxima boda, presentación de proyecto o viaje marítimo, hay ocasiones en las que deseas que todo se ejecute sin problemas en lo que respecta a tu digestión. Puedes sentirte más seguro en esos días si controlas tus comidas de acuerdo con los NTB de los ladrillos hacia los que tienes una intolerancia. Los NTB son:

Fructosa libre de glucosa	0,5g/comida
Fructosa equilibrada de glucosa	5g/100g
Lactosa	1,5g/comida
Sorbitol y otros azúc. alcohólicos	0g/comida
Suma de fructanos y galactanos	0,5g/comida

A medida que ajustes tu dieta según los NTB que te sean relevantes, puedes evitar aquellos carbohidratos que provocan malestar de la mejor manera posible.

2

Estrategia

2.1 Planificación de la misión

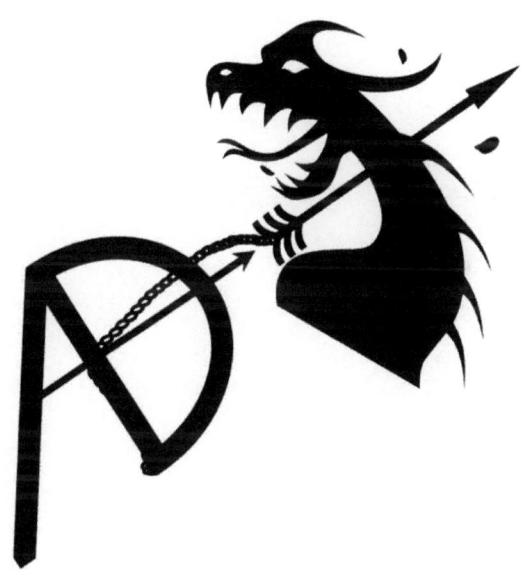

No permitas más que los dragones come-ladrillos te ataquen y te inciten. Prepárate para la caza del dragón. Con positividad y disciplina, es muy probable que encadenemos a tu dragón. Como el dragón es invisible, la mejor estrategia es alimentarlo con la menor cantidad de ladrillos posibles. Mientras tanto, si permaneces en guardia y empuñas tu escudo de intercepción comiendo raciones cercanas al máximo recomendado para tu NT, el dragón va a pasarlo muy mal. Por lo tanto, puedes reducir el consumo de aquellos ladrillos que inducen tus síntomas a cantidades tolerables. Con el fin de no restringirte innecesariamente evitando comidas que te encanten, puedes **determinar tus umbrales personales de tolerancia para los ladrillos realizando una prueba de nivel (Capítulo 2.2.4).** Acude a un médico cualificado para autorizar este proceso, sobre todo si la persona con intolerancia es un niño.

2.1.1 Mapa de la ruta

En la siguiente tabla de estrategias, encontrarás los cinco pasos principales, su importancia, sus títulos, sus duraciones y sus objetivos.

1)	Requerido	**Prueba de síntomas (hoja)** Duración: cuatro días	Determinar tu situación actual: ¿Qué síntomas tienes y cómo de graves son?
2)	Opcional	**Prueba de exhalación de un especialista** Duración: seis días	Identificar los ladrillos que absorbes con dificultad. El objetivo es reducir tus esfuerzos en el Paso 3
	"opción de fuga" tras prueba de exhalación positiva	**Mantén el NTB para los ladrillos hacia los que eres intolerante.** Rellena la siguiente hoja de prueba de síntomas una vez más tras dos semanas durante cuatro días y evalúa el éxito de tu dieta. Duración: Al menos tres semanas, dependiendo de tu satisfacción; ver columna de la derecha.	A) Estás satisfecho. ¿Quieres reducir tus limitaciones en la medida de lo posible? Realiza la prueba de nivel (ver Paso 5). B) No estás satisfecho. Primero realiza el Paso 3 y luego al menos la prueba sustituta para fructanos y galactanos. Si no hay mejoras, prueba las alternativas del Capítulo 2.2.6.
3)	Requerido	**Dieta de introducción y prueba de síntomas (hoja)** durante los últimos cuatro días. Duración: tres semanas	¿La dieta de acuerdo a los NTB dio lugar a la reducción esperada de los síntomas? Si no es así, ver Capítulo 2.2.6.
4)	Opcional: en lugar de Paso 2	**Prueba sustituta (para la prueba de exhalación)** Duración: cinco semanas para todos los ladrillos	Descubrir los desencadenantes del malestar para los cuales no se ofrece prueba de exhalación. También, reducir los esfuerzos para el Paso 5.
5)	Opcional	**Prueba de nivel** Duración: 1 ladrillo ~½ mes 2 ladr. ~1 mes y ½ 3 ladr. ~2 meses y ½ 4 ladr. ~5 meses	Permitirte una dieta lo más variada posible a la vez que se tiene(n) en cuenta tu(s) intolerancia(s) determinando tus NT.

La estrategia general es determinar las capacidades de tu escudo de intercepción El primer paso es comprobar tu situación actual. Para ello, anota tus síntomas en la siguiente hoja de prueba. Es importante elegir días en los cuales ni medicamentos, ni enfermedades, ni el estrés puedan influir en tus síntomas. Si no estás seguro de si has producido resultados contaminados en un día determinado debido a cualquiera de estos factores, tacha el día y rellena el siguiente que consideres que no está afectado. **Importante: Esto también es válido para todas las pruebas posteriores. Si tienes dudas sobre qué día fue "normal", en el cual no hubo circunstancias poco comunes que distorsionaron los síntomas, repite la prueba para obtener un resultado más fiable.**[104] En los días en los que haces un seguimiento de tus síntomas, lleva contigo una copia de la hoja de prueba de síntomas. De forma ideal, deberías rellenarla inmediatamente después de tus comidas principales, por ej., a las 7am, 1pm y 7pm. Tras los cuatro días de la comprobación de tu situación actual, también debes clasificar el tipo de heces que sueles tener. Dependiendo de si tienes estreñimiento, diarrea o una mezcla de ambas, eres el tipo IBS-C, IBS-D o IBS-M. Si no tuviste ni estreñimiento ni diarrea, tu tipo IBS está **sin clasificar**. Lleva esa información contigo cuando visites al médico.

Después de hacer un seguimiento de tus síntomas durante cuatro días, puedes realizar una prueba de exhalación para determinar las malas absorciones. Para ello, pídele a tu médico que te envíe a un especialista de gastroenterología. Si este tipo de prueba no se ofrece en tu zona, puedes realizar una prueba sustituta después de seguir la dieta de introducción (ver Capítulo 2.2.3). Para seguir la dieta de introducción, sigue leyendo el Capítulo 2.2.2. Esto también es válido para la "opción de fuga." Puedes obviar aquellos ladrillos hacia los cuales la prueba de exhalación o sustituta no indica una mala absorción. **Incluso si se detecta una mala absorción, puedes digerir más de las raciones de NTB.** Por lo tanto, puedes determinar tu NT con una prueba de nivel (ver Capítulo) si la dieta de introducción redujo tus síntomas. Esto es para ahorrarte las restricciones innecesariamente duras en comidas que disfrutes. Por ejemplo, si tienes una intolerancia a la lactosa y te gusta el queso, puedes determinar la cantidad tolerable más alta de queso por comida en el Paso 5. Prepárate para pasar al menos medio mes en la prueba de nivel (ver página 35). Puedes estar seguro después de que no estarás estresando tu cuerpo demasiado o restringiendo excesivamente el consumo de tus comidas favoritas. Solo una prueba de nivel individual puede llevarte a ese resultado.

---

[104] Vesa et al. 1996.

En la opción de fuga, puedes saltarte la dieta de introducción (al menos al principio), pero trata de determinar si el adherirte a los NTB para aquellos ladrillos que no absorbes bien según la prueba de exhalación tiene un efecto positivo suficiente para ti para tener en cuenta esos ladrillos. Si tus síntomas no mejoran todo lo que deseas, vuelve atrás y sigue la dieta de introducción, y realiza al menos una prueba sustituta para fructanos y galactanos. Si esto no te conduce a resultados satisfactorios, lee el Capítulo 2.2.6.

Durante la dieta de introducción, mantienes aquellos NTB que son relevantes para ti (ver Capítulo 2.2). Excepción: Si la prueba de exhalación sale negativa para la fructosa, la lactosa y el sorbitol, los NTB se aplican para todos los ladrillos. Si los síntomas mejoran mientras sigues la dieta, continúa con la prueba sustituta para los fructanos y los galactanos. Para asegurarte, también puedes realizar la prueba sustituta para los ladrillos restantes, con el objetivo de excluir posibles interdependencias entre el sorbitol y la fructosa, los cuales se pueden encontrar juntos en el zumo de manzana, por ejemplo, como causa. De lo contrario, hallarás estrategias alternativas en el Capítulo 2.2.6. Si no has realizado la prueba de exhalación, se aplican todos los NTB.

Tras dos semanas de la opción de fuga o tras la dieta de introducción, realiza una comprobación de eficiencia rellenando la hoja de prueba de síntomas de nuevo durante cuatro días. Para evaluar el efecto, compara la hoja de prueba de síntomas para la comprobación de la situación actual con la hoja de prueba de síntomas para la comprobación de eficiencia. Si tienes menos síntomas al final de la dieta (es decir, si tus evaluaciones para la comprobación de eficiencia son claramente más bajas que las de la comprobación de situación actual), la dieta ha sido un éxito. Puedes aprender cómo determinar matemáticamente el éxito de la dieta en el Capítulo 2.1.3. **Coloca tus hojas de prueba de síntomas en una carpeta.** La más importante es la prueba final de **tu dieta de introducción,** ya que puedes usarla como **referencia para todas tus pruebas restantes.**

Tipos de heces tras Bristol

	Bultos duros separados, como nueces (difícil de atravesar)	**Tipo** A: Estreñimiento **Valor** 4
	Forma de salchicha pero con bultos	**Tipo** B: Estreñimiento **Valor** 2
	Como una salchicha pero con grietas en la superficie	**Tipo** C: normal **Valor** 1
	Como una salchicha o serpiente, lisa y suave	**Tipo** D: normal **Valor** 1
	Masas suaves con bordes bien definidos	**Tipo** E: Diarrea **Valor** 2
	Piezas acolchadas con bordes irregulares, heces blandas	**Tipo** F: Diarrea **Valor** 4
	Acuosa, sin piezas sólidas; **totalmente líquida**	**Tipo** G: Diarrea **Valor** 5

(Basado en Lewis y Heaton, 1997; Thompson, 2006)

Los tipos 3 y 4 son normales. Cuanto más alejado esté tu tipo de estos dos, peores serán tus males.

2.1.2 Hoja de prueba de síntomas

Prueba:_____ Fecha de finalización:_____

¡Para cada prueba, necesitas dos copias de esta página!

	Tipo/ Valor	Recuento defecación	Grado heces	Grado de distensión	Grado de dolor	
Día 1 antes 🐓		x	=			**DÍA PRUEBA**
☀		x	=			
☾		x	=			
			Total			
Día 2 antes 🐓		x	=			**Día 1 después**
☀		x	=			
☾		x	=			
			Total			
Día 3 antes 🐓		x	=			**Día 2 después**
☀		x	=			
☾		x	=			
			Total			
(Día 4 antes) 🐓		x	=			**Día 3 después**
☀		x	=			
☾		x	=			
			Total			

Anota tu tipo de heces por la mañana 🐓, tarde ☀ y noche ☾ y el valor de tus heces de 1 a 5 (ver página 38) así como el número de veces que fuiste al baño y multiplica el valor de las heces por el número de usos del baño para estimar el grado de heces. Además, evalúa la distensión y el dolor de 1 a 5 según la siguiente escala:

1. Sin molestias, como alguien que no tiene síntomas
2. Casi sin síntomas con respecto a alguien sin síntomas
3. Molestias medias con respecto a alguien sin síntomas
4. Malestar severo con respecto a alguien sin síntomas
5. Malestar muy severo con respecto a alguien sin síntomas

2.1.3 Tabla de cálculos: resultados de prueba

Probablemente puedes confiar en tu instinto para evaluar tus síntomas. Si prefieres números, puedes usar los dos siguientes procedimientos convenientes.[105] Para la primera aplicación, necesitas las hojas de prueba de síntomas, de la comprobación de situación actual[106] y la comprobación de eficiencia.[107] Tienes las dos siguientes opciones de cálculos (por favor, usa una copia de la siguiente tabla o un lápiz); la Opción A es más fácil. Con la Opción B, te ahorras el trabajo de cálculos para todas las pruebas siguientes y obtienes una declaración con respecto a tu tolerancia.

A) Usa la tabla siguiente y calcula tus resultados para todos los días hasta la fila B. De A1 a A4 son los días de comprobación de eficiencia y de A5 a A8 son los días de comprobación de situación actual o, para la prueba de nivel o sustituta, el día de prueba y sus tres días posteriores. **Cálculo de grado A**: A1 = Grado total de heces (grado por la mañana, más grado por la tarde, más grado por la noche) el Día 1. Anota el resultado en la celda con un A1 en cursiva. Procede del mismo modo con el resto de números A. Después, determina los **grados B**: B1 = A1, más grado de distensión total el Día 1, más grado de dolor total el Día 1. Luego calcula B2 según los grados del Día 2 y así sucesivamente. Ahora determina C2 y D2, es decir, la media de los días de comprobación de situación actual o, para la prueba de nivel o sustituta, la media de la prueba y sus tres días posteriores. Para la evaluación, compara D2 con el grado más alto de día de los días de la comprobación de eficiencia. Éste es el mayor grado de los grados B1 a B4. Cuanto más alejado esté D2 por encima del grado más alto de ese grupo, más probable es que la dieta de introducción haya funcionado o, si realizaste cualquier otra prueba, más probable es que tengas una intolerancia.

---

[105] Desde un punto de vista estadístico, la encuesta es escasa y el resultado impreciso.
[106] Notas de síntomas antes de empezar la dieta de introducción.
[107] Notas de síntomas al final de la dieta de introducción.

B) Calcula A1 a A8 así como B1 a B8 con la Opción A. Luego calcula C1 y D1 y procede mediante el cálculo de los demás pasos de cálculo de la tabla hasta L. Para determinar la eficiencia de la dieta de introducción, calcula también C2 y D2. En una comprobación de eficiencia de la dieta de introducción, compara D2 en vez de L, el grado en vivo (live),[108] con K, el grado de umbral de **K**.O.,[109] para la interpretación. Si D2 es mayor o igual que el grado K, esto indica una dieta de introducción efectiva. Para la prueba de nivel o sustituta, compara el grado K con el grado L, como se explica en la siguiente tabla.

Ahórrate los cálculos: Adquiere la versión de Excel fácilmente imprimible en www.Laxiba.es/trp.

---

[108] L = el día con los síntomas más severos tras una prueba en vivo.
[109] K = Si el grado L alcanza este umbral de K. O., hay una intolerancia.

		Día comprobación eficiencia				Día de comprobación de situación actual Prueba del día después			
		1:	2:	3:	4:	1: o Día Prueba:	2: / 1:	3: / 2:	4: / 3:
A	A1	A3	A3	A4	A5	A6	A7	A8	
B	B1	B2	B3	B4	B5	B6	B7	B8	
C	C1								

A A1	A3 A3 A4 A5	A6 A7 A8
B B1	B2 B3 B4 B5	B6 B7 B8
C C1	C1 = B1 + B2 + B3 + B4 Suma los resultados de las celdas B1 a B4. C2 = B5 + B6 + B7 + B8 Suma los resultados de las celdas B5 a B8.	C2
D D1	D1 = C1 ÷ 4 Divide tu resultado en la celda C1 por 4. D2 = C2 ÷ 4 Divide tu resultado en la celda C2 por 4.	D2
E E1	E2 E3 E4 E1 = B1 - D1, E2 = B2 - D1 y sucesivamente. Para calcular E1, resta D1 de B1. Se permiten resultados negativos.	
F F1	F2 F3 F4 F1 = E1 x E1, F2 = E2 x E2 y sucesivamente. Para calcular F1, multiplica E1 por sí mismo. Dos veces negativo equivale a positivo. Por lo tanto, cada resultado debe ser positivo.	
G G	G = F1 + F2 + F3 + F4 Suma los resultados de las celdas F1 a F4.	
H H	H = G ÷ 4 Divide G por 4.	
I I	I = Toma la raíz cuadrada de tu resultado en la celda H. En tu calculadora, el símbolo de raíz cuadrada es: √.	
J J	J = I x 2 Multiplica I por 2.	
K K	K = J + C1 Añade el resultado de la celda J al resultado de la celda C1. El grado **K** es llamado grado de umbral de **K**.O., ya que un D2 (usado para comprobar el éxito de la dieta de introducción) o un grado L que sea mayor o igual que K sugiere una intolerancia.	
L L	L = El mayor grado del grupo B5, B6, B7 y B8. Este grupo contiene cualquiera de los resultados diarios de la comprobación de situación actual (en ese caso D2 reemplaza a L) o los resultados del día de prueba (B5) y sus tres días posteriores (B6 a B8). El grado L es llamado grado live (en vivo), ya que se usa para evaluar la prueba sustituta o de nivel que esté en vivo actualmente. Análisis: $L \geq K$ indica una intolerancia, L< K una tolerancia. Un grado **L** por debajo del grado **K** indica una tolerancia. Un grado en vivo mayor o igual que el grado de umbral **K**.O. indica una intolerancia.	

2.1.4 Mantener tu equilibrio

Recomendaciones fundamentales

1	Come una rica variedad de alimentos, es decir, algo diferente cada día y con muchos ingredientes naturales. Come con una postura relajada.	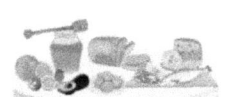
2	Cuida tu suministro de fibra, por ej., comiendo patatas, semillas de lino, lentejas y nueces.	
3	Ingiere cinco piezas de verduras (idealmente verde oscuro, roja o naranja) y frutas.	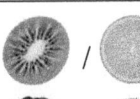 5/día 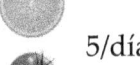
4	Consume algunos productos lácteos bajos en grasa como la leche desnatada, yogur o queso cada día.	,
5	Una o dos veces a la semana, come pescado y huevos, así como 300-600g de carne baja en grasa, idealmente aves de corral.	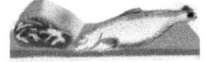
6	Usa aceites vegetales si es posible, como el aceite de colza y grasas.	
7	Reduce tu consumo de sal y azúcar.	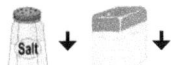
8	Bebe al menos 1,5 litros de bebidas no alcohólicas cada día. Las mejores son las bebidas sin azúcar y el agua. Bebe alcohol entre mínimamente y moderadamente.	
9	Preferiblemente, cocina alimentos frescos y a temperaturas más bajas para reducir la lixiviación de nutrientes.	
+	Mantente en forma: haz ejercicio de forma regular.	

(DGE, 2013; Quigley et al., 2013; el USDA y el Departamento de Salud y Servicios Humanos de los EE.UU., 2010)

Esta página se ha dejado en blanco intencionadamente.

2.1.4 Mantener tu equilibrio

Necesidades de compensación debido a tu dieta

Si reduces los fructanos y galactanos de tus comidas, quizá tengas que compensar la pérdida resultante de proteínas, ácidos grasos de cadena corta y fibra. Estos tres elementos forman parte de una dieta equilibrada. Por lo general, ingieres una gran parte a través de productos de trigo ricos en fructanos (y galactanos) como el pan, los cereales y la pasta, de la cual puede que estés consumiendo menos. Una ingesta normal de 20 a 38g de fibra, junto con la realización de ejercicio moderado, puede ayudarte a aliviar el estreñimiento.[110] Como guía para tu nutrición, encuentra las cantidades diarias recomendadas en los siguientes ejemplos.

Proteínas
0,66g/kg

Se necesitan 0,66g de proteína por kilogramo de peso corporal por día.[111] Puedes garantizar tu suministro de proteínas consumiendo los siguientes productos. La cantidad aproximada de proteínas por ración se muestra en paréntesis: 85g de carne (28g de proteína), 85g de pescado (26g), 150mL de café instantáneo con o sin cafeína (18g, pero el espresso normal contiene solo 0,3g), 200mL de leche entera con vitamina D añadida (15g), 200mL de leche entera o leche sin grasa y sin aditivos (6g), 85g de maíz o arroz salvaje (12g), 90g de habichuelas rojas (18g), 140g de pasta (15g), 90g de semillas de soja (14g), un huevo de tamaño medio (7,5g), 90g de lentejas (8g), 110g de patatas (4g), 25g de frutos secos, sobre todo cacahuetes, mantequilla de cacahuete y almendras (5g), una rebanada de pan integral (5g), 25g de queso (4g), una rebanada de pan de arroz (3,5g), 30g de cereales (3g), 24g de salvado de arroz (3g), 25g de chocolate negro (2g) y 50g de cuscús (1,5g).[112] Puedes observar que mantener un suministro de proteínas es bastante fácil. Los vegetarianos, sin embargo, deben planificar su ingesta de proteínas conscientemente.

---

[110] Dukas, Willett, & Giovannucci, 2003; Quigley et al., 2013; USDA, 2013.
[111] EFSA, 2012a.
[112] USDA, 2013.

Ácidos grasos c.c.
1,2/1,3g/día

Los ácidos grasos de cadena corta surgen cuando las bacterias descomponen ladrillos, sobre todo fructanos. Éstos son luego absorbidos parcialmente por el intestino, ya que son fuentes importantes de energía. Tienen una longitud de cadena de hasta seis átomos de carbono, lo cual es la base para la siguiente lista.[113]

Los alimentos que son particularmente ricos en ácidos grasos de cadena corta incluyen (ácidos grasos por ración sin triglicéridos en paréntesis): 10g de mantequilla (0,5g), 25g de queso de cabra (0,5g), 25g de queso gouda, suizo, cheddar o Roquefort (0,4g), 50g de mozzarella (0,3g), 47g de M&M's® (0,3g), 25g de queso azul (0,25g), 20mL de aceite de coco (0,2g), 50g de pulpa de coco (0,18g), 150g de patatas a la francesa (0,13g) o 20mL de aceite de almendra de palma (0,08g).[114] Incluso si tu cambio en la dieta no te lleva a una deficiencia en ácidos grasos de cadena corta,[115] se recomienda el consumo diario de productos lácteos. Como los ácidos grasos de cadena corta deberían llegar hasta el 1/60 de la cantidad diaria recomendada de grasas consumidas,[116] la cual debe ser de 70g para mujeres y 80g para hombres, la ingesta diaria mínima requerida es de 1,2g por día para mujeres y 1,3g para hombres.[117] Incluso si tienes una intolerancia a la lactosa, puedes consumir normalmente pequeñas cantidades de lactosa y alcanzar así el objetivo, por ejemplo, comiendo tres rebanadas de queso cheddar. Si eres vegano, alcanzar el objetivo es todo un reto.

Ácidos grasos Omega 3

Otro importante componente alimenticio son los ácidos grasos omega 3 de cadena corta, aunque apenas se ven afectados por tu dieta. Las mujeres deben tomar 6,1g de los ácidos grasos omega 3 conocidos como ácidos alfa-linolénicos, o ALA, mientras que los hombres deben tomar 7g.[118] De forma alternativa, mantener una proporción 2:1 de omega 6 a omega 3 te conducirá a una

---

[113] Mosby's medical dictionary, 2009; Falony et al., 2009; Campbell, Fahey, & Wolf, 1997; Cummings & MacFarlane, 1997; Ruppin, Bar-Meir, Soergel, Wood, & Schmitt, 1980.

[114] USDA, 2013.

[115] Cummings, 1981.

[116] FAO, 2008.

[117] CIAA, n. d..

[118] FAO, 2008; la energía considerada de las grasas es del 20 %.

ingesta de hasta 9,6g por día para mujeres y 11g para hombres. Los ácidos grasos ALA tienen un efecto positivo en tu sistema cardiovascular.[119] Los siguientes alimentos contienen altos niveles (cantidad aproximada de ALA por porción en paréntesis): 200g de pescado (4g), 20mL de aceite de linaza (10,5g) para el cual la cantidad consumida debe ser menor de 100mL por día (las semillas de lino contienen por sí solas un 25% de aceite y, por lo tanto, 24g de semillas de lino [página 62], al menos 3g; sin embargo, durante el embarazo debes evitar ambos),[120] 20mL de aceite de canola (1,8g), 20mL de mayonesa (1g), 20mL de aceite de soja (0,8g), 100g de galletas de trigo (0,8g), 70g de patatas a la francesa (0,3g), 16g de mantequilla de cacahuete con omega 3 (0,5g), 25g de nueces (0,5g), 10g de mantequilla (0,3g) y 10g de margarina (0,3g).[121] Los datos arrojan una luz positiva sobre la Estrategia A para la fibra como se describe a continuación. Puedes alcanzar la cantidad objetivo de 7g para hombres simplemente consumiendo 1 cda. de aceite de linaza por día. De forma alternativa, puedes alcanzar los 6g, por ejemplo, comiendo tres raciones de ensalada con 20mL de aceite de canola en cada una y una rebanada de pan con mantequilla de cacahuete con omega 3. Además de los ALA, también son importantes los EPA (ácidos eicosapentaenoicos) y los DHA (ácidos docosahexaenoicos). Tu ingesta diaria de EPA debe ser de 250mg, y de DHA, de 500mg.[122] Si comes pescado en cualquier momento de la semana, generalmente habrás cubierto tu necesidad.[123] Las cápsulas de aceite de pescado o de kril que contengan estas cantidades son una alternativa.

Fibra
20-38g/día

Los siguientes productos son ricos en fibra (fibra por ración en paréntesis): 90g de lentejas (27,9g), 90g de habichuelas rojas (22,5g), 25g de almendras (12g), 110g de patatas (8,7g), 30g de cereales de salvado (hasta 8,7g para los All-Bran® de Kellogg's®), 24g de semillas de lino (6,5g), 100g de arroz salvaje (6,2g), 24g de salvado de arroz (5g), una rebanada de 42g de pan de centeno (5g), 30g de cereales de trigo (3,3g), 25g de avellanas o piñones (2,7g), 25g de chocolate negro (2,7g), 25g de pistachos o pacanas (2,5g), 60g (2,4g), 25g de nueces (1,7g), 25g de castañas o nueces blancas (1g), 25g de cacahuetes,

---

[119] Simopoulos, 1999; Connor, 2000; Mozaffarian & Wu, 2011.
[120] Leinoel, n. d.; Tou, Chen, & Thompson, 1998.
[121] USDA e, 2013.
[122] EFSA, 2012c.
[123] USDA, 2013.

coco o nueces de macadamia (0,4g).[124] Las frutas y verduras contienen entre 1 y 5g por ración, por ej., el aguacate (1,7g), la banana (3g), las moras (4,4g), coliflor (1,2g), ensalada (0,8g), aceitunas (1,2g), naranja (2,4g), espinacas (7g), tomates (1,4g).[125] Como la fibra puede ser algo así como un desafío, a continuación se muestran dos estrategias de compensación distintas.

---

[124] USDA, 2013.

[125] (Mount Sinai, n. d.)

Estrategia A: Semillas de lino

Las semillas de lino contienen una alta cantidad de fibra y muchos ácidos grasos omega 3. Son buenos para reducir el estreñimiento y también pueden ayudar un poco contra el dolor y la distensión. La desventaja de todo este efecto multifunción, es que las semillas de lino contienen fructanos y galactanos. Si aplicas la estrategia de este libro, las raciones de NTB que tomas para los fructanos y galactanos se reducirán al 28% (Nivel 1: 64%, 2 o 3: 86%) de su cantidad anterior.[126] Como tomas semillas de lino en tres momentos distintos del día, la cantidad por comida es de 24g como máximo. De esta forma las semillas de lino representan 6,5g de fibra en la etapa diaria más alta. Para que tu cuerpo se familiarice con las semillas de lino, comienza las primeras dos semanas con una cucharada combinada con al menos 75mL de agua en el desayuno. En las siguientes semanas, puedes aumentar la cantidad digerida según la siguiente tabla. La cantidad impresa en letra normal se refiere a las semillas de lino, y la cantidad en letra cursiva, a la cantidad mínima requerida de agua que debes beber con las mismas para diluirlas:

Semana	3–4	5–6	7–8	9–10	11–12	13–14	15–16	17f
Desayuno	1 cdta	1 cdta	1 cda	1 cda	1 cda	1 cda	1 cda	1 cda
						1 cdta	1 cdta	1 cdta
	75 mL	*75 mL*	*150 mL*	*150 mL*	*150 mL*	*225 mL*	*225 mL*	*225 mL*
Almuerzo	1 cdta	1 cdta	1cdta	1 cda	1 cda	1 cda	1 cda	1 cda
							1 cdta	1 cdta
	75 mL	*75 mL*	*75 mL*	*150 mL*	*150 mL*	*150 mL*	*225 mL*	*225 mL*
Cena	-	1 cdta	1cdta	1 cdta	1 cda	1 cda	1 cda	1 cda
								1 cdta
		75 mL	*75 mL*	*75 mL*	*150 mL*	*150 mL*	*150 mL*	*150 mL*

(Blumenthal, 1998; McKenzie et al., 2012)

También puedes adaptar las semillas de lino en tus comidas. Ya sea que las semillas de lino estén enteras o trituradas, no hay diferencia. Asegúrate de que compras semillas de lino en vez de psyllium, ya que los resultados de un

---

[126] J. Biesiekierski, personal communication, November 4, 2014; Biesiekierski et al., 2011.

estudio sugieren que el psyllium es mucho peor para ti.[127] El salvado de trigo no ha dado lugar a ninguna mejora.[128] **Advertencia: No comas semillas de lino durante el embarazo o la lactancia, ya que pueden perturbar tu equilibrio hormonal y provocar un parto prematuro.**[129] Con 24g de semillas de lino, cubres 7g de tu demanda de fibra. Una ración de frutas o verduras contiene 2,5g de fibra de media. Puedes alcanzar tu ingesta diaria de fibra comiendo cinco de las mismas cada día y añadiendo arroz salvaje a una de tus comidas junto con la cantidad de semillas de lino de la 17ª semana, como se indica en la última tabla.[130]

Estrategia B: Arroz moreno/salvado de arroz

Esta estrategia se centra en el salvado de arroz, en lugar de en las semillas de lino de la Estrategia A (página 49). Después de todo, el salvado de arroz contiene 21g de fibra por 100g y, por lo tanto, representa 5g de la cantidad diaria recomendada para la etapa óptima del plan. La ventaja de utilizar salvado de arroz es que tu NT de fructanos y galactanos permanecen sin cambios. Además, el salvado de arroz no parece ser problemático durante el embarazo. Si, por ejemplo, comes 30g de cereales mezclados con salvado de arroz para desayunar, 25g de chocolate negro y 20g de almendras, así como dos naranjas entremedio; para almorzar una ración de ensalada de tomate con aguacate y 45g de patatas; y para tu cena, 45g de arroz como acompañamiento, habrás consumido sobre 28g de fibra en total. Por lo tanto, con un poco de planificación puedes maximizar tu ingesta de fibra y minimizar tu ingesta de fructanos y galactanos, a la vez que evitas las cápsulas de suplementos de fibra.

---

[127] Quigley et al., 2013; Tarpila, S., Tarpila, A., Grohn, Silvennoinen, & Lindberg, 2004; Blumenthal, 1998; McKenzie et al., 2012.
[128] McKenzie et al., 2012.
[129] Tou et al., 1998.
[130] Mount Sinai, n. d.; Quigley et al., 2013.

Resumen

Bebe al menos 1,5L de agua al día y haz ejercicio de forma moderada. Para mantener tu dieta en equilibrio, debes centrarte en consumir lo siguiente:

Proteínas: Por ej., comiendo pescado, carne, huevos, arroz o salvado de arroz.

Ácidos grasos de cadena corta: Por ej., consumiendo productos lácteos. En caso de una intolerancia a la lactosa, el cheddar es adecuado debido a sus bajas cantidades de lactosa.

Omega 3: Por ej., usando aceite de linaza o de canola o comiendo pescado o carne.

Fibra: Por ej., usando semillas de lino o salvado de arroz y comiendo cinco porciones de fruta y verduras al día, patatas, arroz, chocolate negro y un puñado de frutos secos.

Por favor, trata de disfrutar de una gran variedad de alimentos. Sobre todo se aplica a las frutas y verduras, para garantizar que tu cuerpo esté alimentado de forma adecuada con las vitaminas importantes para tu salud.[131] Lo que sigue a continuación es el primer paso de tu estrategia LAXIBA®, una comprobación de situación actual. Esto significa que debes rellenar la hoja de prueba de síntomas de la página 39 durante cuatro días. Por favor, lee también los Capítulos 2.2 y 2.3 mientras lo hagas. Después, procederás según la hoja de ruta (ver Capítulo 2.1.1).

---

[131] Kennedy, 2004.

2.2 Tu estrategia individual

Este capítulo describe tu plan de dieta de introducción dependiendo de tu diagnóstico.[132] Sin embargo, si tus síntomas no mejoran tras tres semanas siguiendo esta dieta, deberías cesar o, aún mejor, comprobar si han estado entrando ladrillos en tus comidas después de todo.[133] Una manera de determinar esto es que mantengas un diario de alimentos y que un dietista o un médico lo revise.[134] Si no se han estado colando ladrillos importantes, renuncia a la dieta de ladrillos. En el Capítulo 2.2.6 encontrarás alternativas.

Tablas de códigos de dieta

	FI [+] SI [+]	FI [-] SI [+]	FI [+] SI [-]	FI [-] SI [-]	FI [?=+] SI [?=+]
LI [+]	8	4	7	3	8
LI [-]	5	2	6	1	5
LI [?]	8	4	7	3	8

FI[+]=Intolerancia a fructosa, FI[-]= Sin intolerancia a fructosa,
LI[+]=Intolerancia a lactosa, LI[-]= Sin intolerancia a lactosa,
SI[+]=Intolerancia a sorbitol, SI[-]=Sin intolerancia a sorbitol.

Usa la tabla anterior para determinar tu código de intolerancia. Un [+] significa que tienes la respectiva intolerancia y un [-], que no tienes problemas. Un [?] significa que el diagnóstico es incierto. Usando el código asignado, puedes averiguar para cuáles ladrillos debes adherir los niveles de tolerancia básicos (NTB), hasta una prueba de nivel, en la tabla de "Clasificación de códigos de dieta" a continuación:

---

[132] Ong et al., 2010; Thomas, Nanda, & Shu, 2012; McKenzie et al., 2012; Goldstein et al., 2000.
[133] McKenzie et al., 2012; Nanda, James, Smith, Dudley, & Jewell, 1989; Hawthorne, Lambert, D. Scott, & B. Scott, 1991; Parker, Naylor, Riordan, & Hunter, 1995.
[134] Vesa et al., 1996.

Clasificación de códigos de dieta

	FRUCTOSA	LACTOSA	SORBITOL	FRUCTANOS y GALACTANOS
1	☺	☺	☺	▼
2	☺	☺	☠	▼
3	☺	▼	☺	▼
4	☺	▼	☠	▼
5	▼	☺	☠	▼
6	▼	☺	★	▼
7	▼	▼	☺	▼
8	▼	▼	☠	▼

☺ = sin restricciones, ▼ = reducir consumo a tu NT, ☠ = evitar consumo ★ = el consumo de sorbitol no es un problema a menos que lo consumas con fructosa. Es recomendable usar la columna de fructosa adaptada a sorbitol de la tabla de alimentos.

En general, se mantiene un límite de consumo para los fructanos y galactanos en la dieta de introducción. Solo se requiere la adhesión a las raciones de NTB para todos los ladrillos si la prueba de exhalación fue positiva para los tres ladrillos o si no la realizaste. Si la dieta tiene éxito, debes realizar la prueba de nivel, descrita en el Capítulo 2.2.4, para reducir tus restricciones tanto como sea posible.

Procedimiento para la opción de fuga

Sigue estos pasos si tienes una intolerancia a la lactosa:
1) Reduce tu consumo de lactosa durante tres semanas según las raciones de NTB y rellena la hoja de prueba de síntomas al final. Si te sientes satisfecho con la mejora de tus síntomas, continúa esta reducción en el consumo de lactosa. También puedes realizar la prueba de nivel (Capítulo 2.2.4). De lo contrario, por favor, continúa con el Paso 2.
2) Sigue la dieta de introducción según tu código de dieta como se ha descrito anteriormente. Si tu dieta tiene éxito, realiza después la prueba sustituta para los fructanos y galactanos; debería de resultar positiva. También sería conveniente que realizases la prueba de nivel (ver Capítulo 2.2.4), sobre todo para la lactosa. Sin embargo, si sigues sin estar satisfecho, continúa con el Paso 3.
3) Quizá el menor consumo de lactosa haya reducido tu malestar. Aun así, puede que otros alimentos también estén afectando a tus síntomas. En el Capítulo 2.2.6 encontrarás sugerencias sobre cuáles podrían ser y cómo puedes hacer una prueba con los mismos.

2.2.1 Depende de la carga total

Sientes malestar en cuanto una cantidad umbral de ladrillos llega al dragón. Cuantos más ladrillos llegan a tu intestino, peores son los síntomas. En las tablas de alimentos de la tercera parte del libro, encontrarás los tamaños de raciones que encajan con tu NT. Aun así, ¿qué puedes hacer si quieres combinar distintas comidas, por ej., mientras te preparas para cocinar una receta? La solución es reducir el consumo para uno o varios de los alimentos afectados lo suficiente como para alcanzar tu umbral NT. Digamos que quieres combinar pan integral y copos de maíz, los cuales contienen ambos fructanos y galactanos. Para ir por debajo del NTB, limita tu consumo a media rebanada de pan y tres cuartos de ración de copos de maíz (22g). No te preocupes si las cantidades reducidas no son suficientes para llenarte: hay productos de sustitución, bajos en fructanos y galactanos o sin ellos (por ejemplo, pan de arroz, cereales de arroz, escanda y pan sin gluten). Simplemente busca en la tabla de alimentos productos similares cuyas raciones estén menos restringidas.

2.2.2 Prevalencia de los tipos de intolerancias

Según un extenso estudio actual en Suiza, se descubrió que el 27% de las personas con malestar abdominal sufrían de intolerancia a la fructosa, el 17% de una intolerancia a la lactosa y un 33% de ambas.[135] Sin embargo, la dosis de fructosa de 35g que el estudio usó es alta para las condiciones europeas, si un estudio finlandés de 1987 todavía se aplica a las dietas contemporáneas,[136] y baja para las condiciones americanas, donde la cantidad diaria media consumida es de 54g.[137] Otro estudio de investigación utilizando 25g de fructosa como su nivel base sugiere un 49% de prevalencia media de intolerancia a la fructosa.[138] Un análisis de varios estudios (ver Capítulo 1.5.5) muestra que, en general, el 58% de aquellos con síntomas de un intestino irritable, tienen una intolerancia de un tipo u otro. Lo que es sorprendente es que la intolerancia a la lactosa es solo la segunda intolerancia más frecuente, tras el sorbitol, aunque el mercado europeo se ha ajustado mejor para aquellos pacientes afectados por intolerancia a la lactosa, sobre todo con respecto al etiquetado de alimentos. Aquellos afectados por una intolerancia al sorbitol, por el contrario, se ven obligados a memorizar términos técnicos para evitar consumir productos que contienen sorbitol.

---

[135] Wilder-Smith et al., 2013.
[136] Virtanen et al., 1987.
[137] Vos, Kimmons, Gillespie, Welsh, & Blanck, 2008.
[138] D. Mishkin et al., 1997; Fernández-Bañares et al., 1993; Nelis, Vermeeren, & Jansen, 1990.

2.2.3 Prueba sustituta

Si no hay disponible una prueba de exhalación, pero quieres averiguar qué ladrillos puedes tolerar, hay una prueba sustituta. Determina el grado de una intolerancia midiendo tus síntomas tras haber consumido la dosis más alta del respectivo ladrillo como sea posible en tu vida diaria. Por supuesto, la prueba solo es beneficiosa si tus síntomas han mejorado mediante tu adhesión consecuente a los tamaños de ración de NTB para tus ladrillos problemáticos.

Ya que los síntomas a veces surgen con un retraso de hasta tres días, tienes que programar al menos una semana para el primer ladrillo que quieras probar. Tres días antes del primer día de la prueba, debes prestar atención y siempre consumir una cantidad cercana (≤) a los tamaños de ración de NTB de los ladrillos que estás examinando, para que tus comidas anteriores a la prueba no afecten a tu resultado. Durante el mismo día de prueba, mantén todas las raciones de NTB respectivas, excepto para el ladrillo que está siendo examinado; en los tres días posteriores, se contienen todas las raciones de NTB una vez más. Sin embargo, no te fuerces a comer más de los ladrillos que consumiste antes de empezar la dieta de introducción, excepto para el día de la prueba. En el día de la prueba, como máximo, así como en los tres días posteriores, rellena la hoja de prueba de síntomas (ver Capítulo 2.1.2), a menos que ya hayas determinado que tienes una intolerancia hacia el ladrillo examinado. Usa la hoja de prueba de síntomas para los días de la comprobación de eficiencia como referencia. Si tus síntomas no empeoran, entonces puedes tolerar el ladrillo examinado. Si quieres probar distintos ladrillos, puedes ahorrarte los tres días de amortiguación probando el siguiente ladrillo en el cuarto día después del último día de prueba y proceder del mismo modo con los demás ladrillos que quieras probar.

Discute las pruebas con tu médico de forma anticipada para que él o ella pueda considerar los efectos potenciales hacia y de tus tratamientos médicos y condiciones preexistentes. Para todas las pruebas en conjunto, necesitas: un vaso de precipitados, una botella de 0,5L, 100g de fructosa y 20g de sorbitol, los cuales puedes comprar en tu farmacia local, básculas y 1L de leche de vaca baja en grasa sin aditivos. En caso de intolerancia, puedes usar los azúcares restantes para una prueba de nivel más adelante. Ahora, expliquemos el procedimiento de la prueba:

Prueba de la lactosa

En el desayuno, bebe medio litro de leche utilizando la botella de 0,5L. Repítelo en el almuerzo a menos que tus síntomas después de la dosis del desayuno sean tan severos que ya tengas que concluir que tienes una intolerancia. Además de la leche, come de acuerdo con los tamaños de ración del NTB para los demás ladrillos pertinentes.

Prueba de la fructosa

Advertencia: antes de realizar la prueba, confirma con tu médico que no tienes ninguna intolerancia a la fructosa hereditaria. Para la prueba, añade 25g (si te encuentras en los EE.UU. o bebes muchos refrescos, usa 35g) de fructosa a una botella de agua de 0,5L limpia, y agítala bien. Luego, bébetela completamente la mañana de la prueba. Además de la fructosa, come de acuerdo a tus NTB el día de la prueba y los tres días posteriores. No necesitas una prueba para la fructosa equilibrada con glucosa. Si quieres prestar atención a ello, puedes determinar la cantidad que puedes tolerar multiplicando la cantidad NT de fructosa libre por diez.[139]

Prueba del sorbitol

Procede del mismo modo que para la prueba de la fructosa, pero reemplaza los 25g de fructosa por 5g de sorbitol.

Prueba de los fructanos y los galactanos

Come una gran ración de cereales de trigo para desayunar, judías con ajo y cebollas en el almuerzo, bizcocho de chocolate y galletas entremedio y una barra de pan o un plato de gachas por la noche.

Tan pronto como notes los síntomas en el día de prueba o los tres días posteriores, los cuales puedes ver de forma matemática si tu grado **Live** es más alto que tu grado de umbral **K.O.**, sabrás que tienes una intolerancia, y puedes detener la prueba. Para reducir tu malestar abdominal, bebe hasta tres litros de agua potable y da un paseo.

---

[139] Kneepkens, Vonk, & Fernandes, 1984.

2.2.4 Prueba de nivel

Lista de tareas de la prueba de nivel

# Tareas	¿Cuándo? ✓
1. Rellenaste la hoja de prueba de síntomas para la comprobación de situación actual.	
2. Le pediste a tu médico que te enviara a un especialista para realizar una prueba de exhalación (si está disponible).	
3. A) Decidiste tomar la opción acelerada y comprobaste que tus síntomas mejoraron a tu satisfacción.	
3. B) Realizaste la dieta de introducción de tres semanas según tu código de dieta (página 52) y descubriste una mejora en tus síntomas en la comprobación de eficiencia (de lo contrario, procede de acuerdo al capítulo 2.2.6). Si no había prueba de exhalación disponible, realizaste la prueba sustituta.	
4. Decidiste para qué ladrillos querías realizar la prueba de nivel (ver página 62): los ladrillos hacia los que tienes una intolerancia, así como los fructanos y galactanos.	
5. Estimaste el periodo de tiempo para la prueba de nivel: para un ladrillo, se necesitan cuatro semanas, para dos ladrillos, sobre ocho semanas, para tres ladrillos sobre 12 semanas y para cuatro ladrillos sobre 16 semanas. Sin embargo, la **opción de aceleración** te permite realizar las pruebas justo después de cada una (ver página (ver página 62). Por lo tanto, puedes acortar el periodo de tiempo a 2 semanas y ½ para un ladrillo, 4 semanas y ½ para dos ladrillos, 6 semanas y ½ para tres ladrillos y 8 semanas y ½ para cuatro ladrillos.	
6. Convenciste a un compañero para ayudarte con tus pruebas. Te mezclará los líquidos de tu prueba e interpretará tus hojas de prueba de síntomas. Puedes contar con su credibilidad y disponibilidad.	
7. Terminaste todas las pruebas, durante las cuales tu compañero de prueba cumplió con las instrucciones de la página 66, y tú actuaste de acuerdo con el diagrama de flujo de la página 78.	
8. Terminado: Hablaste con tu compañero de prueba sobre tus resultados e introdujiste tus nuevos NT combinados o individuales en la tabla de la página 115.	

Esta página se ha dejado en blanco intencionadamente.

¿Tu prueba de exhalación o sustituta demostró la presencia de una o más intolerancias hacia ladrillos? Entonces debes averiguar si los NTB te sirven. Cada persona es diferente en cuanto a la cantidad que puede tolerar de cada ladrillo. Incluso en personas sanas, las cantidades toleradas de fructosa, por ejemplo, oscilan entre 5g y 50g.[140] Por otra parte, la cantidad consumida de una sola vez para la prueba de exhalación o sustituta es más alta que la que consumirías en una comida normal. La ventaja de una dosis de prueba alta es que no es probable que tengas los síntomas del respectivo ladrillo en tu vida cotidiana si eres capaz de tolerarla. Sin embargo, en el caso de una intolerancia, debes prestar más atención, ya que lo único que es seguro es que tendrás problemas cuando consumas una cantidad extrema. Lo interesante es cuánta cantidad de un ladrillo problemático puedes digerir durante un consumo nutricional normal. Para ello, utilizas la prueba de nivel, donde aumentas la cantidad consumida en pequeños pasos, por ej., el doble del NTB, para determinar tu umbral de tolerancia, a la vez que mantienes los NT para los ladrillos restantes. Con cada paso, aumentas la cantidad de consumo probada. El procedimiento se muestra en el diagrama de flujo de la página 78. La prueba de nivel se finaliza en último lugar, tras haber determinado los niveles que provocan tus síntomas para todos los ladrillos probados. Si usas la Opción B matemática, éste es el caso cuando el grado live (en vivo) es mayor o igual que el grado de umbral K.O. Realiza la prueba dos veces para cada cantidad consumida para asegurarte de que tus síntomas no fueron causados por otra cosa.

Para asegurarte de que también puedes digerir tu nuevo NT individual conjuntamente con, si es aplicable, los nuevos NT individuales (es decir, si tu NT personal está por encima del NTB) de los otros ladrillos probados, prueba todos los ladrillos con un nuevo NT juntos. Nota: tiene que haber al menos tres días entre los dos días de la prueba para evitar la distorsión de los resultados.

---

[140] Rumessen & Gudmand-Høyer, 1986.

Ladrillos a examinar

	Fructosa	Lactosa	Sorbitol	Fruc/Galactanos
¿A examinar? Sí/No				
En qué orden (1, 2, …				
(Mi grado de umbral de K.O. calculado es:)				

Ahora, elige los ladrillos para los que quieres determinar tu nivel. Los fructanos y galactanos se prueban conjuntamente. Si quieres usar la Opción B matemática, introduce también tu grado K de la comprobación de eficiencia. Importante: ignora los ladrillos que puedes tolerar y consumir como de costumbre.

Desarrollo de la semana de la prueba

Días 1-3 antes de día de prueba	Día de prueba	Días 1-3 después
Tu consumo de ladrillos debe superar tus NT actuales por un margen tan estrecho como sea posible, pero no te obligues a comer más de lo que desees. Regula solo aquellos NT que tu compañero haya confirmado para que estés libre de influencias en el día de prueba, ya que los síntomas ocurren con tres días de retraso. Si no te sientes tan bien la mañana de la prueba como te sentías al final de la dieta de introducción, reprograma la prueba hasta que estés bien.	Rellena la hoja de prueba de síntomas el día de prueba y sus tres días posteriores.	
	En el desayuno, almuerzo y cena, consume solo la cantidad del ladrillo probado como parte de la dosis de prueba y nada más. Para todos los demás ladrillos, los NT actuales se mantienen como se describe a la izquierda.	Mantén tus NT actuales para tu dieta.

Opción de aceleración: Realiza las pruebas una después de otra. Tres días después del último día de prueba, comienza el siguiente día de prueba y ahorra así los tres días descritos en la columna de la izquierda.

Comienza tu semana de prueba tres días antes del día de prueba, ya que los síntomas pueden aparecer hasta tres días después de que hayas consumido los ladrillos que los desencadenan, y necesitas comenzar la prueba sin estar influenciado. En los días previos a la prueba, come de acuerdo a tus NT actuales. Tus NT actuales son aquellos que toleraste durante la prueba y la repetición de la prueba de la prueba de combinación descrita a continuación. Inicialmente, estos son los NTB (ver página 115). Después de haber terminado la primera prueba de nivel para todos los ladrillos probados, si realizas una prueba de combinación y su apariencia depende de tus resultados. Solo tiene sentido si realizas la prueba para al menos dos ladrillos y fuiste capaz de tolerar al menos dos ladrillos en el primer nivel de tolerancia. Para la prueba de combinación, prueba los respectivos ladrillos en conjunto en el nivel de tolerancia más alto.

No tienes que rellenar la hoja de prueba de síntomas durante los días previos a la prueba (página 39), ya que puedes utilizar la hoja de comprobación de eficiencia como referencia, pero desde el día de la prueba hasta el tercer día después de la misma, registra tus síntomas (a menos que determines una intolerancia antes). Tu compañero de prueba prepara todas las dosis de la prueba excepto para los fructanos (F) y galactanos (G). Mira la tabla de nivel para F y G a continuación para hacerte una idea de las cantidades de la prueba. Para la prueba, come las cantidades listadas de los siguientes alimentos en las comidas (C) desayuno, almuerzo y cena. Para la primera prueba, éstas son las cantidades del NT 1:

Nivel, cantidad/C	Tamaño ración	Cantidad por día
Nivel 1 F: 0,5g, G: 0,5g	26g guisantes y 38g cuscús	78g guisantes y 114g cuscús
Nivel 2 F: 1g, G: 1g	53g guisantes y 77g cuscús	159g guisantes y 231g cuscús
Nivel 3 F: 1,5g, G: 1,5g	79g guisantes y 115g cuscús	237g guisantes y 345g cuscús

Al consumir las cantidades listadas, doblas el NTB en el nivel uno. En los siguientes días, sigue comiendo de acuerdo a los NTB. Luego, repite la prueba en NT 1 para cubrir el resultado. Dile a tu compañero de pruebas si tus síntomas empeoraron en la dosis de prueba y dale la hoja de prueba rellena. Después, procede de la misma forma con el siguiente ladrillo en el orden de precedencia. Cuando hayas terminado esto con todos los ladrillos que tienen que someterse a la prueba, puedes realizar una prueba combinada de aquellos ladrillos que eres capaz de tolerar en el nivel 1, realiza una prueba de nivel individual o considera finalizadas las pruebas de nivel. Si quieres probar un nivel entre dos niveles, puedes calcular la dosis de la siguiente manera:

$$\text{Dosis más baja} + [(\text{dosis más alta} - \text{dosis más baja}) / 2]$$

Si puedes tolerar esta dosis, entonces debes adaptar tu multiplicador para las tablas de alimentos (ver Capítulo 3.1.1) cambiando la palabra "dosis" en la fórmula anterior con el multiplicador. Cuando tu compañero de pruebas confirme que tienes una intolerancia, la prueba de nivel para ese ladrillo habrá terminado. Introduce el NT más alto para ese ladrillo en la tabla del Capítulo 3.1.1. Allí, encontrarás una diferenciación entre los NT individuales y los NT combinados. Al principio, los NT combinados son los NTB de todos los ladrillos que absorbes mal. Más tarde, éstos pueden cambiar si puedes tolerar varios de estos ladrillos en un nivel más alto cuando se combinan. Quizá también averigües que eres capaz de tolerar dos ladrillos a la vez que mantienes los NT combinados de los demás ladrillos probados, pero no puedes tolerar ambos ladrillos juntos en el nuevo nivel. En ese caso, introduce el nivel individual más alto de esos ladrillos en la columna de NT individual. Nota: si determinas una intolerancia en una prueba de NT combinado en relación a más de dos ladrillos, es conveniente repetir después la prueba con solo dos de los ladrillos en el respectivo NT. Durante esta prueba de ladrillo individual, el NT que pudiste tolerar se mantiene para los demás ladrillos. Si toleras uno de estos pares en el nuevo NT, anota el NT probado y el NT combinado para los dos ladrillos. Puedes encontrar el procedimiento exacto en el diagrama de flujo de la Sección 2.2.5. Es innecesaria una prueba de nivel de fructosa equilibrada, conseguirás la cantidad tolerada simplemente multiplicando la cantidad de nivel de fructosa tolerada por 10 (ver Capítulo 3.1.1).[141]

Por razones de procedimiento, espera hasta que hayas repetido la prueba antes de tratar de interpretar los resultados. Muestra a tu compañero de pruebas la tabla con los ladrillos para los cuales quieres realizar la prueba de nivel (página 62). Entonces podrá adaptar la prueba. Por favor, entrégale los restantes azúcares e instrumentos de medición de la prueba sustituta (si se realiza).

---

[141] Kneepkens, Vonk, & Fernandes, 1984.

Cómo manejar los síntomas

Después de advertir síntomas de la prueba demasiado severos como para permitirte tolerar la carga, bebe agua (hasta tres litros cada día) y da un paseo para reducir tus síntomas.

DETENTE: ¡Las siguientes páginas sólo puede leerlas tu compañero de pruebas, ya que contienen información con respecto a la seguridad del procedimiento! Las instrucciones de tu compañero dependerán de los resultados relativos a tus reacciones; si sabes cómo te está evaluando tu compañero, quizá modifiques tu comportamiento y distorsiones los resultados. Continúa leyendo en la página 78 para saber más sobre el procedimiento resultante de las declaraciones de tolerancia de tu compañero. Las tres páginas para tu compañero de pruebas son precedidas y seguidas por cuatro páginas vacías. Debes abrir el libro desde el final para llegar a la página 78 sin leerlas.

Las **instrucciones** para tu **compañero** de pruebas siguen en la página **66**. Como **lector** del libro, no debes **leerlas**, para **producir** un **resultado** de prueba **más preciso**. Por lo tanto, abre una nueva página que esté más adelante y luego ve retrocediendo hasta la página **78**.

Las **instrucciones** para tu **compañero** de pruebas siguen en la página **66**. Como **lector** del libro, no debes **leerlas**, para **producir** un **resultado** de prueba **más preciso**. Por lo tanto, abre una nueva página que esté más adelante y luego ve retrocediendo hasta la página **78**.

Las **instrucciones** para tu **compañero** de pruebas siguen en la página **66**. Como **lector** del libro, no debes **leerlas**, para **producir** un **resultado** de prueba **más preciso**. Por lo tanto, abre una nueva página que esté más adelante y luego ve retrocediendo hasta la página **78**.

Las **instrucciones** para tu **compañero** de pruebas siguen en la página **66**. Como **lector** del libro, no debes **leerlas**, para **producir** un **resultado** de prueba **más preciso**. Por lo tanto, abre una nueva página que esté más adelante y luego ve retrocediendo hasta la página **78**.

Tu amigo o amiga quiere averiguar cuánto puede tolerar de ciertos ingredientes de alimentos. Desafortunadamente, es bastante común el efecto placebo en esta prueba. Tu rol en esta prueba es muy importante para evitar un resultado falso. Vas a realizar la prueba para cada ingrediente dos veces, durante cada prueba alrededor de una semana. En uno de los dos días, vas a repartir una mezcla placebo en vez de la verdadera. Tu amigo/a no sabe nada sobre el placebo. Tú solo dile que se requiere una prueba doble para conseguir resultados válidos, ya que tienes que hacer un seguimiento de ciertos comportamientos que podría mostrar. IMPORTANTE: No digas nada sobre el placebo hasta que se realicen **todas** las pruebas (ver página 79) y hayas comentado los resultados. Esperar hasta el final de esa charla final puede afectar a la precisión de los resultados. Entre dos días de prueba hay tres días de supervisión y tres días de regeneración.

Esto es lo que necesitas: un vaso de precipitados, una botella de 0,5L, una báscula y tres botellas de 0,5L. Determina los ingredientes que se probarán en la página 62 y para cada uno de los siguientes ladrillos que se están sometiendo a prueba, prepara:

Prueba de la fructosa: 0,5kg de azúcar, 100g de fructosa, extracto de vainilla y 1L de agua.

Prueba de la lactosa: 1L de leche de vaca baja en grasa sin aditivos, 1L de leche sin lactosa (por favor, usa leche de vaca que haya sido liberada de lactosa, sin sabor o la etiqueta de sin azúcar. Además, no uses leche de soja o leche de arroz para la prueba), extracto de vainilla.

Prueba del sorbitol: 10g de sorbitol, extracto de vainilla y 1L de agua.

Si tu amigo/a no te ha dado los aditivos, puedes pedirlos online o en una farmacia. También puedes pedirle a tu farmacéutico que pese las cantidades que necesitas.

Entre prueba y prueba, aumenta las cantidades de nivel según las tablas de las siguientes páginas. Comienza con las cantidades NT 1 del aditivo de rango más alto en la página 62. Antes de repetir la prueba, anota si entregaste primero la mezcla real o el placebo y el resultado. Lo ideal sería que pidieses la hoja de prueba de síntomas y escribieses L por reaL y A por plAcebo, así como el resultado. Luego, guarda todas las hojas de información para la discusión final de todas las pruebas. Si tu amigo/a te ha dado el grado K, puedes calcular la tolerancia (ver fila L en la página

40). Si el grado L es mayor o igual que K, esto indica una intolerancia. Hay tres casos posibles después de cada prueba doble:

Caso 1: Ni el placebo ni la mezcla real hacen que los síntomas empeoren, es decir, tu amigo/a es capaz de tolerar las cantidades del aditivo, y se puede probar en el siguiente nivel. Infórmale sobre esto.

Caso 2: Solo la mezcla real hace que los síntomas empeoren, es decir, tu amigo es intolerante a la cantidad. La serie de pruebas para este aditivo ha terminado, se lo puedes decir a tu amigo/a. Para un nivel más preciso, puedes proceder a la página 62.

Caso 3: La mezcla placebo hace que los síntomas empeoren. Independientemente de si la mezcla real empeore o no los síntomas, repite la prueba con la misma cantidad, empezando con la mezcla placebo, pero dile que has reducido la cantidad a la mitad de la dosis. Si tu amigo/a sigue mostrando una intolerancia, aborta la prueba y dile (solo hasta la discusión final) que tiene una intolerancia a esa cantidad y los niveles antiguos siguen siendo actuales.[142]

Después de la prueba y la re-prueba del primer nivel del aditivo con número de rango 1, prueba el siguiente aditivo en orden (si es aplicable) también en el primer nivel. Después de terminar todas las pruebas individuales para los aditivos indicados en el primer nivel, continúa según el diagrama de flujo de la prueba de nivel en la página 79. Lo que sigue puede ser una prueba de combinación:

Pruebas de combinación: Para las pruebas de combinación de lactosa/fructosa, lactosa/sorbitol y lactosa/sorbitol/fructosa, utiliza la leche de vaca y leche de vaca sin lactosa junto con el extracto de vainilla de acuerdo con las cantidades del nivel para la lactosa. Para la prueba de combinación fructosa/sorbitol solamente, utiliza 200mL de agua. Todos los aditivos que se prueben se colocan en los líquidos. Para cada uno, utiliza las cantidades de nivel según las tablas individuales para los aditivos. Tras una prueba de combinación tolerada, los nuevos niveles combinados de tolerancia se mantienen para los demás días de prueba adicionales. Continúa con otra ronda de pruebas individuales para esos ladrillos que fueron bien tolerados. Esta vez, dile a tu amigo/a que se mantienen los nuevos niveles combinados de tolerancia, y aplica las cantidades del Nivel 2 para cada prueba.

---

[142] (Latulippe & Skoog, 2011; Vesa et al., 1996)

En la noche de uno de los dos días de prueba, entrega tres botellas con la mezcla real, y otras tres con la mezcla placebo. Al desayunar, almorzar y cenar, tu amigo/a bebe una botella. Encuentra las mezclas para cada nivel en las siguientes explicaciones y tablas:

En la **columna izquierda** encontrarás el respectivo **nivel** y la **cantidad total** de sustancias por día, ya que es más fácil mezclar la **cantidad diaria en una carga** y **luego dividirla** entre las **tres botellas**. En las dos columnas de la derecha, encontrarás las cantidades por botella para la sustancia real/placebo.

Lactosa: Requerido: 1L de leche baja en grasa, 1L de leche de vaca sin lactosa y extracto de vainilla. Para ocultar las diferencias de sabor entre la normal y la leche sin lactosa, añade un poco de extracto de vainilla (**v.**) a ambas.

Nivel y cantidad de lactosa, suma/día	Real (R) 3 botellas	Placebo (P) 3 botellas
Nivel 1 (3g/comida) por día 180mL de leche y ½ cdta. de **v.**	4 cdas (60mL) leche 1 pizca de **v.**	4 cdas. leche sin lactosa 1 pizca de **v.**
Nivel 2 (6g/comida) por día 360mL leche y ¾ cdtas. de **v.**	120mL leche (100) 2 pizcas de **v.**	120mL leche sin lactosa 2 pizcas de **v.**
Nivel 3 (9g/comida) por día 540mL leche y 1 cdtas. de **v.**	180mL leche 3 pizcas de **v.**	180mL leche sin lactosa 3 pizcas de **v.**

Fructosa: Requerido: fructosa y azúcar común. Mezcla las cantidades siguientes con 200mL de agua (**a.**) y añade un poco de extracto de vainilla (**v.**). Importante: las botellas no deben estar aguadas:

Nivel, real/placebo en g por día+600mL (**a.**)	Real (R) 3 x 200mL botellas (**a.**)	Placebo (P) 3 x 200mL botellas (**a.**)
Nivel 1, 3 R/3,5 P, 1 cdta. **v.**	1g fructosa 3 pizcas de **v.**	1,17g azúcar 3 pizcas de **v.**
Nivel 2, 6 R/7 P, 1 cdta. **v.**	2g fructosa 3 pizcas de **v.**	2,34g azúcar 3 pizcas de **v.**
Nivel 3, 9 R/10,5 P, 1 cdta. **v.**	3g fructosa 3 pizcas de **v.**	3.51g azúcar 3 pizcas de **v.**

Sorbitol: Requerido: sorbitol y azúcar común. Mezcla las cantidades con 200mL de agua (**a.**) y añade un poco de extracto de vainilla (**v.**). Importante: las botellas no deben estar aguadas:

Nivel, real/placebo en g por día+600mL (**a.**)	Real (R) 3 x 200mL botellas (**a.**)	Placebo (P) 3 x 200mL botellas (**a.**)
Nivel 1, 0,3 R/0,2 P, 1 cdta. **v.**	0,1g sorbitol 3 pizcas de **v.**	0,06g azúcar 3 pizcas de **v.**
Nivel 2, 1,2 R/0,7 P, 1 cdta. **v.**	0,4g sorbitol 3 pizcas de **v.**	0,24g azúcar 3 pizcas de **v.**
Nivel 3, 3 R/1,26 P, 1 cdta. **v.**	0,7g sorbitol 3 pizcas de **v.**	0,42g azúcar 3 pizcas de **v.**

Las **instrucciones** para tu **compañero** de pruebas comienzan en la página **66**. Como **lector** del libro no debes **leerlas**, para **producir** un **resultado más preciso**. El libro continúa en la página 78.

Las **instrucciones** para tu **compañero** de pruebas comienzan en la página **66**. Como **lector** del libro no debes **leerlas**, para **producir** un **resultado más preciso**. El libro continúa en la página 78.

Las **instrucciones** para tu **compañero** de pruebas comienzan en la página **66**. Como **lector** del libro no debes **leerlas**, para **producir** un **resultado más preciso**. El libro continúa en la página 78.

Las **instrucciones** para tu **compañero** de pruebas comienzan en la página **66**. Como **lector** del libro no debes **leerlas**, para **producir** un **resultado más preciso**. El libro continúa en la página 78.

2.2.5 Proceso de prueba de síntomas contingentes

Ejemplo de procedimiento con ladrillos ficticios

Con el fin de que sigas siendo imparcial, los ladrillos se etiquetan aquí como si fueran materiales de construcción reales: granito, madera y arenisca. Prueba el ladrillo "granito" (que posee el rango uno en el ejemplo; ver la elección de ladrillo en la página 62), "arenisca" (rango dos) y "madera" (rango tres). Si, de acuerdo con tu compañero de pruebas, no pudieses tolerar el "granito" durante la primera prueba en Nivel 1, continúa consumiendo ese ladrillo en la cantidad de NTB. Si pudiste tolerar la "arenisca" en el Nivel 1, sin embargo, esa cantidad debe considerarse ahora tu nuevo NT para este ladrillo si se consume por sí solo (no en combinación con otros ladrillos). Además, digamos que fuiste capaz de digerir la "madera" en el primer nivel.

Luego, realiza una prueba combinada de "arenisca" y "madera", ya que fuiste capaz de tolerar los dos ladrillos de forma independiente en las pruebas individuales. Puedes ver esto al seguir el [+] del primer diamante en el siguiente diagrama de flujo. Para esta prueba, consumirás una mezcla de los dos ladrillos en tus botellas de dilución de prueba. Mientras realizas esta prueba, come según las raciones de Nivel 0 para el "granito", siguiendo las tablas de alimentos de la Parte 3 del libro. Si puedes digerir esa carga de prueba, introduce el Nivel 1 de "arenisca" y "madera" juntos con el Nivel 0 de "granito", como nuevo NT combinado en la tabla del Capítulo 3.1.1.

Después, realiza otra ronda de pruebas de nivel individuales, como se ilustra con el [+] del segundo diamante en la línea del diagrama de flujo. Comienza con la prueba de Nivel 2 para la "arenisca". La botella de dilución de prueba contiene la cantidad de Nivel 2 para la "arenisca" y la cantidad de Nivel 1 para la "madera". El día de la prueba, mantén el "granito" en el Nivel 0. En los tres días siguientes, come según los tamaños de ración de Nivel 1 de "arenisca" y "madera". Si toleras bien la cantidad de Nivel 2 de "arenisca", entonces realiza la prueba de Nivel 2 de "madera" en la cual la dilución de prueba contiene la cantidad de Nivel 1 de "arenisca" y la cantidad de Nivel 2 de "madera". Sin embargo, supongamos que eres intolerante a esa disolución. Si sigues el [-] en el tercer diamante en línea (en la siguiente página) y en el diamante siguiente el [+], descubres que introducirías el Nivel 2 para la "arenisca" para el NT combinado. Además, verás que también puedes realizar la prueba de Nivel 3 para la "arenisca". En esta prueba, de nuevo se añade la cantidad de Nivel 1 para la "madera". Si puedes tolerarla, introduce el Nivel 3 para la "arenisca" en la columna de NT combinado.

Quizá estés interesado en saber si puedes tolerar más del ladrillo de "madera" si mantienes los NTB para los otros ladrillos. En este caso, pídele a tu compañero/a de prueba que repita la prueba de Nivel 2 para la "madera" con una mezcla que solo contenga la cantidad de Nivel 2 de "madera" y ningún otro ladrillo. Durante los días de prueba, limítate a las raciones de NTB de los otros ladrillos. Si puedes digerir la cantidad de Nivel 2 de "madera" ahora, introduce el Nivel 2 en la columna de NT individual para la madera y anota los NTB, ya que solo se mantiene cuando mantienes los NTB de los otros ladrillos.

Advertencia: no debes superar ninguna ración de NT que se mantenga durante una prueba de nivel, ya que puede distorsionar el resultado. Si esto ocurre, por desgracia tienes que repetir la prueba. Excepción: ya has terminado la prueba, después de saber que eres intolerante a esa cantidad del ladrillo.

Diagrama de flujo de la prueba de nivel

Comenzando con el rectángulo en la esquina superior derecha, lee el siguiente paso siguiendo las flechas. Un diamante significa que el siguiente paso depende de la declaración dentro del diamante, siendo verdadero [+] o falso [-]. Si la declaración es verdadera, sigue la flecha [+], y si es falsa, sigue la flecha [-]. En los campos rectangulares, encuentra una declaración sobre qué hacer a continuación. En algunos campos que siguen a un campo con una pancarta que diga RUTA 1 o RUTA 2, también encontrarás datos entre corchetes o paréntesis. Éstos son solo relevantes si se te pidió seguir la respectiva RUTA al final de la segunda página del diagrama de flujo. Las declaraciones dentro de los paréntesis se aplican si las alcanzas a través de la RUTA 1, y aquéllas en corchetes cuadrados si se te pidió seguir la RUTA 2.

Todas las instrucciones se basan asumiendo que quieres realizar todas las pruebas de nivel hasta el final, lo cual no tienes por qué hacerlo. Quizá sea suficiente con saber que eres capaz de tolerar las raciones de NT 1. Si esto es verdad, detente tras la prueba de NT 1 combinada. El procedimiento ordinario finaliza al llegar a un campo con esquinas redondeadas. Introduce los nuevos niveles respectivos en la tabla del Capítulo 3.1.1.

¿Cuál es el uso de la prueba combinada? El desarrollo de los síntomas depende de cuántos ladrillos atraviesen el escudo de intercepción de tu vientre. Digamos que toleras una cantidad más alta de distintos ladrillos en la prueba individual. Agotar los nuevos tamaños de raciones para esos niveles al mismo tiempo, puede provocar síntomas debido a los efectos de interacción. Por lo tanto, es conveniente que compruebes si aún eres capaz de tolerar los nuevos tamaños de ración, cuando están asociados con los avances de nivel, en la exposición combinada máxima de tu escudo.

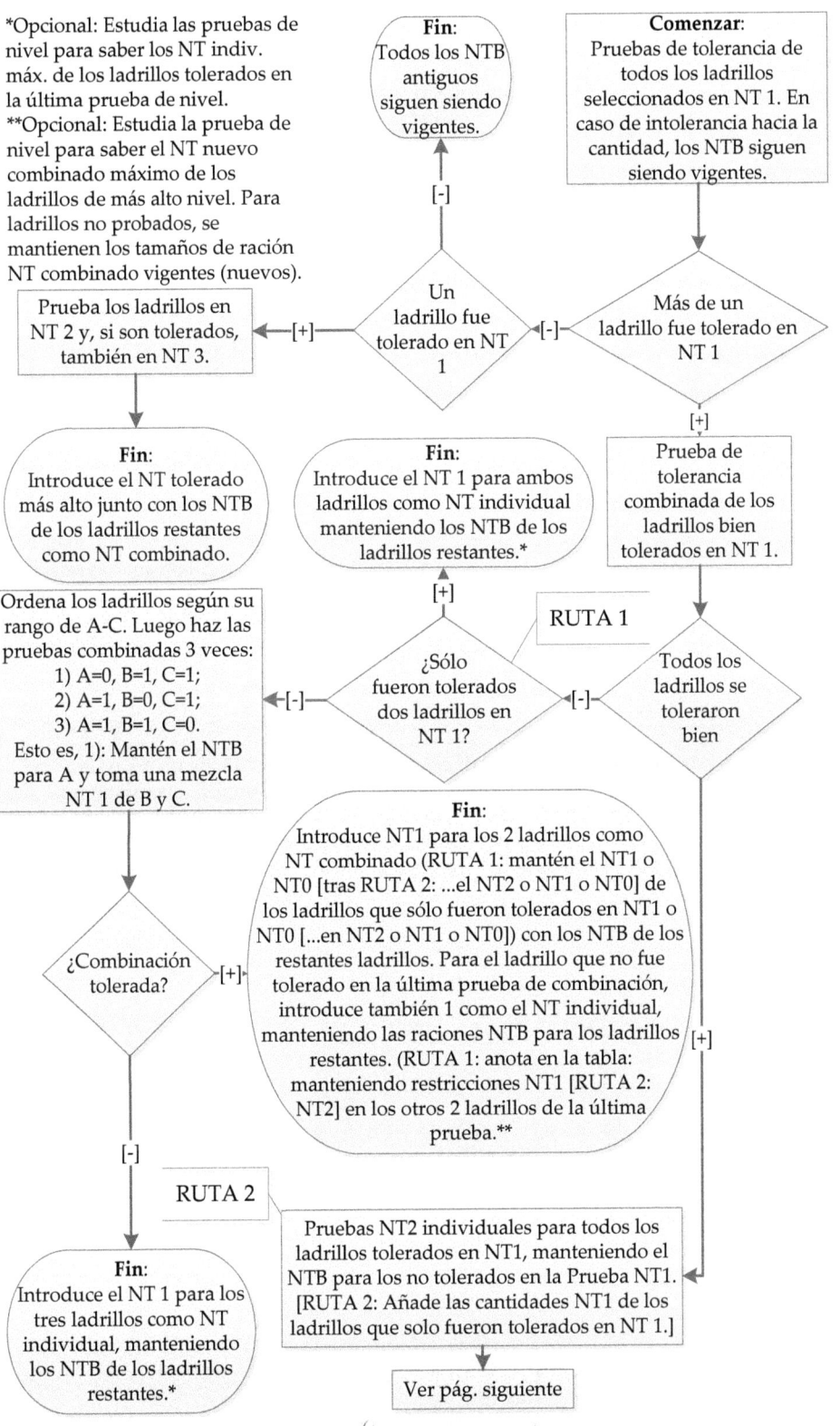

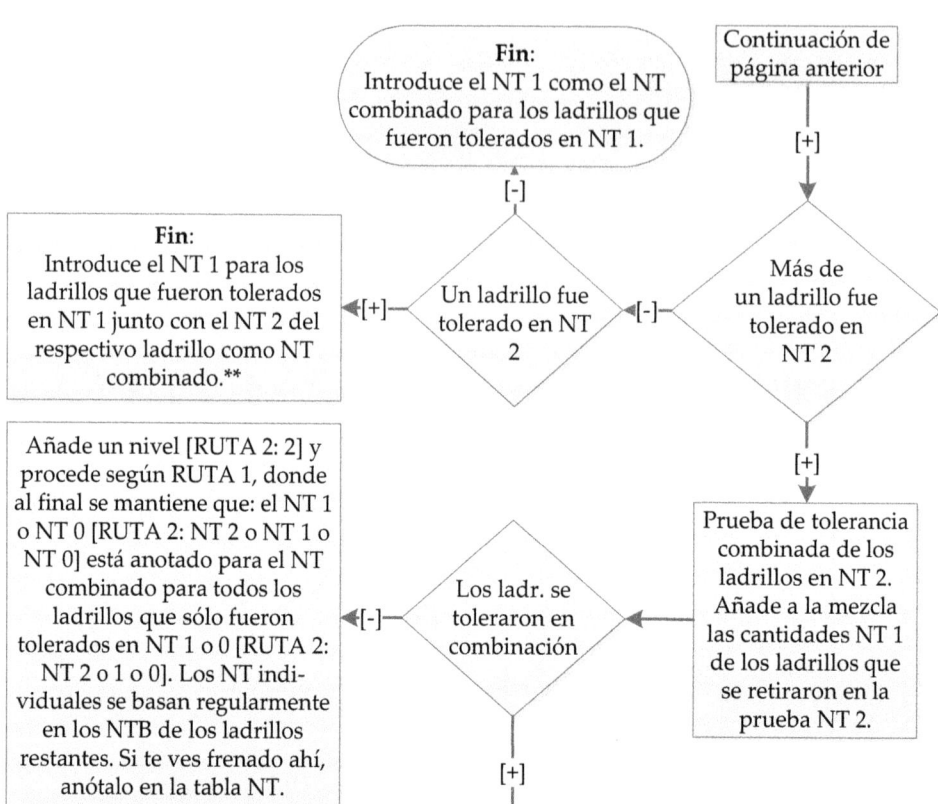

2.2.6 Estrategias alternativas

Causas generales del malestar abdominal

Los siguientes desencadenantes son los que se han encontrado con mayor frecuencia en un análisis de diarios de nutrición. En una escala subjetiva de 1 (raramente) a 6 (muy a menudo): trigo 5, leche 5, café 5, huevos 5, patatas 5, frutos secos 4, centeno 2, cebada 2, maíz 2, avena 2, banana 2, cebollas 2, guisantes 2.[143] Las malas absorciones para todos estos productos alimenticios, excepto para el café, el maíz, los huevos, los frutos secos y las patatas, pueden explicarse por el análisis científico de carbohidratos como la fructosa, la lactosa, los fructanos y los galactanos. El autor no pudo encontrar estudios que analizasen el contenido de fructanos y galactanos de huevos, café y frutos secos.[144]

Estrategia de dieta alternativa

A veces, un producto como el café provoca malestar o actúa como un desencadenante por razones diferentes a los carbohidratos, que son el centro de atención de este libro. En estos casos, trata de adoptar una dieta de introducción alternativa. En una dieta de este tipo, no consumirás café, maíz, huevos, frutos secos ni patatas, así como entre otros dos y cuatro productos o ingredientes que sospeches que podrían estar provocándote problemas. Antes de comenzar la dieta, anota la cantidad más alta que es más probable que puedas consumir de los alimentos afectados al desayunar, almorzar y cenar. Necesitas esa hoja más tarde para averiguar cuáles de las comidas, si las hay, te provocaron los síntomas. Luego, al final de las tres semanas de prueba, usa la hoja de prueba de síntomas de nuevo para determinar la eficiencia de la dieta comparándola con tu anterior hoja de estado actual. Si quieres, también puedes emplear los métodos de cálculo mencionados, usando la hoja final de tu dieta alternativa como tu hoja de comprobación de eficiencia. Antes de comenzar la dieta, habla con tu médico sobre los posibles riesgos personales.

Si la dieta alivió satisfactoriamente tus síntomas, espera tres días y luego prueba los alimentos de los que te estás absteniendo. Echa un vistazo a las notas que creaste con respecto a tus habituales tamaños de porción de las comidas incluidas en la prueba. Elige una de las comidas, y en el día de prueba, come las

---

[143] Petitpierre Gumowski, & Girald, 1985; Nanda et al., 1989; Hawthorne et al., 1991; Parker et al., 1995; Stefanini et al., 1995.
[144] Biesiekierski et al. 2011; Muir et al. 2007, 2009.

cantidades típicas para ti en los momentos que sueles consumirlas. Ese día y los tres días siguientes, rellena la hoja de prueba de síntomas, ver página 39**Fehler! Textmarke nicht definiert.**, y si estás usando la Opción B matemática, ver página 40, calcula tu grado L. Durante las semanas de la prueba, continúa evitando los alimentos que estás probando, así como aquéllos hacia los que resultaste ser intolerante. Un resultado de prueba negativo indica que puedes consumir con seguridad el alimento determinado como hiciste antes de la dieta de introducción alternativa. Con un resultado positivo, tienes dos opciones: puedes evitar completamente el alimento o puedes determinar un tamaño de ración tolerable realizando una prueba de nivel. Para la prueba de nivel, divides tu ración habitual por cuatro. Durante las semanas de la prueba de nivel, abstente de todos los alimentos que induzcan síntomas que hayas encontrado. El día de prueba, come el tamaño de ración que tiene que ser probado en los momentos en los que sueles tener tus tres comidas principales. Comienza con un cuarto de tu tamaño de ración habitual. Si tus síntomas no empeoran significativamente, repite la prueba el cuarto día después de tu día de prueba con el tamaño medio de tu ración habitual. Si puedes tolerar esta cantidad, repite la prueba con tres cuartos de tu ración habitual. Si no pudiste digerir un cuarto de tu tamaño de ración habitual, puedes elegir evitar el alimento o ingrediente, o probarlo más a fondo con un tamaño de ración de prueba reducido. Si los síntomas se presentan con la mitad de tu tamaño de ración habitual, considera un cuarto de toda la ración como tu ración tolerable; si se presentan con tres cuartos, tu ración tolerable es media ración. Si no pudiste reducir tus síntomas a un alimento o ingrediente crítico, vuelve a tu dieta normal. Los antidepresivos de dosis bajas constituyen una posible alternativa para hacer frente a tus síntomas. Por otra parte, sería conveniente que investigases si hay otras causas como una intolerancia a la histamina o sensibilidad química múltiple (SQM). Por favor, consulta con tu médico para discutir estas opciones con mayor profundidad.[145]

---

[145] Quigley et al., 2013; McKenzie et al., 2012.

2.3 Consejos generales de la dieta

2.3.1 Buenas razones para tu persistencia

Imagina que uno de tus mejores amigos se va dos semanas de vacaciones, dejando a tu cuidado su amado labrador, junto con algunas instrucciones sobre la salud del perro, ya que tiene una intolerancia hacia un ingrediente presente en algunas comidas para perros. Te quedas sin comida de perro tras la primera semana y, cuando estás a punto de salir de casa para comprar más, tu compañero de piso te detiene. "Un momento," dice, "Todavía está la comida de perro que le dimos al perro de tu tía en la despensa." Te sientes tentado a ceder y darle, en vez de pasar una hora conduciendo a la tienda y volver, pero lees la lista de ingredientes y sabes que uno de los ingredientes es dañino para el perro. A diferencia de la imagen del perro feliz que sugiere el paquete de comida, darle esta comida podría provocarle dolores, flatulencia y letargo; jugar a atrapar el palo no será posible para este pobre chucho, y se lo comentas a tu compañero. "No te preocupes tanto," te dice tu compañero. "¡Mi familia y yo siempre alimentamos a mis perros con ella y nunca pasó nada!" Pero sabes que aunque la familia de tu compañero lo hacía siempre, no es lo adecuado para este perro. Por lo tanto, merece la pena la inversión de tiempo y dinero para el bienestar del perro de tu amigo. La pregunta que tienes que responder ahora es:

¿Te lo debes a ti también?

Al fin y al cabo, te pido que asumas la responsabilidad de tu nutrición. Muestra respeto por tu cuerpo. Adquiere el coraje y la disciplina necesarios. Tu cuerpo es parte de ti. Al igual que muchos vegetarianos apoyan sus elecciones dietéticas durante toda su vida, tú debes apoyar tu dieta y tu cuerpo. Sé tú mismo. La clave no es empezar de forma perfecta, sino empezar en sí y realizar pequeñas mejoras cada día. ¡Eso sí puedes conseguirlo!

Tu objetivo debe ser cambiar tu sustento día a día, comida por comida, de tal forma que te conduzca a una vida libre de síntomas. Sin embargo, todos los comienzos son difíciles, y mientras vayas saltando los obstáculos iniciales, encontrarás más motivación y disciplina al descubrir cuánto están dando sus frutos tus cambios nutricionales.

El primer paso en esa dirección es conectar ese objetivo con lo que sea más importante para ti en tu vida. Independiente de dónde recaigan tus pasiones con más fuerza, te beneficiarás de más energía y una mejora del bienestar.

Por lo tanto, vuelca tu atención y tus habilidades en dirección al consumo de forma que te ayuda a lograr tus objetivos Supera cualquier temor de cambio que puedas tener imaginándote que ya lo has conseguido. ¿Cómo? Recorta la siguiente carta y dóblala como se indica. Luego ponla en algún lugar donde puedas verla cada día. Idealmente, puedes hacerte una foto después de un hito particularmente exitoso y ponerlo en el dibujo. Haz que te anime a seguir mejorando en tu nutrición cada día.

Stephen William Hawking nunca ha parado de producir trabajos científicos espectaculares a pesar de sufrir amiostenia.[146] ¿Por qué? Porque está siguiendo su corazón y porque tiene una actitud positiva sobre la vida. ¿Quién busca excusas cuando tiene una pasión por algo? Cuando se trata de una pasión, todo trata sobre el cómo. Trata sobre realizar algo que es posible y, por lo tanto, siempre trata sobre la solución. Hay ejemplos similares en los deportes. Melissa Stockwell logra un rendimiento deportivo de primera clase a pesar de haber perdido una pierna. Su deporte es su pasión, y encuentra formas de destacar en ello independientemente de las circunstancias que la vida le ha dado.[147]

Así que, ¿cuál es tu pasión? Escríbela. Luego despéjate toda duda en cuanto a que una dieta que reduzca los síntomas te afectara de forma positiva en tu pasión. Luego, encuentra una forma de hacer que esta nutrición sea parte de tu vida.

---

[146] Hawking, n. d..
[147] Stockwell, n. d..

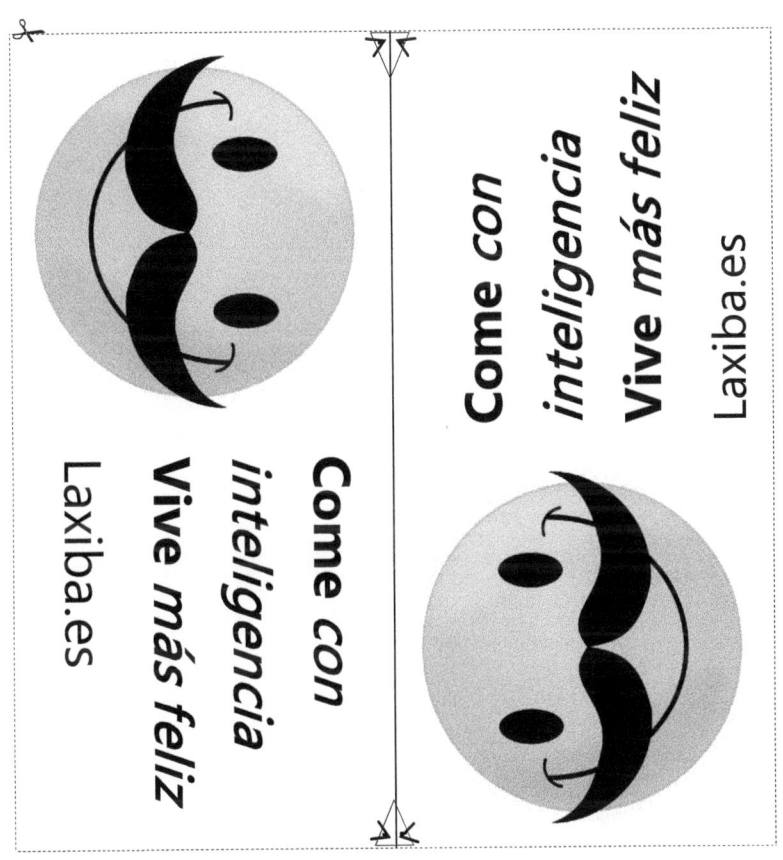

Esta página se ha dejado en blanco intencionadamente.

2.3.2 Horas de las comidas

Incluso cuándo y con qué frecuencia comes, puede afectar a tu digestión. ¿Quiénes son los mayores expertos en ello? Las personas para las que un suministro de energía exitoso es de máxima importancia, es decir, los atletas. Un análisis muestra que más del 97% de los atletas de élite canadienses comen al menos tres veces al día; el 57% también toman un aperitivo por la mañana, el 71% por la tarde y el 58% por la noche.[148] Por otra parte, las horas de comidas regulares tienen un efecto positivo en el sistema cardiovascular.[149] Un estudio de más de 4.500 niños mostró que el riesgo de obesidad infantil disminuye notablemente cuanto más a menudo comen los niños durante el día.[150]

2.3.3 Razones para el uso de los ladrillos

¿Qué están haciendo los ladrillos en la medicina, los embutidos y todo tipo de otras cosas que consumes a diario? Algunas razones por las que los ladrillos se añadieron a los productos incluyen el ahorro de costes, así como sus usos como condimento, conservante, espesante para productos de carne o sustitutos del azúcar, por ejemplo, para los diabéticos. Además, la lactosa y el sorbitol se usan como portadores medicinales.[151] Hasta ahora, no hay gran presión contra el uso de ladrillos en los alimentos o para hacer que sean más fáciles de evitar. Por supuesto, estos ladrillos también aparecen de forma natural, pero ésa no es una razón válida para usarlos en lugar de la Stevia (también de origen natural) de, por ejemplo, los chicles.

2.3.4 Comer fuera de casa

En casa, la restricción del consumo de ladrillos es bastante fácil, pero ¿qué pasa si comemos fuera? Algunos productos que suelen ser seguros incluyen los huevos, el pescado o la carne sin empanar, o la salsa, kiwis, ensalada de verduras recubierta de aceite, orégano, pimienta y sal, naranjas, pesto, patatas, arroz, tomates, salsa de tomate y tortillas. Dependiendo de tus intolerancias, tienes que tener cuidado con los productos diabéticos y las salsas preparadas, ya que

---

[148] Erdman, Tunnicliffe, Lun, & Reimer, 2013.
[149] Farshchi, Taylor, & Macdonald, 2004.
[150] Toschke, Thorsteinsdottir, & von Kris, 2009.
[151] Raithel et al., 2013.

suelen contener ladrillos como el sorbitol. Sin embargo, ¿qué pasa con los menús? ¿Alguna vez le has dedicado tiempo en un restaurante a considerar cuál sería la combinación ideal de los elementos del menú?[152] Lo bueno es que a menudo puedes pedir que se realicen cambios en los elementos del menú sin pagar mucho más, si se lo pides al camarero. Asimismo, puedes expresar tus necesidades a tus anfitriones cuando seas invitado/a a una comida. Para hacerlo más fácil, reparte la lista de "productos seguros" (ver Capítulo 2.4.3). Puedes enviarla con el siguiente mensaje, por ejemplo:

"Querido/a [nombre del anfitrión],

Me alegré de recibir tu invitación para [motivo de la invitación], y estoy encantado de asistir. Si no fuera un inconveniente para ti cocinar algunas de las comidas que se incluyen en la tabla adjunta separadamente de las otras comidas, estaré encantado de participar en la comida también. Por favor, dime si será posible para que pueda planificarme en consecuencia.

¡Gracias y te veré pronto!

[Tu nombre]"

La lista de productos seguros también facilita que una cocina de un restaurante encuentre una comida apropiada para ti. Como las cadenas de comida rápida no están tan fácilmente equipadas para adaptar sus menús, encontrarás muchos productos de cadenas de comida rápida y los tamaños de raciones que puedes tolerar en la tercera parte de este libro. Siempre puedes estar en el lado seguro llevando este libro contigo. Sin embargo, difícilmente estará siempre a mano, a diferencia de una lista plegable para tu bolso o cartera. En el Capítulo 2.4 encontrarás dos de estas listas con los tamaños de ración tolerables de algunos productos comunes. Esta lista también incluye información sobre los nombres de los ladrillos y productos libres de ladrillos.

---

[152] Eisenführ, Weber, & Langer, 2010.

2.3.5 Alimentos precocinados

Desafortunadamente, la fructosa, la lactosa y el sorbitol se añaden a muchas comidas precocinadas o están contenidos de forma natural en los ingredientes. Sin embargo, encontrarás excepciones, incluso cuando se compra barato, incluyendo alimentos precocinados que anuncian el uso de ingredientes naturales y aquellos que contienen salsa de tomate. Los folletos, ver capítulo 2.4, te informarán de qué ingredientes en un paquete están relacionados con ladrillos.

2.3.6 Medicina e higiene bucal

Todo lo que te lleves a la boca puede provocarte síntomas si contiene un ladrillo que no puedes tolerar. El sorbitol en particular se encuentra en muchos productos de higiene bucal. Ejemplo de pasta de dientes sin sorbitol es Boiron Homéodent. Usa hilo dental sin cera, y encuentra un enjuague bucal como Odamida® o Donner® Colutorio Antiséptico Bucal.

La búsqueda de medicinas sin sorbitol puede ser muy difícil, así que pídele ayuda a tu farmacéutico. Muchos esprays nasales, gotas para ojos y expectoran1tes contienen este aditivo. Sin embargo, si buscas a fondo, también encontrarás alternativas para éstos.

Ejemplos de productos farmacéuticos sin sorbitol que puedes encontrar en Reino Unido incluyen: Mucosan® (sinusitis frontal), ESI® Propolaid Spray (sinusitis frontal), Ebastel® (alergia), Benegast Dimexanol™ (diarrea), Boiron® Euphralia® (irritación de ojos), Otogen® Calmante (gotas para los oídos), Pharmazam® Flumil® forte (expectorante).

Es bueno saber que las cápsulas de tamaño medio contienen 0,58g como máximo, y las más grandes, 1,6g por unidad, mientras que las pastillas suelen ser incluso un poco más ligeras. Para mezclas, una cucharadita (cuchara de té) contiene sobre 5mL/g y una cucharada (cuchara de servir) 5-15mL/g. A pesar de tus esfuerzos más grandes en la investigación de tus propias intolerancias, quizá te veas incapaz de tolerar un medicamento por cualquier motivo. Si estás teniendo síntomas, busca alternativas. Si tienes dudas, usa la hoja de prueba de síntomas. Escribe tus síntomas mientras la usas y compárala con un registro de tu dieta consumida cuando no estés usando el medicamento, por ejemplo, en tu hoja de comprobación de eficiencia. Puedes usar cualquier hoja donde hayas registrado tus síntomas tras abstenerte de los ladrillos hacia los que eres intolerante.

2.3.7 Suplementos nutricionales

Si tomas suplementos vitamínicos, los siguientes ejemplos no contienen ladrillos:

Hidroxil®, Benadon® B6, Pastillas para Hombres Multivitamínicas Suprodin®. El uso de suplementos multivitamínicos no se pudo demostrar en una prueba a largo plazo.[153] Si los tomas, asegúrate de no tomar demasiada cantidad de ciertas vitaminas. Algunas de las vitaminas que pueden ser peligrosas en exceso son la B3 y B6, así como la A, D, E y K,[154] la cual puede provocar síntomas de envenenamiento si tomas una sobredosis. Por lo tanto, es recomendable discutir tu consumo con tu médico. Un enfoque posible con estas vitaminas puede ser tomarlas en ciclos de tres meses. Eso significa tomarlas durante tres meses y luego descansar los siguientes tres meses.

2.3.8 Aspectos positivos de la dieta

Mientras restringes tu ingesta de alimentos que contengan ladrillos, trata de pensar más en lo que comes y probablemente encontrarás un mejor equilibrio nutricional.

2.3.9 Al hacerte las pruebas

A algunos de los afectados por el SII supuestamente les cuesta absorber otros ingredientes como aspartamo o maltodextrina. Si crees que esto se aplica a ti, sigue la dieta de introducción alternativa indicada en el Capítulo 2.2.6.

---

[153] Briançon et al. (2011).
[154] Webb & Whitney, 2008.

2.3.10 Batidos de proteínas – nutrición para atletas

Hay una tendencia cuestionable entre los atletas a tomar suplementos especiales. Si eres capaz de cubrir tu demanda de proteínas con los productos listados en el Capítulo 2.1.4, no necesitarás batidos de proteínas o similares.[155] Muchas barritas energéticas y productos de electrolitos contienen sorbitol debido a su contenido de fruta procesada, pero puedes encontrar alternativas sin sorbitol en farmacias. Estos productos tienen su propia categoría en las tablas de alimentos de este libro.

2.3.11 Edulcorantes

A diferencia de muchos otros edulcorantes, como aquéllos añadidos a los productos "light" como los refrescos sin azúcar, la Stevia pura no contiene sorbitol.

2.3.12 Pescado y carne

El pescado y la carne empanados, los procesados (boloñesa, bratwurst o liverwurst) o con salsas, pueden contener ladrillos. Cualquier ladrillo que contengan debe incluirse en la lista de ingredientes. En el siguiente capítulo, encontrarás folletos para tener a mano los ladrillos listados y sus cantidades seguras.

2.3.13 Estas acciones llevan a un cambio duradero

Para lograr un éxito duradero, es importante que vigiles tu propia nutrición. Si ves que estás comenzando a ignorar las cantidades recomendadas, debes reencaminarte y volver con tu compromiso lo antes posible. Escribe tu objetivo para adaptar tu nutrición a los tamaños de ración de las bebidas y los alimentos indicados para reducir el malestar abdominal y mejorar tu calidad de vida. Sé consciente de las consecuencias negativas de comer "a ciegas" que se tratan en la primera parte de este libro. ¿Por qué es importante que cambies tus hábitos? Relee tu objetivo y luego escribe tus cinco razones más importantes para luchar por ello. También, responde a esta pregunta: ¿por qué es importante actuar **ahora**?[156] Informa a tus personas cercanas sobre por qué es importante cambiar tus hábitos nutricionales—pídeles que te apoyen. El cambio a corto plazo es fácil. El

---

[155] Test, 2008.
[156] Hillson, 2013; Michie, 2013.

verdadero desafío es continuar con tus compromisos dietéticos a largo plazo. Una forma de permanecer motivado es escribir sobre los efectos positivos en tu calidad de vida que ocurren al seguir con tu dieta (escribe en un calendario o anota tus pensamientos diariamente). También ayuda trabajar con un/a compañero/a. En www.Laxiba.es/coach, puedes contratar un entrenador que te guíe a través de los pasos de este libro y en el proceso de cambio. Además, puedes encontrar a personas en una situación similar a la tuya, intercambiar experiencias con ellos y motivaros mutuamente en www.Laxiba.es/team[157]

Imagínate viviendo tu vida con pocos o ningún síntoma abdominal. Habrás cambiado tu dieta de forma que mejore significativamente tu bienestar por medio de la determinación y la capacidad. Cuanto más vívidamente y de forma multidimensional puedas imaginar cómo será tu vida tras haber tenido éxito, más probable es que logres ese éxito.[158] Si te desvías ligeramente, relájate; concéntrate de nuevo y prepárate para el siguiente día. Conforme vayas adaptando continuamente tu camino (al igual que haces cuando usas una brújula), alcanzarás tu objetivo al final. Si ves que esta estrategia te ayuda, puedes continuar con ella a largo plazo.[159]

2.4 Los folletos

Recorta los dos folletos de las páginas siguientes. Dóblalos por las líneas gruesas. Empieza por la línea de puntos. Luego dobla cada folleto de nuevo por la línea discontinua. Ahora puedes tener a mano esta información importante cuando estés fuera de casa o de compras.

---

[157] Stubbs, 2013.
[158] Fox, 2013.
[159] Gilbert, 2013.

Frente **Folleto para lact, fructanos y galactanos**
Ingredientes no críticos: intol. a lactosa

Lactato de calcio	Glucono delta-lactona	Lactato de sodio
Lactato	Ácido de leche	Lactato sodio
Lactato de Potasio	(números de aditivos INS: 575, 325-327)	

Ingredientes críticos: intolerancia a lactosa

Lactosa	Yogur	Suero leche
Queso	Kéfir, lassi	Leche (polvo)
Cuajada	Mantequilla (concentrada)	Nata

Las comidas asiáticas, griegas, italianas y españolas contienen poca lactosa. Las comidas asiáticas de arroz también contienen pocos fruct. y galactanos. El pescado, otros mariscos, carne, café negro, huevos y aceites tampoco contienen lactosa. Lo mismo para las frutas y verduras, aunque algunas contienen fruct. y galactanos.

Sólo copia con permiso. Copyright © 2014 Henry S. Grant

Reverso **La lactosa suele encontrarse en:**
- Cereales
- Helado y dulces como el chocolate
- Café y leche, leche condensada
- Productos lácteos
- Empanados, salsas, carne puré, tzatziki
- Pasteles dulces como galletas, pasteles y tartas, nata

Hay fructanos principalmente en:

Alcachofa de Jerusalén, Alcachofas, Espárragos, Banana, Arándanos, Coles de Bruselas, Coles, Coliflor, Cereales, raíz de Achicoria, Cuscús, Ajo, Puerros, Semillas de Lino, Nectarina, Fideos, Cebollas, Masas como galletas, pan y pastel Piña, Pizza, Productos a los que se ha añadido inulina, como algunos cereales, chocolates y helados, Pasas, Harina de Sémola, Willot

Hay galactanos principalmente en:

Judías, Lentejas, Semillas de lino, Copos de avena, Guisantes, Productos de Soja incluyendo Tofu, Brotes, Trigo y otros cereales

LAXIBA®

Interior izq.

Sin lactosa, fructanos ni galactanos

Manzana	Pescado y	Naranjas
Albaricoque	Carne	Parmesano
Zanahorias	Osos gummi	Pera
Apio	Té helado	Pimientos
Sorbete chocolate	Ketchup	Patatas
Coco	Kiwi	Arroz
Bebidas sin leche, yogur, etc.	Lechuga	Harina espelta
	Aceite, vinagr	Calabacín

Bajo en lactosa para tamaños normales de ración

Mantequilla ☺; 14g	Margarina ¾P.; 9g	Queso suizo ☺; 30g
Cheddar 33¼P.; 30g	Nutella ®32¼P.; 37g	
Salsa fondue ☺; 53g	Parmesano ☺; 5g	

Por cada cápsula de lactasa fuerte, puedes tolerar un 75% más de cada cantidad de ración mostrada:

Unidad de ración mostrada como

Ejemplar	Taza	Vaso	Ración	Rodaja
E	C	G	P	S

☹=evitar; ☹²=1/4 unidad en NT2; ☺=contiene restos; ☻=no tiene

Cálculo de las demás raciones NT

Lactosa (NT1)	N0= ÷2	N2= x2	N3 = x3
Fru-/Galactans(NT0)	N1 = x2	N2= x4	N3 = x6

Sólo copia con permiso. Copyright © 2014 Henry S. Grant

Interior derecha

Alta cantidad de lactosa

Cacao ¼C.; 150g	Kéfir ¼P.; 220g	Mozzarella 9¾P.; 30g
Guiso ½P.; 238g	Puré patatas ½P.; 140g	Molde ½P.; 187g
Salsa queso ¼P.; 66g	Leche arroz ¼P.; 107g 200g	Tarta ½P.; 87,5g
Leche condens. ½P	Leche ¼G.; 200g	Yogur ¼P.; 250g
Sopa crema ½P.; 245g		

F+G raciones NT 0

Strudel manz ¾ P., 64g	Bar. cereales ½P., 27g	14,5g
Espárragos ½P., 85g	Hamburguesa ½E., 100g	Sandwich ☹
Baguette 1¾S., 42g	Perrito caliente ¼E., 199g	Chalote ¼E., 15g
Zum. plátano ½G., 200g	Alubias ¼P., 90g	
Pastel ¼P., 122g	Puerros ¼P., 89g	Bisalto ¾P., 85g
Calzone ¼P., 168g	Lentejas ¾P., 90g	
Pastel queso ☹P., 220g	Muesli ¼P., 55g	Rollitos primav ¼P., 140g
Chop Suey ¼P., 166g	Muffin ¼E., 113g	
Galleta ½E., 45g	Fideos 1P., 140g	
Copos maíz 1½P., 30g	Salvado avena 1¼P., 55g	Tofu ½P., 85g
Cuscús ¼P., 140g	Aros cebolla ¼P., 70g	Gofres ½P., 95g
Galleta ¼P., 30g	Guisantes 1¼P., 15g	
Crêpe ¾E., 55g	Pizza ½P., 209g	Pan de trigo integral blanco ¾S., 42g
Pan tostado ¼S., 42g	Bolas sin saz. ½P., 55g	
Pastel danés ¼E., 125g	Ravioles ¼P., 250g	
Donut ½E., 105g	Pan de centeno ¾S., 42g	
Pan francés ¼ P., 131g	Alfajor 3½E.,	

Folleto para fructosa y sorbitol

Ingredientes no problemáticos: Intolerancia a sorbitol

Maltodextrina	Ácido sórbico	Sirop. malta cebad
Sorbato de sodio	Sorbato de potasio	Sorbato de calcio
Sorbitano	Polioxietileno (20) -sorbitano-...	

(números adit. INS: 200-203, 432-436, 491-495)

Ingredientes problemáticos: intolerancia al sorbitol

Sorbitol	Manitol	Xilitol
Lactitol	(Etil-) Maltol	Hexanohexol
Glucitol	Maltitol/-syrup	Inositol
Isomalt	Palatinit®	Sionon
Eritritol	Pinitol	

(Números adit. INS: 420-21, 636-37, 953, 965-7)

Sólo copia con permiso. Copyright © 2014 Henry S. Grant

Más herramientas en www.laxiba.com

Cuidado… la fructosa libre se encuentra en:
- Cereales con jarab. maíz rico fruct. (JMAF)
- Muchos alimentos precocinados
- Azúcar conservante, miel y jarabe de maíz
- Algunos edulcorantes
- Muchas frutas, frutos secos y zumos
- Muchos refrescos y bebidas alcohólicas

Suele haber alcohóles de azúcar en:
- Productos para diabéticos y dietéticos
- Productos de electrolitos y barritas energét.
- Alimentos y salsas precocinadas
- Chicles y mentas, excepto aquellos que solo son endulzados con stevia: Wrigley's® Spearmint, Doublemint y Juicy Fruit®
- Algunas bebidas sin azúcar e isotónicas
- Medicamentos y productos de higiene bucal
- Barritas, pralinés, pasteles dulces, tartas, incluso cremas precocinadas
- Salchichas, pescado y carne hecha puré, adobada o empanada

LAXIBA®

Interior izq

Manzana F☹; S☹²;E 182g
Albaricoque F:D +¾ P; S¾;E 35g
Bals. vinagre F:D; S23;P 15,94g
Banana F:D +¼ P.; S9¼;E 118g
Cerveza F50; S10;G 200ml
Big Mac ®F5; S6½;E 215g
Tónica limón F☹; S:D;G 200ml
Moras F3¾; S:D;P 140g
Muffin arándano F:D;S:D;E113g
Brócoli F3; S:D;P 85g
Coliflor F:D; S2½;P 85g

Cinnamon Toast Crunch ®F¼; S:D;P 30g
Coca Cola ®F½; S:D;G 200ml

Copos maíz F:D +1½ P.; S☺;P 30g
Arándanos F:D +2¾ P. S45¼;P 55g
Fiber One Original ☺F41½; S:D;P 30g
Ensa. verde F8¼; S16¾;P85g
Cerveza de jengibre F☹; S:D;G 200ml
Lechuga F8¼; S16¾;P 85g
Salv. avena F:D; S:D;P 55g
Peras F½; S¼;E 15g

Pepinillos F4¾; S1;E 85g
Piña F¾; S¾;P 140g
Fresas F½; S¼;P 140g

Unidad de ración mostrada como

Ejemplar	Taza	Vaso	Ración	Rodaja
E	C	G	P	S

☹=evitar; ☹²=1/4 unidad en NT2; ☺=contiene restos; ☻=no tiene

Cantidades ración para fructosa (F) y sorbitol (S)

Fructosa (NT 0)	L1 = x2	L2 = x4	L3 = x5
Sorbitol (NT 1)	L0 = x0	L2 = x4	L3 = x10

Sólo copia con permiso. Copyright © 2014 Henry S. Grant

Interior derecha

7UP ®F☹; S:D;G 200ml
Grosella negr F1; S:D;P 140g
Repollo F:D +¾ P.; S58;P 85g
Champán F31¼; S¾;G200ml
Cerezas F10; S½;L 15g
Pollo, s.n's. F2½; S☺;L 15g
Chocolate F:D; S48; P 25g
Café F:D; S:D;T 150g
Barrita muesli F:D +4¼ P.; S71¼;E 35g
Uvas F¼; S½;P 140g
Honey Smacks ®F:D +12 P.; S83¼;P 30g
Miel F½; S1¾;L 15g
Ketchup F:D +¼ P.; S3¾;L 15g
Kiwi F1; S:D;E 86g
Limón F:D; S:D;E 58g
Té helado Long island F¾; S16½;G 200ml
M & M's ®F:D; S:D;P 40g
Mango F1; S4;L 15g
Mate-Tee F:D; S:D;G 200ml
Mayonesa F:D; S:D;P 15g
Melón F1; S14¼;P 140g
Leche F:D; S:D;G 200ml

Champiñón F:D +¼ P.; S¾;L 15g
Nectarina F8¼; S1;L 15g
Fideos F:D +¼ P.; S:D;P 140g
Naranjas F2¼; S:D;E 140g
Melocotón F:D +½ P.; S¼;E 140g
Pimientos F½; S:D;E 85g
Pepsi ®F½; S:D;J 200g
Pizza F:D +¾ P.; S¾;E 209g
Ciruelas F:D +¼ P.; S¾;E 15g
Polo F:D +1¼ P.; S:D;P52g
Patatas F:D; S45¼;P 110g
Frambuesa F½; S1½;P 140g

Red Bull ®F:D +7¾P.;S:D;G200ml
Arroz F:D; S:D;P 140g
Chucrut F:D; S¾;L 15g
Calabacín, nuez blanca F:D; S:D;P 130g
Chicles sin azúcar F¼; S☹²;E 2g
Sushi F:D; S1½;P 140g
Tomates F4½; S1;E 85g
Agua Tónica ®F☹; S:D;G 200ml
Pan de trigo F¾; S26¼;S 42g
Whopper ®F2¾; S1;E 315g
Gominolas F:D+12 P; S:D;P30g
Vino F31¼; S¾;G 200ml

2.4.1 Fructosa y azúcares alcohólicos

Si tienes una intolerancia a la fructosa, sé consciente de la fructosa y el JMAF cuando leas la lista de ingredientes. Sin embargo, para determinar los productos sin sorbitol, desafortunadamente tienes que hacerte paso por un increíble lío de identificadores, a pesar de la alta prevalencia de la enfermedad:[160]

Ingredientes no críticos para intolerancia a sorbitol		
Maltodextrina	Ácido sórbico	Jarabe de malta de cebada
Sorbato de sodio	Sorbato de potasio	Sorbato de calcio
Sorbitano...	Polioxietileno (20) -sorbitano-...	
Número E: 200–203, 432–436, 491–495		

Ingredientes críticos para intolerancia a sorbitol		
Sorbitol	Manitol	Xilitol
Lactitol	(Etil-) Maltol	Hexanhexol
Glucitol	Jarabe de-/Maltitol	Inositol
Isomalt	Palatinit®	Sionon
Eritritol	Pinitol	
Número E: 420–21, 636–37, 953, 965–67		

---

[160] Aquí hay una necesidad inmediata de simplificación. La declaración "crítico en el caso de una intolerancia al sorbitol" ahorraría muchos esfuerzos.

Cuidado...
La fructosa libre está contenida en:

- Algunos edulcorantes
- Azúcar conservante
- Cantidades desconocidas en cereales con jarabe de maíz rico en fruc-tosa (JMAF), también conocido como isoglucosa, jarabe de glucosa-fruc-tosa, jarabe de fructosa-glucosa y almíbar de maíz rico en fructosa, a no ser que se indiquen en las tablas de alimentos de este libro
- Jarabe de miel y de maíz (la cantidad de fructosa no está clara)
- Muchas comidas precocinadas
- Muchas frutas, frutos secos, zumos y bebidas alcohólicas
- Muchos refrescos

El sorbitol (alcoholes de azúcar) también se encuentra en:

- Algunas bebidas "light," es decir, bebidas isotónicas y sin azúcar
- Alimentos precocinados y salsas preparadas
- Barritas, pralinés, pasteles dulces, tartas, crema preparada
- Chicles y mentas, excepto aquéllos edulcorados sólo con Stevia, por eje-mplo. Se encuentran restos de sorbitol en Spearmint (Menta Verde), Doublemint y Juicy Fruit de Wrigley's®
- Productos de electrolitos y barritas energéticas
- Productos de medicina e higiene bucal
- Productos para diabéticos y dietéticos
- Salchichas, pescado y carne hecho puré, adobados o empanados

Por otra parte, algunas frutas (como manzana, albaricoque, banana, melón, carambola, cerezas, arándanos, uvas, guayaba, arándanos de arbustos, mango, nectarina, melocotón, pera, piña, ciruela, granada, frambuesa, fresa y sandía) y verduras (alcachofa, espárrago, remolacha, repollo, zanahorias, coliflor, apio nabo, apio, castañas, achicoria, ensalada de col, pepino, berenjena, endivia, bulbo de hinojo, garbanzos, col rizada, colirrábano, ajo puerros, lechuga (Boston), lechuga (hojas verdes), lechuga (iceberg), lechuga (hojas rojas), lechuga (romana), champiñones, aceitunas, cebollas, remolachas adobadas, rábano, chucrut, pepinillos agrios, brotes de soja, espinacas, tempeh, tomates y nabo, incluyendo zumos a partir de los mismos y bebidas alcohólicas, contienen sorbitol, pero el brandy, por ejemplo, no contiene.[161]

---

[161] Zorn, 2014.

2.4.2 Fructanos, galactanos y lactosa

Ingredientes no críticos para intolerancia a lactosa		
Lactato de calcio	Glucono delta-lactona	Lactato de sodio
Lactato	Ácido de la leche	Lactato de potasio
Número E: 575, 325-327		

Ingredientes críticos para intolerancia a lactosa		
Lactosa	Yogur	Suero de leche
Queso	Kéfir, lassi	Leche (en polvo)
Cuajada	Mantequilla (Concentrada)	Nata

Las comidas asiáticas, griegas, italianas y españolas no suelen contener mucha lactosa. Los platos asiáticos a base de arroz también son bajos en fructanos y galactanos. El pescado y el marisco, la carne, el café negro, los huevos y los aceites tampoco contienen lactosa, al igual que las frutas y las verduras, aunque algunas contienen fructanos y galactanos.

Cuidado …:
La lactosa también se encuentra en:

- Algunas salchichas
- Algunos panes y salsas
- Café con leche o leche condensada
- Muchos cereales
- Muchos tipos de helado, chocolate y otros dulces
- Nata
- Pastas dulces como galletas, pasteles y tartas
- Tzatziki

Altas cantidades de fructanos en:

- Ajo
- Alcachofas
- Alcachofas de Jerusalén
- Arándanos
- Bananas
- Cebollas
- Cereales
- Chalotes
- Coles de Bruselas
- Coliflor
- Cuscús
- Espárragos
- Fideos
- Harina de sémola
- Nectarinas
- Pasas
- Pastas y galletas, panes y pasteles
- Piña
- Pizza
- Productos a los cuales se ha añadido inulina, como algunos cereales, chocolate y helado
- Puerros
- Raíz de achicoria
- Repollo
- Semillas de lino

Altas cantidades de galactanos en:

- Avena
- Brotes
- Guisantes
- Judías
- Lentejas
- Productos de soja, incluyendo el tofu
- Semillas de lino
- Trigo y otros cereales

2.4.3 La lista de productos seguros

Frutas	Verduras	Platos calientes
Bayas de Goji	Acelgas	Aceite de soja
Dátiles, frescos	Aguacate, verde	Aceites
Fruta de la pasión	Albahaca	Aliño Italiano Kraft®
Higos, frescos	Arroz	Caviar
Mora roja	Batata	Fideos de arroz
Moras	Calabacín: Nuez blanca, calabash, gigante y espagueti	Harina de espelta
		Mayonesa Kraft®
Papaya	Cebolletas	Pan de arroz
Pasas de Corinto	Chirivía	Pescado, carne, camarones y mariscos*
Ralladura de limón	Cilantro	
	Kelp (alga marina)	Salsa de ostras china
Ruibarbo	Menta, fresca	Salsa mil islas (Thousand Island Dressing®) de Kraft®
	Naba	
	Orégano	
	Pimientos verdes	Salsa Tabasco®
	Rábano picante	Vinagre de Brandy
	Romero	
	Tomillo	

*No hecho puré y sin empanar ni salsa.

Bebidas		Otros
Agua	Anacardos	Mantequilla de cacahuete
Agua Tónica	Azúcar blanco	
Brandy	Azúcar moreno	Nueces
Café negro	Cacahuetes	Nueces de Brasil
Ginebra	Cacahuetes	Nueces de macadamia
Ron	Coco	Nueces de pacana
Té de jazmín	Espelta	Pan de arroz
Té de menta	Gelatina	Pimienta y sal
Té mate	Ginko	Piñones
Tequila	Jarabe de arce	Pistachos
Vodka	Levadura en polvo	Regaliz
Whisky	Manteca de cacah.	Semillas de calabaza

Esta página se ha dejado en blanco intencionadamente.

2.5 Para anfitriones

Habrá alguien en tu círculo de amigos que tenga SII o una intolerancia a uno o más ingredientes. Por supuesto, como anfitrión, quieres ser considerado con tus invitados. Con el fin de ofrecer algunas opciones alimenticias adecuadas, pregunta si alguien tiene una intolerancia. Esto les dará una buena impresión a tus invitados, ya que estás demostrando que te importan sus necesidades. Recorta los dos folletos del capítulo anterior. Ahí puedes encontrar las raciones tolerables de varios alimentos comunes. Si uno o más invitados tiene una intolerancia al sorbitol, por favor, asegúrate de que cocinas por separado los ingredientes que contengan sorbitol.

Por lo general, todo irá bien si ofreces: café negro, queso cheddar, copos de maíz, huevos, pescado y carne (no empanados y sin salsas preparadas), patatas fritas, kiwis, lechuga, limones, margarina (no mantequilla), frutos secos, aceite con orégano, pimienta y sal (como alternativa a la salsa), naranjas, guisantes, patatas, arroz, leche de arroz, palomitas de maíz saladas, patatas fritas saladas, espinacas, Stevia, azúcar, tomates y agua. La mayoría de hierbas y especias, excepto los ajos y las cebollas, son inofensivas. En realidad, ajustarse para satisfacer a los invitados afectados es bastante sencillo. Simplemente sirve las comidas tolerables separadas de cualquier salsa, de ajos y cebollas, por ejemplo, usando recipientes por separado para las patatas, mantequilla, ensalada y aliño.

2.6 Control del estrés

El estrés puede afectar a tu estómago y empeorar tus síntomas del intestino irritable. Por lo tanto, es importante reducirlo. Desarrollar una manera orientada a la solución para manejar tus propias preocupaciones pueden ayudarte a conseguirlo. ¿Cómo te ayudaría eso? Cuanto más te estreses con algo, más zonas del cerebro requeridas para tomar decisiones razonables se están apagando. Esto ocurre porque, en cierta forma, nuestros cuerpos están preparados para una época histórica anterior. Las situaciones peligrosas como ser atacado por una manada de lobos nos dejaban con tres opciones: luchar, huir o hacerse el muerto. ¡Si le dedicábamos demasiado tiempo a pensar en una situación así, se acababa el juego!

Ahora bien, hay factores completamente diferentes que nos hacen preocuparnos. Además de las preocupaciones cotidianas como la contaminación del aire, las temperaturas extremas y el ruido, muchas personas se preocupan por perder el control de una situación. Si empiezas a preocuparte, las reacciones de lucha y huida son apoyadas por la liberación de hormonas que nos permiten realizar decisiones rápidas, incluso si son descabelladas. Grandes partes de nuestro cerebro están reservadas para ese fin. Sientes el estrés. De alguna forma, hacerse el muerto corresponde a la respuesta extrema de hoy en día ampliamente conocida como agotamiento.

No te gustaría exagerar o hacerte el muerto como una harpía – date por vencido, necesitas mantener el control de tu cuerpo y tu mente. Las acciones apropiadas en la vida cotidiana dependen del pensamiento racional; esto puede requerir medidas preventivas. Una vez que tu cuerpo siente como si estuviera en peligro, es difícil detener abruptamente el rodillo de reacciones de emergencia de tu cuerpo. El yoga y la relajación muscular progresiva antes del trabajo previenen el estrés. Usar tales técnicas antes de ir a trabajar es muy sensato, ya que rara vez es posible tomarse una hora libre durante el día de trabajo. Los descansos e interrupciones durante tus horas de trabajo también son **contraproducentes** si te estás encargando de tareas complejas; suelen conducir a malas decisiones, más estrés y un mal genio. Por lo tanto, trata de evitar las interrupciones cuando estés realizando tareas sofisticadas. Sin embargo, las interrupciones de trabajos simples mentales o físicos que duran unos cuantos minutos, en vez de segundos, se ha demostrado que ofrecen ligeros efectos positivos.

Tomarse descansos del trabajo físico duro, por su parte, muestra beneficios incluso mayores, reduciendo el riesgo de lesiones y mejorando la resistencia.[162]

Aun así, la relajación por sí sola podría no ser la solución. A menudo, puedes identificar la fuente de tus miedos; cuando tengas el hábito de reconocer regularmente las causas más profundas de tu estrés, podrás lidiar con ellas y desarrollar soluciones apropiadas que te permitirán gestionar los riesgos y alcanzar tus metas. Al hacerlo, puedes incluso usar tus miedos para ayudarte a ser más exitoso en tu vida diaria. Incluso puedes usar tus miedos—a través del proceso de superarlos—para ayudarte a ser más exitoso en tu vida cotidiana. Siéntate en una mesa tranquila al principio o al final del día. Ahora, piensa en qué estás preocupado en ese momento y qué pasos necesitas tomar para prevenir los resultados temidos.

Es útil crear una hoja de cálculo Excel para conseguirlo o comprar la versión PaceAce estandarizada y optimizada para impresoras a un precio razonable en www.Laxiba.es. Si quieres crear la tabla por ti mismo, llama a la primera hoja "Preocupaciones" y a la segunda "Lista de Tareas." Luego, escribe los siguientes encabezados de tareas en la primera hoja: "Preocupaciones Actuales," "Medida Preventiva A," "Medida Preventiva B" y "Medida Preventiva C." Luego introduce los siguientes títulos de columna en la segunda hoja: "Tarea," "Prioridad," "Fecha límite," "¿Quién lo hace?" y "Hecho."

Debes escribir tus preocupaciones en la primera columna de la primera hoja. Luego, piensa en lo que necesitarás para impedir que esas preocupaciones se vuelvan realidad. Piensa en tres alternativas para cada resultado. Introduce éstas en los campos de "Medida preventiva A-C" al lado de cada preocupación, siendo A la acción que quieres realizar primero. Luego, transfiere "Medida preventiva A" a la hoja de la "Lista de Tareas." Luego, da prioridad a las tareas empleando una versión adaptada del "Método Eisenhower," el cual tiene en cuenta la importancia y la urgencia, de A a E:

---

[162] Lombardi et al., 2014; Speier, Vessey, & Valacich, 2003; Zohar, 1999; Coraggio, 1990.

La tarea es importante	Acción ahora	**(B)** Mejor realizarlo pronto
La tarea no es importante	**(C)** Posibilidad de realizar después de hacer todo lo importante	**(D)** Tarea de poca importancia
(E) Borrar tarea	**La tarea es urgente**	**La tarea puede posponerse**

En orden de A a D, realizas tus tareas de forma diaria. La categoría E es para tareas inútiles y, por lo tanto, las abandonas. Por lo tanto, evitas preocuparte y te liberas de las dudas con respecto a si estás haciendo lo correcto en ese momento. Tras asignar las tareas de A a D, rellenas la columna "Fecha límite", donde escribes la fecha en la cual quieres lograr la tarea. Además, anotas "Yo" o el nombre de la persona en la que quieres delegar la tarea en la columna "¿Quién lo hace?" Por último, marcas la celda en la columna "Hecho", cuando hayas completado la tarea.[163]

Otro aspecto importante es que tienes que mantener tu vida en un equilibrio saludable. Esto significa que en vez de tener un rendimiento en exceso en una sola área y resultados pésimos en las demás, es mejor lograr resultados satisfactorios en todas las áreas, con el objetivo de seguir teniendo capacidad en el futuro. En cuanto a qué cuadrantes son importantes para ti, eso depende de ti. Un ejemplo es la familia, el tiempo libre, la relajación y el trabajo. Lo mismo se aplica a los resultados, como tomarte tiempo para las personas más cercanas a ti, salir a dar un paseo diariamente, cultivar tus aficiones de forma regular y hacer tu trabajo correctamente. Además, es importante resistir basando tu éxito en medidas externas. Debes alimentar una confianza saludable y una serenidad en ti mismo. Esto también significa saber cuándo la tarea que estás realizando ha sido realizada lo suficientemente bien. Algunas personas tienen problemas de tiempo porque cumplen más de la cuenta en ciertas tareas y luego tienen poco tiempo para ocuparse de otras tareas importantes, lo cual luego provoca estrés:

---

[163] Huether, 2014.

Familia: Tómate tu tiempo para tus personas más cercanas	**Relajación:** Ve a dar un paseo diariamente
Tiempo libre: Cultiva tus aficiones de forma regular	**Trabajo:** Haz tu trabajo correctamente

Puedes medir tu progreso con respecto a los cuatro cuadrantes de forma mensual en una escala de 1 (muy mal) a 7 (muy bien)[164]. Asigna siempre 7 puntos al área con la que estés más contento y los otros números a los cuadrantes restantes en relación a ése. Después, considera si quieres realizar algún cambio sobre cómo estás abordando estas zonas de tu vida y cómo puedes realizar esos cambios. También puedes utilizar la hoja de cálculos que creaste para controlar tus preocupaciones.

Un punto final sobre el tema del estrés: sé consciente de tu estado de ánimo, ¡y trata de ser positivo! Lo que necesites realizar depende de ti. A veces simplemente decidiendo estar de buen humor puede lograr más de lo que la gente cree. Todo el mundo tiene muchos problemas, y es más fácil llevarlos si te comprometes a tener una perspectiva positiva.

Haz cosas que te emocionen con tanta frecuencia como sea posible. Planifica tus actividades en torno a lo que sea más importante para ti en tu vida. ¡Lo que eso significa obviamente es personal para ti! Es tu tesoro en sí mismo, así que tienes que desenterrarlo tú mismo. Abraham Lincoln dijo esto una vez, para ponerte en camino: "Que algunos lograran un gran éxito es una prueba para todos de que los demás también pueden lograrlo."[165]

---

[164] Eisenführ et al., 2010; Berekoven et al., 2007; Farquhar & Keller, 1989; Winterfeldt & Edwards, 1986.
[165] Bowden, 2011.

2.7 Resumen general

1. Con lo que te estás enfrentando

¿Tienes una intolerancia y/o síntomas? Entonces tu intestino se irrita con facilidad por ciertas sustancias en los alimentos que aquí llamamos "ladrillos". Los problemas se desarrollan cuando tu cuerpo no intercepta tales ladrillos antes de que puedan provocar síntomas. Con un ladrillo en tu vientre, estás llevando una carga. Suele ser una enfermedad crónica, pero no provoca cáncer. En la mayoría de casos, los síntomas se pueden reducir a un nivel aceptable si sigues una dieta adecuada.

2. ¿Eres un caso especial?

Según la Organización Mundial de Gastroenterología (World Gastroenterology Organization), hasta un billón de personas en todo el mundo se ven afectados por una intolerancia dietética.[166] En cierto modo, tienes suerte, ya que puedes usar este libro para ayudarte a reducir tus síntomas.

3. Buenas razones para seguir esta dieta

Una intolerancia te acompaña durante mucho tiempo, quizá incluso durante toda tu vida. Si la dieta funciona, será mucho más barato que el tratamiento médico y a veces puede ser incluso más efectivo. Muchos medicamentos también tienen efectos secundarios. Examinando diferentes ladrillos uno por uno, puedes encontrar los que tu cuerpo no puede tolerar. La prueba de nivel te ayudará a saber cómo consumir de la forma más libre posible a la vez que sigues ganando beneficios nutricionales. También aprendes cómo equilibrar tu dieta a pesar de reducir el consumo de ciertos alimentos. Si la dieta te funciona, también te provocará una mejora general de tu bienestar. Verás que te pones enfermo con menos frecuencia, te concentras mejor, cumples mejor con las obligaciones sociales, eres más fuerte en los deportes—¡puede que incluso tu nueva dieta afecte positivamente a tu libido! Comienza hoy con el primero paso de LAXIBA®: ponte manos a la obra haciendo un seguimiento de tus síntomas durante cuatro días usando la hoja de prueba de síntomas (página 59).

---

[166] Quigley et al., 2009.

4. Por esto es conveniente realizar la prueba de nivel

Los umbrales de tolerancia son diferentes para cada uno. Cuantos más ladrillos puedas consumir, a menos restricciones te enfrentarás en tu dieta diaria. Te ahorrarás esfuerzos y podrás disfrutar de una selección más variada de alimentos.

5. A lo que debes prestar atención para seguir la dieta

Dos cosas: Primero, mantén tus NT restringiendo tus tamaños de ración en consecuencia. Esto significa que solo consumes la cantidad de ladrillos que tu estómago puede tolerar. Si no consumes ningún ladrillo, perderás tu capacidad para manejar bien tu escudo de intercepción (ver Capítulo 1.5), y volverás de vuelta al principio. Segundo, come de forma equilibrada, consumiendo grasas, fibra y proteínas cada día (ver Capítulo 2.1.4).

6. El último triunfo del enfadado dragón come-ladrillos

Es importante que quieras realmente los cambios que este libro puede ayudarte a conseguir. Tu primer paso es, por lo tanto, entender que aplicando una solución que funcione va a ayudarte a llevar una vida mejor. Si reconoces cómo se relacionan las mejoras en tu dieta con el logro de tus sentidas ambiciones, estarás más motivado para seguir adelante, incluso si un día te equivocas. ¡Éste es un plan estratégico, no una cura milagro de la noche a la mañana!

Puede que te ayude fijar una hora cada domingo para rellenar la hoja de prueba de síntomas—independiente de las demás pruebas. Esto te recordará tu objetivo y te permitirá descomponer los pasos necesarios en esa dirección de forma semanal.

Lo que también es importante es que serás consciente de los obstáculos a los que te enfrentarás. Será difícil limitarte en relación al consumo de algunos alimentos que has llegado a amar. Sobre todo al principio, será desconcertante pedir consideraciones dietéticas como invitado a una cena. Tu plan de nutrición será nuevo para los demás; quizá te sientas criticado por tu insistencia en mantener tus nuevos hábitos alimenticios. Explica que necesitas hacerlo por el bien de tu salud. Al mismo tiempo, expresa tu apreciación por el apoyo de los demás. Además, intenta no dar consejos dietéticos a no ser que te pregunten—respeta los hábitos alimenticios de los demás. Esto hace que sea más probable que ellos acepten los tuyos.

Los dragones come-ladrillos se la están jugando a una última carta: la influencia de tus antiguos hábitos. Suelen entrar a hurtadillas después de que hayas mantenido tu nueva dieta durante unos días. ¡Ocurre cuando has empezado a sentirte mejor y a estar menos en alerta frente a los peligros! Usa tu comprobación semanal sugerida como contraataque. Te recuerda tu plan. Síguelo y te ayudará a garantizar que tu dragón no te atormente más. Tómatelo con calma. Si sigues realineando tus hábitos nutricionales con tus objetivos, te acercarás más y más a lograrlos a la larga.

7. ¿Hay consejos para la nutrición general?

Bebe al menos 1,5L de agua cada día. Come muchos tipos de alimentos. Incluso si tienes una intolerancia a la lactosa, puedes tratar de comer queso seco (por ejemplo) para cubrir tus necesidades de ácidos grasos de cadena corta. Si eres vegano, deberías planificar tu ingesta de proteínas y considerar tu consumo de fibras, en el caso de que te restrinjas en relación a los fructanos y galactanos. Además de seguir tus tamaños de ración de NT y tomar semillas de lino o pan de arroz y un puñado de frutos secos, quizá también te guste comer judías, lentejas, guisantes y demás: no pasa nada si consumes alimentos que contienen ladrillos; pueden ser incluso beneficiosos para ti, siempre y cuando te mantengas dentro de tus restricciones de NT. Para hacer aún más por tu salud, haz ejercicio de forma regular.

¿Qué puedes hacer si un zumo de frutas contiene demasiados ladrillos para beber un vaso lleno estándar? Si lo diluyes con agua, puedes multiplicar tu ración tolerable.

¿Cómo puedes ahorrar en tiempo de cocción? Cocina tamaños de ración más grandes. Esto sólo toma un poco más de tiempo que las pequeñas, y calentar la comida se hace rápido. El arroz y las patatas, por ejemplo, se pueden almacenar en el frigorífico durante días. Compra envases de vidrio que puedan cerrarse para almacenar tu comida, manteniéndolas frescas durante más tiempo.

Si estás sufriendo **síntomas agudos**, da un paseo y bebe hasta tres litros de agua potable al día.

8. La Guía Rápida de LAXIBA®

Fructanos y Galactanos: Come menos judías, lentejas, guisantes y productos de cereales, como las pastas y los fideos.

Fructosa (y Sorbitol): Evita zumos de naranja y melocotón y bebe zumo de naranja en su lugar, por ejemplo. Ten cuidado con los refrescos.

Lactosa: Reduce tu consumo de leche o utiliza productos de sustitución como la leche de arroz. El queso seco como el cheddar contiene solo un poco de lactosa.

Sorbitol: Ten cuidado con los productos para diabéticos, dietéticos y light, así como con los frutos secos.

Esta página se ha dejado en blanco intencionadamente.

3

TABLAS DE ALIMENTOS

3.1 Introducción a las tablas

En la siguiente sección, aprenderás sobre los tamaños de ración tolerables según tu NT para la lactosa, la fructosa y la suma de los nueve alcoholes de azúcar, fructanos y galactanos. Todas las declaraciones se refieren a **una comida**, suponiendo **tres comidas** al día, consumidas aproximadamente a las 7am, 1pm y 7pm, es decir, cada una en un **intervalo** de alrededor de **seis horas**. (Sin embargo, esto es solo un punto de referencia con el que alinear tus cantidades de consumo. ¡No tienes que cambiar tus horarios de comidas!)

Al principio, las listas están clasificadas por categoría. Los zumos se encuentran en las bebidas, por ejemplo. De forma alternativa, puedes usar el índice alfabético de palabras clave, por ejemplo, si solo estás interesado en encontrar el tamaño de ración tolerable de un zumo de naranja. Los tamaños se muestran junto a los alimentos en las tablas. Primero, verás la escala que contiene todos los tamaños de ración de los ladrillos y se introduce en la siguiente sección. En las **tablas de categorías,** las raciones se basan en los siguientes NT, los cuales han sido escogidos según las cantidades de ladrillos para cada nivel: **lactosa: NT 1; fructosa (con o sin ajuste de fructosa): TL0 (NTB); sorbitol: NT 0 y 1; fructanos y galactanos: NT 0 y NT 1.** En el **índice alfabético de palabras clave**, que comienza tras las **tablas de categorías,** solo se muestra la fructosa ajustada con sorbitol en NT 0 y NT 1. En la primera fila de cada tabla, encontrarás multiplicadores para determinar el tamaño de ración de los otros tres niveles.

3.1.1 Tus niveles personales de tolerancia

Tacha todos los ladrillos que seas capaz de tolerar sin restricciones en la siguiente tabla. La primera columna contiene los ladrillos. Las siguientes columnas, los NT (cuanto más alto sea tu NT, menos sensible eres a pesar de tu intolerancia hacia productos que contengan el respectivo ladrillo) y las respectivas cantidades de umbral por comida. En las últimas dos columnas, debes introducir, con lápiz, el NT que se aplique para ti—antes de haber realizado la prueba de nivel, éste es el NTB, es decir, NT 0. La tabla se explica bastante por sí misma. En el campo "NT combinado" debes introducir el NT que seas capaz de tolerar en combinación con otros ladrillos. En el campo "NT individual" debes introducir el NT más alto para el ladrillo a la vez que mantienes el NTB de los ladrillos restantes.

Ladrillo	NT	g	NT Combinado	NT Individual
Fructosa libre g/comida	0	0,5		
	1	1		
	2	2		
	3	3		
Fructosa sin sorbitol ajustada g/comida	0	0,5		
	1	1		
	2	2		
	3	3		
Lactosa g/comida	0	1,5		
	1	3		
	2	6		
	3	9		
Sorbitol y otros alcoholes de azúcar g/comida	0	0		
	1	0,1		
	2	0,4		
	3	0,7		
Fructanos y galactanos g/comida	0	0,5		
	1	1		
	2	2		
	3	3		

3.1.2 Explicación de las abreviaturas

Visión de conjunto

Aquí puedes ver un extracto de una tabla de categorías. El patrón para la misma es: "¿Cuántas bananas/hamburguesas/etc. puedo comer por comida si tengo una intolerancia hacia la fructosa / lactosa / sorbitol (es decir, alcoholes de azúcar) y/o fructanos y galactanos?"

Nombre de categoría de alimento[a]	Unidad[b]	Lactosa[c] ⱴ + Unidad/⬛[c]	Fructosa*[d] ☹ Fructosa[d] ☹	Sorbitol[e] ☹ Sorbitol[e] ⱴ	Fruc/Galacta.[f] ☹ Fruc/Galacta.[f] ⱴ	📖
Baguette, trigo	rebanada 42 g	☺	☺ ☺	☺ ☺	×1¾ ×3½	A
Grasshopper (cóctel)	vaso 200 mL	×1¼[g] ☺+ ×1¼ unid[h] + ×1 unid[g] ☺+ ×1½ unid[h]		☹[i] ×¾	×7 ×14	
Vinagre de vino rojo	cda. 15 g	☺	☺[j] ☺[j]	☹ ×20	☺ ☺	

☹ *Nivel 0*[k]: Medida lactosa ×½   + Unid/⬛: Medida tolerada añadida por cápsula fuerte de lactasa
ⱴ *Nivel 1*[k]: Medida fructosa ×2   Fructosa*: Fructosa, sorbitol ajustado
ⱴ *Nivel 2*[k]: Medida Fructosa-/Sorbitol ×4, el resto ×2   ☺+ ×[Cantidad] unidades: por unidad consumida
ⱴ *Nivel 3*[k]: Medida sorbitol ×7, el resto ×3   al mismo tiempo, puedes tolerar hasta [cantidad] ×
📖: fuente fruc-/galactanos   Medida Fructosa(*)más fructosa(*) de otro producto
☹: evitar;   ☹[1]: ¼ en NT 1;   ☹[2]: ¼ en NT 2;   ☹[3]: ¼ en NT 2;   ☺: solo contiene restos;   ☺: no tiene

Explicación

a	Categoría de los alimentos listados a continuación.
b	La unidad de medida con la que se relacionan las medidas en las columnas de ingredientes. Abajo encontrarás la cantidad de gramos de esa unidad de medida. La medida es el número con el cual tienes que multiplicar la unidad de medida para determinar el respectivo tamaño de ración que se aplica a ti.
c	Lactosa ⱴ = Aquí puedes encontrar las medidas tolerables de lactosa en NT 1. (NT significa nivel de tolerancia. Tu NT para la lactosa es tu sensibilidad hacia la lactosa en caso de que seas intolerante a la lactosa. Aparte del nivel de tolerancia básico (NTB), se pueden aplicar los NT 0, y de NT 1 a 3. Cuanto más alto sea tu NT, menos sensible eres hacia productos que contengan lactosa, a pesar de tu intolerancia, y mayores son los tamaños de ración que puedes tolerar de tales productos).

	+ unidad/⟶: Medida tolerada adicionalmente por cápsula fuerte de lactasa que tomes (solo aplicable para la restricción que resulte del contenido de lactosa).
d	Fructosa* ⚘ = Medida para la fructosa libre con ajuste para el efecto del sorbitol en la absorción de fructosa en NT 0. Fructosa ⚘ = Fructosa libre sin ajuste para sorbitol en NT 0.
e	Sorbitol = Cantidades si tienes una intolerancia a alcohol de azúcar (sorbitol) por encima de (⚘) en NT 0 y por debajo de (⚘) en NT 1.
f	Fruc/Galactanos = Cantidades tolerables en caso de una mala absorción de fructanos y galactanos. Por encima de (⚘) en NT 0 y por debajo de (⚘) en NT 1. Si hay una letra en la columna de la derecha, entonces identifica la fuente para la cantidad mostrada. De lo contrario, la cantidad se estima en función de la cantidad de lactosa contenida en el alimento y por lo tanto se refiere a la cantidad mínima de fructanos y galactanos contenida en el alimento.
g	1¼ = 250mL de la bebida es tolerada incluso para una intolerancia a la lactosa en NT 0, ya que la declaración se relaciona con un vaso de 200mL (1,25 × 200mL = 250mL). + 1 unidad/⟶ = Por cada cápsula de lactasa tomada, se puede tolerar un vaso más de 200mL, ya que ésta es la unidad de medida aquí.
h	☺+ ×[número] unidades = El alimento contiene más glucosa que fructosa. Por lo tanto, por unidad de medida consumida hasta [número] veces una cantidad NT 0 de otro alimento se puede tolerar con respecto a la restricción de fructosa. Por ejemplo, para el "grasshopper" 1¼× la medida de fructosa de otro alimento se puede tolerar adicionalmente si el otro alimento se consume simultáneamente. Por seguridad, debes reducir la cantidad a la mitad.
i	☹ = Evita el alimento cuando mantengas el NT 0 para los alcoholes de azúcar.
j	☺ = Puedes tolerar más de 90 veces la cantidad de medida indicada. ☺ = El alimento no contiene el respectivo ladrillo
k	Los multiplicadores para calcular las raciones, si un nivel de tolerancia que no sea el mencionado en el encabezado de la columna que se aplica a ti. Si quieres determinar la cantidad de lactosa para un "grasshopper" para un nivel de tolerancia (NT) 0, multiplica el 1¼ por ½, que es aprox. ½. Por lo tanto, puedes tolerar la mitad de un vaso, es decir, 100mL.

Nota: Por favor, considera siempre también los ingredientes indicados en los paquetes, ya que la composición puede variar, sobre todo para los productos sin nombre de marca. Puedes encontrar una guía de los tamaños de ración y el contenido de lactosa en productos de pescado y carne al final del Capítulo 3.5.3 debajo del título "Escondites de la lactosa."

Columnas de tabla

Unidad	Unidad de medida para alimentos.
Lactosa +unidad/ 💊	En la sección superior encontrarás la cantidad de una **unidad** que puedes digerir si tienes una intolerancia a la lactosa en NT 1. En la sección inferior encontrarás la cantidad que podrás consumir adicionalmente por cápsula de lactasa fuerte (~12.000 FCC[167]) que tomes: + [número] unidades, es decir, ración adicional por cápsula (solo se refiere a la restricción de lactosa).
Fructosa*	Cantidad por **unidad** que es tolerada en una intolerancia a la fructosa en NT 0, donde es considerada la cantidad de sorbitol en los alimentos. En la tabla de palabras clave, también encontrarás las cantidades de **fructosa*** que se aplican para la **fructosa*** en NT 1. Aquí encontrarás parcialmente el etiquetado especial "☺+ ×[cantidad] unidades," lo que significa que el alimento contiene más glucosa que fructosa. Por lo tanto, en el caso de **consumo simultáneo** de una **unidad** de alimento "☺+ ×[cantidad] unidades", hasta el [número] de veces indicado se puede tolerar adicionalmente en NT 0 la respectiva medida de un alimento que se ha restringido debido a la fructosa. Si para el helado la celda de **fructosa*** indica "☺+ ×3 unidades," por ejemplo, eso significa que puedes tolerar ¼ más 3 × ¼, por lo tanto, hasta toda una ración de **unidad** de uvas, cuya ración de **fructosa*** tolerable normalmente está limitada a ¼ de **unidad**, si las comes simultáneamente con el helado (simultáneamente significa que masticas ambos alimentos a la vez en tu boca). Por seguridad, reduce a la mitad la cantidad "☺+ ×[número] unidades".

---

[167] Food Chemical Codex, measurement unit for enzymes.

	Si se aplica para ti un NT más alto, tienes que **dividir** la cantidad "☺+ ×[número] unidades" por el respectivo multiplicador indicado en el Capítulo 3.1.3, ya que en un NT más alto, las **raciones** son conmensurablemente **más grandes**. Por ejemplo, supón que tu NT para la **fructosa*** es NT 2 y lees en la fila NT 1 para la **fructosa*** en el Índice de Palabras Clave que "☺+ ×3 ¾ unid" se aplica a un albaricoque en el índice de Palabras Clave. El multiplicador de **fructosa*** NT 2 es 2. Cuando divides 3 ¾ por el multiplicador 2, esto es más o menos 1 ¾. En NT 2 puedes tolerar una ración de uvas. Si comes un albaricoque al mismo tiempo, puedes tolerar 1 ración más 1 ¾ × 1, por lo tanto, 2 ¾ raciones de uvas.
Fructosa	Cantidad por **unidad** para una intolerancia a la fructosa sin considerar la cantidad de sorbitol contenida para NT 0. Aquí también encontrarás el etiquetado especial "☺+ ×[número] unidades" explicado anteriormente. Importante: la fructosa solo se muestra en las tablas de categoría y en la parte inferior.
Sorbit	Cantidad por **unidad** para una intolerancia al sorbitol (es decir, alcohol de azúcar), por encima de NT 0 y por debajo de NT 1.
Fruc/Galactanos	Cantidad por **unidad** para una mala absorción de fructanos y galactanos, por encima de NT 0 y por debajo de NT 1.
📖	Fuente sobre la cual se basaron los cálculos de **fructanos y galactanos**. Si el campo está **vacío**, las indicaciones son estimaciones basadas en la cantidad de lactosa y, por lo tanto, son **menos fiables**.

Explicación más elaborada

En la columna **unidad**, junto al nombre de alimento, encontrarás la unidad de medida de ración que se aplica a ese alimento. La lista de unidades de medida se puede encontrar en la parte superior de esta página. Debajo de cada unidad de medida, también encontrarás el peso aproximado de una unidad de **unidad.** En las columnas a la derecha de **unidad** puedes encontrar cuántas unidades de **unidad** puedes tolerar por comida si tienes una intolerancia hacia uno de los diferentes ladrillos:

En la columna **Lactosa** puedes encontrar la cantidad tolerada de **unidad** para el nivel de tolerancia (NT) 1 para una intolerancia a la lactosa y, debajo, la **unidad** de cantidad consumible de forma adicional por cada cápsula de lactasa fuerte que tomes.

La columna **Fructosa*/Fructosa** te muestra la cantidad relevante de **unidad** para una intolerancia a la fructosa. En la parte superior encontrarás el tamaño de ración máximo con respecto a la cantidad que contiene de fructosa libre cuando se considera el sorbitol (**Fructosa*** significa cantidad de **unidad** debido a la fructosa contenida tras corregir para el sorbitol contenido). Aquí, la cantidad de sorbitol se añade a la cantidad de fructosa libre, y la ración se determina con respecto al NT de fructosa libre. En las tablas de categoría, las cantidades indicadas de **Fructosa*** se refieren al TL 0. En las listas de palabras clave también encontrarás debajo las cantidades NT 1 de **Fructosa***. Sin embargo, en las tablas de categoría, debajo de las cantidades NT 0 de **Fructosa***, encontrarás las cantidades NT 0 para la fructosa libre ("**Fructosa**") sin tenerse en cuenta la cantidad de sorbitol.

La columna **Sorbitol** contiene la cantidad de **unidad** para una intolerancia al sorbitol basada en la suma de nueve alcoholes de azúcar, incluyendo el sorbitol, contenida en el alimento.

La columna **Fruc/Galactanos** muestra la cantidad tolerable de **unidad** que resulta de la suma de fructanos y galactanos. En la parte superior, verás la cantidad que se aplica a NT 0 y en la parte superior, para NT 1.

La columna "📖" se refiere a la fuente sobre la cual se basa el cálculo de la cantidad de **unidad** para la **mala absorción de fructanos y galactanos**, si es el caso.[168] Si no **aparece fuente**, la cantidad es una estimación basada en la cantidad

---

[168] A representa Biesiekierski et al., 2011; B, Muir et al., 2009; C, Muir et al., 2007, D, Shepherd and Gibson, 2006, E, van Loo et al., 1995; F, Muir et al., 2007, Van Loo et al., 1995, y G, Monash University, 2014.

de **lactosa**[169] que un alimento contiene. En ese caso, no hay disponibles resultados de estudios concretos con respecto a la cantidad de fructanos y galactanos para el respectivo alimento; la cantidad indicada es menos segura.

Símbolos de cantidades utilizados

☺	Consumo libre: la carita sonriente te muestra las comidas que están totalmente libres del ladrillo determinado, como la fructosa o el sorbitol.
☺	Se puede tolerar más de 90 veces la **unidad.**
¼, ½, ¾, 1, 1¼, 1½, 1¾, 2, etc.	La cantidad tolerada de **unidad**, por ej., galleta/pieza/½ significa que se puede tolerar por comida la mitad de una galleta del tipo respectivo, y sopa/ración1¾ significa uno y tres cuartos de una **unidad** de la sopa.
☹	La cantidad tolerada está por debajo de ¼ de **unidad** para NT 3, así que es mejor evitarlo.
☹¹	Puedes tolerar ¼ de **unidad** si se aplica para ti NT 1; si no, se aplica ☹. Si NT 2 (o 3) se aplica a ti, puedes tolerar ½ (o ¾) de **unidad**. "☹¹" solo se muestra en las tablas de categoría y está ahí solo para **Fructosa** y **Fructosa***.
☹²	Puedes tolerar ¼ de **unidad** si TL 2 se aplica a ti; si no, se aplica ☹. Si NT 3 se aplica a ti, la cantidad tolerable de **unidad** aumenta a ½ solo para alcoholes de azúcar.
☹³	Puedes tolerar ¼ de **unidad** si NT3 se aplica a ti; si no, se aplica ☹.
+ [número] unidad	Tomando una cápsula de lactasa de alta dosis, puedes tolerar adicionalmente la cantidad de **unidad** con respecto a la lactosa independiente de tu NT. Si por ejemplo, consideras beber leche, y **unidad** es una taza, +¼ unidad en la parte inferior de la fila de lactosa significa que por cada cápsula de lactasa toleras un cuarto de taza de leche más.

---

[169] Balasubramanya, Sarwar, & Narayanan, 1993; Jensen, Blanc, & Patton, 1995.

	El producto contiene más glucosa que fructosa libre. La ingesta **simultánea** de una unidad de medida de ración (**unidad**) de la respectiva comida puede permitirte comer hasta [número] veces la cantidad NT 0 que se muestra para otros alimentos que contengan fructosa(*). Por ejemplo, para una ración de Kellogg's® Corn Flakes 30g, se muestra "☺ +1½ unidad". Si divides la declaración por dos, significa que en vez de la cantidad normal de 1½ cda. de salsa de manzana, ahora puedes digerir 1½ cda. + 1½ cda. × (1½ unidad ÷2 [en el caso de que reduzcas a la mitad la cantidad por seguridad]), y por lo tanto alrededor de 2½ cdas. en total. Si se aplica a ti un NT más alto, **divide** la [cantidad] por el respectivo multiplicador de nivel (Capítulo 3.1.3), ya que en niveles más altos las raciones son más altas también. En la lista de palabras clave también encontrarás las cantidades NT 1 para **Fructosa***.
☺+ × [número] unidad	

Si estás manteniendo el NTB (NT 0) para sorbitol, evita todos los productos sin una carita sonriente ☺ en la parte superior de la columna **Sorbitol**. Por favor, considera los números de gramos indicados al usar las tablas. Los tamaños de ración comunes pueden ser más pequeños de lo que piensas, por ej., 30g para copos de maíz.

3.1.3 Multiplicadores de nivel

Los multiplicadores están ahí para ayudarte a determinar las cantidades tolerables de cada escala de unidad si tu NT se desvía del NT subyacente para las cantidades mostradas. En las tablas de categoría los multiplicadores se basan en NT 0 para la fructosa y en NT 1 para todos los demás ladrillos. En las tablas de palabras clave, todos los multiplicadores se basan en NT 1. Los incrementos han sido escogidos principalmente por su tolerabilidad. Para la fructosa también encontrarás los multiplicadores que se desvían para la tabla de palabras clave en la columna derecha.

Lactosa (Lactosa), NT: 1 subyacente

| NT 0 = Cantidades ÷ 2 |
| NT 2 = Cantidades × 2 |
| NT 3 = Cantidades × 3 |

Fructosa libre ajustada de sorbitol (Fructosa*) así como **fructosa libre sin considerar el sorbitol (Fructosa)**, NT: 0 subyacente

| NT 1 = Cantidades × 2 |
| NT 2 = Cantidades × 4 |
| NT 3 = Cantidades × 6 |

Fructosa ajustada de sorbitol (Fructosa*), NT: 1 subyacente

| NT 2 = Cantidades × 2 |
| NT 3 = Cantidades × 3 |

Alcoholes de azúcar (Sorbitol) incluyendo sorbitol, NT: 1 subyacente

| NT 2 = Cantidades × 4 |
| NT 3 = Cantidades × 7 |

Fructanos y galactanos (Fruc/Galactanos), NT: 1 subyacente

| NT 2 = Cantidades × 2 |
| NT 3 = Cantidades × 3 |

LAS TABLAS DE CATEGORÍA

3.2 Atletas 126
3.3 Bebidas 128
   3.3.1   Alcohólicas 128
   3.3.2   Bebidas calientes 133
   3.3.3   Otras bebidas 136
   3.3.4   Zumos 138
3.4 Cadenas de comida rápida 140
   3.4.1   Burger King® 140
   3.4.2   KFC® 142
   3.4.3   McDonald's® 143
   3.4.4   Subway® 145
3.5 Frutas y verduras 147
   3.5.1   Frutas 147
   3.5.2   Verduras 151
3.6 Helados 157
3.7 Ingredientes 160
3.8 Platos calientes 161
   3.8.1   Carne y pescado 161
   3.8.2   Comidas 163
   3.8.3   Escondites de la lactosa 168
   3.8.4   Guarniciones 169
   3.8.5   Salsas y especias 171
3.9 Platos fríos 176
   3.9.1   Cereales 176
   3.9.2   Dulces 178
   3.9.3   Fiambres 182
   3.9.4   Frutos secos y aperitivos 185
   3.9.5   Pan 188
   3.9.6   Pasteles dulces 190
   3.9.7   Productos lácteos 195

3.2 Atletas

Atletas	Unidad	Lactosa ☺ + unid/💊	Fructosa* ☺ Fructosa ☺	Sorbitol ☺ Sorbitol ☺	Fruc/Galacta. ☺ Fruc/Galacta. ☺ 📖
Barrita energética chocolate doble, PowerBar®	pieza(s) 65 g	2¾ ☺+ ×5¾ unid +2¼ unid ☺+ ×5¾ unid		☹ 10¾	¼ AG ½
Barrita energética de chocolate, PowerBar®	pieza(s) 65 g	☺	¼ ¼	☹ 76¾	3¼ AG 6¾
Barrita energética de masa para galletas, PowerBar®	pieza(s) 65 g	☺	¼ ¼	☹ ☺	10½ A 21
Barrita energética de plátano, PowerBar®	pieza(s) 65 g	☺	¼ ¼	☹ ☺	10½ A 21
Barrita energética de vainilla, PowerBar®	pieza(s) 65 g	☺	¼ ¼	☹ ☺	10½ A 21
Barrita energética Mixed Berry Blast, PowerBar®	pieza(s) 65 g	☺	¼ ¼	☹ 19	10½ A 21
Barritas de alto contenido en proteínas	pieza(s) 65 g	39¼ +32¾ unid	¾ ¾	☹ 76¾	☺ ☺
Barritas de proteínas 20g Protein Plus sabor chocolate crujiente, PowerBar®	pieza(s) 61 g	3 +2½ unid	☹[1] ☹[1]	☹ ☹	4 G 8¼
Barritas de proteínas 20g Protein Plus sabor mantequilla de cacahuete y chocolate, PowerBar®	pieza(s) 61 g	3 +2½ unid	☹[2] ☹[2]	☹ ☹	17 34¼
Barritas de proteínas 30g Protein Plus sabor Chocolate Brownie, PowerBar®	pieza(s) 70 g	2 ☺+ ×1½ unid +1½ unid ☺+ ×1½ unid		☹ ☺	3¼ G 6½
Bebida energética de electrolitos	vaso(s) 240 g	☺ ☺+ ×11 unid ☺+ ×11 unid		☺ ☺	☺ ☺
Gatorade®, de mezcla seca, todos los sabores	vaso(s) 240 g	☺ ☺+ ×12 unid ☺+ ×12 unid		☺ ☺	☺ ☺
Gatorade®, todos los sabores	vaso(s) 240 g	6¼ ☺+ ×1¾ unid +5 unid ☺+ ×1¾ unid		☺ ☺	34½ 69¼
Mantequilla de cacahuete crujiente, de Clif Bar®	pieza(s) 68 g	☺ ☺+ ×10 unid ☺+ ×10 unid		☹ 2½	☺ ☺
Oatmeal Raising Walnut, de Clif Bar®	pieza(s) 68 g	☺ ☺+ ×10 unid ☺+ ×10 unid		☹ 1¾	1¾ AG 3½
Powerade®, todos los sabores	vaso(s) 240 g	6¼ ☺+ ×1¾ unid +5 unid ☺+ ×1¾ unid		☺ ☺	34½ 69¼

Atletas	Unidad	Lactosa ☝ + unid/💊	Fructosa* ☝ Fructosa ☝	Sorbitol ☝ Sorbitol ☝	Fruc/Galacta. ☝ Fruc/Galacta. ☝📖
Trozo de chocolate, de Clif Bar®	pieza(s) 68 g	9 +7½ unid	☺+ ×10 unid ☺+ ×10 unid	☹ 2¼	¾ 1½
Vitaminwater 10, de Glaceau®	vaso(s) 240 g	☺	☹¹ ☹¹	☹ ☹²	☺ ☺
Vitaminwater Energy, de Glaceau®	vaso(s) 240 g	☺	☹² ☹²	☺ ☺	☺ ☺
Vitaminwater Essential, de Glaceau®	vaso(s) 240 g	☺	☹² ☹²	☺ ☺	☺ ☺
Vitaminwater Focus, de Glaceau®	vaso(s) 240 g	☺	☹² ☹²	☺ ☺	☺ ☺
Vitaminwater Power-C, de Glaceau®	vaso(s) 240 g	☺	☹² ☹²	☺ ☺	☺ ☺
Vitaminwater Revive, de Glaceau®	vaso(s) 240 g	☺	☹² ☹²	☺ ☺	☺ ☺

☝ *Nivel 0*: Medida lactosa ×½   + Unid/💊: Medida tolerada añadida por cápsula fuerte de lactasa
☝ *Nivel 1*: Medida fructosa ×2   Fructosa*: Fructosa, sorbitol ajustado
☝ *Nivel 2*: Medida Fructosa-/Sorbitol ×4, el resto ×2   ☺+ ×[Cantidad] unidades: por unidad consumida
☝ *Nivel 3*: Medida sorbitol ×7, el resto ×3   al mismo tiempo, puedes tolerar hasta [cantidad] ×
📖: fuente fruc-/galactanos   Medida Fructosa(*)más fructosa(*) de otro producto
☹: evitar;   ☹¹: ¼ en NT 1;   ☹²: ¼ en NT 2;   ☹³: ¼ en NT 2;   ☺: solo contiene restos;   ☺: no tiene

3.3 Bebidas

3.3.1 Alcohólicas

Alcohólicas	Unidad	Lactosa ↓ + unid/💊	Fructosa* ☺ Fructosa ☺	Sorbitol ☺ Sorbitol ↓	Fruc/Galacta. ☺ Fruc/Galacta. ↓ 📖
Amareto	vaso(s)	☺	☺+ ×5½ unid	☹	☺
	240 g		☺+ ×6 unid	¼	☺
Aquavit	vaso(s)	☺	☺	☺	☺
	240 g		☺	☺	☺
Bloody Mary	vaso(s)	☺	1¼	☹	☺
	240 g		1½	¼	☺
Bourbon/borbón	vaso(s)	☺	☺	☺	☺
	240 g		☺	☺	☺
Brandy	vaso(s)	☺	☺	☺	☺
	240 g		☺	☺	☺
Brandy condimentado	vaso(s)	☺	☺+ ×5½ unid	☹	☺
	240 g		☺+ ×6 unid	¼	☺
Campari*	vaso(s)	☺	☺+ ×5½ unid	☹	☺
	240 g		☺+ ×6 unid	¼	☺
Cape Cod	vaso(s)	☺	☺+ ×6 unid	☹	☺
	240 g		☺+ ×6 unid	20¾	☺
Cerveza	vaso(s)	☺	4½	☹	☺
	240 g		☺	8¼	☺
Cerveza baja en alcohol	vaso(s)	☺	☺+ ×2¾ unid	☺	☺
	240 g		☺+ ×2¾ unid	☺	☺
Cerveza de raíz	vaso(s)	☺	½	☺	☺
	240 g		½	☺	☺
Cerveza inglesa de malta	vaso(s)	☺	4½	☹	☺
	240 g		☺	8¼	☺
Champán blanco	vaso(s)	☺	26	☹	☺
	240 g		☺	½	☺
Chardonnay	vaso(s)	☺	26	☹	☺
	240 g		☺	½	☺
Cóctel de whisky	vaso(s)	☺	8	☹	☺
	240 g		8	5	☺
Cóctel ruso negro	vaso(s)	☺	☺	☹	☺
	240 g		☺	6¾	☺
Cointreau*	vaso(s)	☺	☺+ ×5½ unid	☹	☺
	240 g		☺+ ×6 unid	¼	☺

Alcohólicas	Unidad	Lactosa ↓ + unid/💊	Fructosa* ↺ Fructosa ↓	Sorbitol ↺ Sorbitol ↓	Fruc/Galacta. ↺ Fruc/Galacta. ↓📖
Coñac	vaso(s) 240 g	☺	☺ ☺	☺ ☺	☺ ☺
Crème de Cacao® (Licor)	vaso(s) 240 g	☺	☺ ☺	☹ 2	☺ ☺
Curasao	vaso(s) 240 g	☺	☺+ ×5½ unid ☺+ ×6 unid	☹ ¼	☺ ☺
Daiquiri	vaso(s) 240 g	☺	☺ ☺	☺ ☺	☺ ☺
Gibson (cóctel)	vaso(s) 240 g	☺	☺ ☺	☹ 2¾	☺ ☺
Ginebra	vaso(s) 240 g	☺	☺ ☺	☺ ☺	☺ ☺
Grand Marnier®	vaso(s) 240 g	☺	☺+ ×5½ unid ☺+ ×6 unid	☹ ¼	☺ ☺
Grasshopper (cóctel)	vaso(s) 240 g	1 +¾ unid	☺+ ×1½ unid ☺+ ×1¾ unid	☹ ¾	5¾ 11¾
Harvey Wallbanger (cóctel)	vaso(s) 240 g	☺	13¾ ☺	☹ ¼	☺ ☺
Julepe de menta	vaso(s) 240 g	☺	☺ ☺	☺ ☺	☺ ☺
Kamikaze	vaso(s) 240 g	☺	☺+ ×2 unid ☺+ ×2¼ unid	☹ ¾	☺ ☺
Kirsch (licor)	vaso(s) 240 g	☺	☺+ ×5½ unid ☺+ ×6 unid	☹ ¼	☺ ☺
Licor con sabor a café	vaso(s) 240 g	☺	☺ ☺	☹ 2	☺ ☺
Licor de huevo	vaso(s) 240 g	¼ +¼ unid	☺ ☺	☺ ☺	2¼ 4½
Licor de malta	vaso(s) 240 g	☺	41½ ☺	☹ 8¼	☺ ☺
Licor de manzana	vaso(s) 240 g	☺	☺ ☺	☺ ☺	☺ ☺
Licor de menta	vaso(s) 240 g	☺	☺+ ×5½ unid ☺+ ×6 unid	☹ ¼	☺ ☺

↺ *Nivel 0*: Medida lactosa ×½   + Unid/💊: Medida tolerada añadida por cápsula fuerte de lactasa
↓ *Nivel 1*: Medida fructosa ×2   Fructosa*: Fructosa, sorbitol ajustado
↯ *Nivel 2*: Medida Fructosa-/Sorbitol ×4, el resto ×2   ☺+ ×[Cantidad] unidades: por unidad consumida
↯ *Nivel 3*: Medida sorbitol ×7, el resto ×3   al mismo tiempo, puedes tolerar hasta [cantidad] ×
📖: fuente fruc-/galactanos   Medida Fructosa(*)más fructosa(*) de otro producto
☹: evitar;   ☹¹: ¼ en NT 1;   ☹²: ¼ en NT 2;   ☹³: ¼ en NT 2;   ☺: solo contiene restos;   ☺: no tiene

Alcohólicas	Unidad	Lactosa ↓ +unid/💊	Fructosa* ↕ Fructosa ↓	Sorbitol ↕ Sorbitol ↓	Fruc/Galacta. ↕ Fruc/Galacta. ↓ 📖
Mai Tai (cóctel)	vaso(s)	☺	☺+ ×½ unid	☹	☺
	240 g		☺+ ×¾ unid	1½	☺
Manhattan (cóctel)	vaso(s)	☺	¼	☹	☺
	240 g		¼	1½	☺
Margarita congelada (cóctel)	vaso(s)	☺	☺+ ×¼ unid	☹	☺
	240 g		☺+ ×¼ unid	5¾	☺
Martini*	vaso(s)	☺	69¼	☹	☺
	240 g		☺	2¾	☺
Merlot blanco	vaso(s)	☺	½	☺	☺
	240 g		½	☺	☺
Merlot rojo	vaso(s)	☺	14¾	☹	☺
	240 g		☺	½	☺
Mojito	vaso(s)	☺	☺	☺	☺
	240 g		☺	☺	☺
Moscatel	vaso(s)	☺	☹²	☹	☺
	240 g		☹²	½	☺
Ouzo	vaso(s)	☺	☺+ ×5½ unid	☹	☺
	240 g		☺+ ×6 unid	¼	☺
Pacharán	vaso(s)	☺	☺+ ×5½ unid	☹	☺
	240 g		☺+ ×6 unid	¼	☺
Piña colada	vaso(s)	☺	☺+ ×1½ unid	☹	☺
	240 g		☺+ ×1½ unid	3¼	☺
Ponche de champán	vaso(s)	☺	½	☹	☺
	240 g		½	¾	☺
Ponche de frutas con alcohol	vaso(s)	☺	½	☹	☺
	240 g		½	¾	☺
Ponche de huevo	vaso(s)	☹²	☺+ ×5¾ unid	☺	1¼
	240 g	+0,2 unid	☺+ ×5¾ unid	☺	2½
Riesling (uva)	vaso(s)	☺	26	☹	☺
	240 g		☺	½	☺
Rob Roy	vaso(s)	☺	¼	☹	☺
	240 g		¼	2	☺
Ron	vaso(s)	☺	☺	☺	☺
	240 g		☺	☺	☺
Ron y cola	vaso(s)	☺	¾	☺	☺
	240 g		¾	☺	☺
Ruso blanco (cóctel)	vaso(s)	1¼	☺	☹	7½
	240 g	+1 unid	☺	6¾	15

Alcohólicas	Unidad	Lactosa 💊 + unid/💊	Fructosa* 💊 Fructosa 💊	Sorbitol 💊 Sorbitol 💊	Fruc/Galacta. 💊 Fruc/Galacta. 💊📖
Rusty Nail (cóctel)	vaso(s)	☺	☺+ ×2 unid	☹	☺
	240 g		☺+ ×2½ unid	½	☺
Sake	vaso(s)	☺	☹²	☹	☺
	240 g		☹²	½	☺
Sambuca	vaso(s)	☺	☺+ ×5½ unid	☹	☺
	240 g		☺+ ×6 unid	¼	☺
Sangría	vaso(s)	☺	6½	☹	☺
	240 g		9¼	½	☺
Schnapps	vaso(s)	☺	☺+ ×2¾ unid	☹	☺
	240 g		☺+ ×3 unid	½	☺
Scotch y soda	vaso(s)	☺	☺	☺	☺
	240 g		☺	☺	☺
Screwdriver (destornillador)	vaso(s)	☺	1¾	☹	☺
	240 g		1¾	¼	☺
Seabreeze (brisa del mar)	vaso(s)	☺	☺+ ×6¼ unid	☹	☺
	240 g		☺+ ×6¼ unid	2	☺
Singapore sling	vaso(s)	☺	☺+ ×¼ unid	☹	☺
	240 g		☺+ ×¼ unid	3¾	☺
Sloe gin fizz	vaso(s)	☺	☺+ ×1 unid	☹	☺
	240 g		☺+ ×1 unid	1¼	☺
Soda	vaso(s)	☺	☺	☺	☺
	240 g		☺	☺	☺
Southern Comfort®	vaso(s)	☺	☺	☺	☺
	240 g		☺	☺	☺
Té helado Long Island	vaso(s)	☺	¾	☹	☺
	240 g		¾	13¾	☺
Tequila	vaso(s)	☺	☺	☺	☺
	240 g		☺	☺	☺
Tequila sunrise (cóctel)	vaso(s)	☺	☺+ ×¼ unid	☹	☺
	240 g		☺+ ×½ unid	2¾	☺
Tom Collins®	vaso(s)	☺	26	☹	☺
	240 g		26	13¾	☺
Triple seco	vaso(s)	☺	☺+ ×5½ unid	☹	☺
	240 g		☺+ ×6 unid	¼	☺

💊 *Nivel 0*: Medida lactosa ×½
💊 *Nivel 1*: Medida fructosa ×2
💊 *Nivel 2*: Medida Fructosa-/Sorbitol ×4, el resto ×2
💊 *Nivel 3*: Medida sorbitol ×7, el resto ×3
📖: fuente fruc-/galactanos
+ Unid/💊: Medida tolerada añadida por cápsula fuerte de lactasa
Fructosa*: Fructosa, sorbitol ajustado
☺+ ×[Cantidad] unidades: por unidad consumida al mismo tiempo, puedes tolerar hasta [cantidad] × Medida Fructosa(*)más fructosa(*) de otro producto
☹: evitar;   ☹¹: ¼ en NT 1;   ☹²: ¼ en NT 2;   ☹³: ¼ en NT 2;   ☺: solo contiene restos;   ☺: no tiene

Alcohólicas	Unidad	Lactosa ↲ + unid/💊	Fructosa* ☺ Fructosa ☺	Sorbitol ☺ Sorbitol ↲	Fruc/Galacta. ☺ Fruc/Galacta. ↲📖
Vino blanco con soda	vaso(s)	☺	23	☹	☺
	240 g		☺	¾	☺
Vino de Oporto	vaso(s)	☺	☹²	☹	☺
	240 g		☹²	½	☺
Vino rosado	vaso(s)	☺	½	☺	☺
	240 g		½	☺	☺
Vino silvaner	vaso(s)	☺	26	☹	☺
	240 g		☺	½	☺
Vino sin alcohol	vaso(s)	☺	1¾	☹	☺
	240 g		1¾	41½	☺
Vino tinto blanco	vaso(s)	☺	26	☹	☺
	240 g		☺	½	☺
Vino tinto rojo	vaso(s)	☺	14¾	☹	☺
	240 g		☺	½	☺
Vino Tokaji	vaso(s)	☺	☹²	☹	☺
	240 g		☹²	½	☺
Vodka	vaso(s)	☺	☺	☺	☺
	240 g		☺	☺	☺
Whisky	vaso(s)	☺	☺	☺	☺
	240 g		☺	☺	☺

3.3.2 Bebidas calientes

Bebidas calientes	Unidad	Lactosa ☻/ + unid/💊	Fructosa* ☻/ Fructosa ☻/	Sorbitol ☻/ Sorbitol ☻/	Fruc/Galacta. ☻/ Fruc/Galacta. ☻/📖
Bebida caliente de chocolate blanco Bliss	taza(s) 150 g	¼ +¼ unid	☺+ ×½ unid ☺+ ×½ unid	☺ ☺	2 4
Café americano descafeinado sin sirope condimentado	taza(s) 150 g	☺	☺ ☺	☺ ☺	☺ ☺
Café americano, con sirope condimentado	taza(s) 150 g	☺	☺ ☺	☺ ☺	☺ ☺
Café americano, sin sirope condimentado	taza(s) 150 g	☺	☺ ☺	☺ ☺	☺ ☺
Café con leche	taza(s) 150 g	1 +¾ unid	☺ ☺	☺ ☺	6½ 13
Café con leche con sirope de condimento	taza(s) 150 g	½ +¼ unid	☺ ☺	☺ ☺	3 6
Café con leche sin sirope de condimento	taza(s) 150 g	¼ +¼ unid	☺ ☺	☺ ☺	2¾ 5½
Café de achicoria	taza(s) 150 g	☺	☺ ☺	☹ 11	☹E ☹
Café instantáneo	taza(s) 150 g	☺	8¼ 8¼	☹ ☹²	☺ ☺
Café irlandés con alcohol y crema batida	taza(s) 150 g	3¾ +3 unid	☺ ☺	☺ ☺	21 42
Café preparado a partir de mezcla condimentada, sin azúcar	taza(s) 150 g	☺	☺ ☺	☹ 66½	☺ ☺
Cappuccino descafeinado con sirope de condimento	taza(s) 150 g	½ +¼ unid	☺ ☺	☺ ☺	3 6¼
Cappuccino descafeinado sin sirope de condimento	taza(s) 150 g	½ +¼ unid	☺ ☺	☺ ☺	2¾ 5¾
Cappuccino en botella o en lata	taza(s) 150 g	½ +½ unid	☺ ☺	☺ ☺	4 8
Chocolate caliente casero	taza(s) 150 g	¼ +¼ unid	27¾ 27¾	☹ 66½	2 4

☻/ *Nivel 0*: Medida lactosa ×½   + Unid/💊: Medida tolerada añadida por cápsula fuerte de lactasa
☻/ *Nivel 1*: Medida fructosa ×2   Fructosa*: Fructosa, sorbitol ajustado
☻/ *Nivel 2*: Medida Fructosa-/Sorbitol ×4, el resto ×2   ☺+ ×[Cantidad] unidades: por unidad consumida
☻/ *Nivel 3*: Medida sorbitol ×7, el resto ×3   al mismo tiempo, puedes tolerar hasta [cantidad] ×
📖: fuente fruc-/galactanos   Medida Fructosa(*)más fructosa(*) de otro producto
☹: evitar;   ☹¹: ¼ en NT 1;   ☹²: ¼ en NT 2;   ☹³: ¼ en NT 2;   ☺: solo contiene restos;   ☺: no tiene

Bebidas calientes	Unidad	Lactosa ↙ + unid/💊	Fructosa* ↙ Fructosa ↙	Sorbitol ↙ Sorbitol ↙	Fruc/Galacta. ↙ Fruc/Galacta. ↙ 📖
Chocolate caliente con caramelo y sal, de Starbucks®	taza(s) 150 g	¼ +¼ unid	33¼ 33¼	☹ 66½	2 4
Chocolate caliente doble, de Starbucks®	taza(s) 150 g	¼ +¼ unid	37 37	☹ 66½	2 4
Chocolate caliente preparado, chocolate negro, de Nestlé®	taza(s) 150 g	¼ ☺+×½ unid ☺+×½ unid	☹ ☺	2 4
Chocolate con leche Nestlé®	taza(s) 150 g	¼ +¼ unid	☺ ☺	☺ ☺	2 4
Espresso	taza(s) 150 g	☺	☺ ☺	☺ ☺	☺ ☺
Frappuccino light, de Starbucks®	taza(s) 150 g	½ +½ unid	☺ ☺	☺ ☺	4 8
Frappuccino, de Starbucks®	taza(s) 150 g	½ +½ unid	☺ ☺	☺ ☺	3½ 7
Leche de soja con chocolate y azúcar	taza(s) 150 g	☺	☺ ☺	☹ 4¼	¼ A ½
Leche en polvo sin grasas	ración 22,64 g	¼ +0,21 unid	☺ ☺	☺ ☺	1¼ 2¾
Moca	taza(s) 150 g	½ ☺+×1¾ unid +¼ unid ☺+×1¾ unid	☺ ☺	3 6
Nestlé® Nesquik®	vaso(s) 240 g	☹² +0,18 unid	1¼ 1¼	☹ 4½	1¼ 2½
Sucedáneo de café	taza(s) 150 g	☺	☺ ☺	☺ ☺	☺ ☺
Taza pequeña de café	taza(s) 150 g	☺	☺ ☺	☺ ☺	☺ ☺
Té 100% instantáneo sin azúcar, de Lipton®	vaso(s) 240 g	☺	☺ ☺	☺ ☺	☺ ☺
Té 100%, sin endulzar, de Nestea®	vaso(s) 240 g	☺	☺+×26 unid ☺+×26 unid	☺ ☺	☺ ☺
Té blanco	Glas 200 ml	☺	☺ ☺	☺ ☺	☺ G ☺
Té chai	Glas 200 ml	☺	☺ ☺	☺ ☺	1 G 2
Té de diente de león	Glas 200 ml	☺	☺ ☺	☺ ☺	1 G 2
Té de hierbas	Glas 200 ml	☺	☺ ☺	☺ ☺	¾ G 1½
Té de hinojo	Glas 200 ml	☺	☺ ☺	☺ ☺	¾ G 1½

Bebidas calientes	Unidad	Lactosa ☻ + unid/💊	Fructosa* ☻ Fructosa ☻	Sorbitol ☻ Sorbitol ☻	Fruc/Galacta. ☻ Fruc/Galacta. ☻📖
Té de jazmín	vaso(s) 240 g	☺	☺ ☺	☺ ☺	☺ ☺
Té de manzanilla	Glas 200 ml	☺	☺ ☺	☺ ☺	¾ G 1½
Té de menta verde	vaso(s) 240 g	☺	☺ ☺	☺ ☺	☺ G ☺
Té de yerba mate	vaso(s) 240 g	☺	☺ ☺	☺ ☺	☺ ☺
Té helado con azúcar, de Lipton®	vaso(s) 240 g	☺	☺ ☺	☺ ☺	☺ ☺
Té helado con azúcar, de Nestea®	vaso(s) 240 g	☺	☺ ☺	☺ ☺	☺ ☺
Té negro	Glas 200 ml	☺	¾ ¾	☺ ☺	1¾ G 3½
Té oolong	Glas 200 ml	☺	☺ ☺	☺ ☺	¾ G 1½
Té verde	Glas 200 ml	☺	☺ ☺	☺ ☺	☺ G ☺

☻ *Nivel 0:* Medida lactosa ×½   + Unid/💊: Medida tolerada añadida por cápsula fuerte de lactasa
☻ *Nivel 1:* Medida fructosa ×2   Fructosa*: Fructosa, sorbitol ajustado
☻ *Nivel 2:* Medida Fructosa-/Sorbitol ×4, el resto ×2   ☺+ ×[Cantidad] unidades: por unidad consumida
☻ *Nivel 3:* Medida sorbitol ×7, el resto ×3   al mismo tiempo, puedes tolerar hasta [cantidad] ×
📖: fuente fruc-/galactanos   Medida Fructosa(*)más fructosa(*) de otro producto
☹: evitar;   ☹[1]: ¼ en NT 1;   ☹[2]: ¼ en NT 2;   ☹[3]: ¼ en NT 2;   ☺: solo contiene restos;   ☺: no tiene

3.3.3 Otras bebidas

Otras bebidas	Unidad	Lactosa 🚶 + unid/💊	Fructosa* 😊 Fructosa 😊	Sorbitol 😊 Sorbitol 🚶	Fruc/Galacta. 😊 Fruc/Galacta. 🚶📖
7UP®	vaso(s) 240 g	☺	☹² ☹²	☺ ☺	☺ ☺
7UP® dietético	vaso(s) 240 g	☺	☺ ☺	☺ ☺	☺ ☺
Agua del grifo	vaso(s) 240 g	☺	☺ ☺	☺ ☺	☺ ☺
Agua mineral	vaso(s) 240 g	☺	☺ ☺	☺ ☺	☺ ☺
Agua tónica	vaso(s) 240 g	☺	☹² ☹²	☺ ☺	☺ ☺
Agua tónica dietética	vaso(s) 240 g	☺	☺ ☺	☺ ☺	☺ ☺
Bebida energética Red Bull®	vaso(s) 240 g	☺	☺+ ×9¼ unid ☺+ ×9¼ unid	☺ ☺	☺ ☺
Bebida energética sin azúcar Red Bull®	vaso(s) 240 g	☺	☺ ☺	☺ ☺	☺ ☺
Cherry Coke®	vaso(s) 240 g	☺	½ ½	☺ ☺	☺ ☺
Coca Cola®	vaso(s) 240 g	☺	½ ½	☺ ☺	☺ ☺
Coca Cola® de vainilla	vaso(s) 240 g	☺	½ ½	☺ ☺	☺ ☺
Coca Cola® light®	vaso(s) 240 g	☺	☺ ☺	☺ ☺	☺ ☺
Coca Cola® lima	vaso(s) 240 g	☺	½ ½	☺ ☺	☺ ☺
Coca Cola® Zero®	vaso(s) 240 g	☺	☺ ☺	☺ ☺	☺ ☺
Dr. Pepper® Zero	vaso(s) 240 g	☺	☺ ☺	☺ ☺	☺ ☺
Fanta®	vaso(s) 240 g	☺	6¾ 6¾	☺ ☺	☺ ☺
Fanta® Roja	vaso(s) 240 g	☺	☹¹ ☹¹	☺ ☺	☺ ☺

Zumos	Unidad	Lactosa ↓ + unid/💊	Fructosa* ↕ Fructosa ↓	Sorbitol ↕ Sorbitol ↓	Fruc/Galacta. ↕ Fruc/Galacta. ↓📖
Fanta® Zero	vaso(s) 240 g	☺	☺ ☺	☺ ☺	☺ ☺
Ginger ale	vaso(s) 240 g	☺	☹² ☹²	☺ ☺	☺ ☺
Monster Energy®	vaso(s) 240 g	☺	☺+ ×21 unid ☺+ ×21 unid	☺ ☺	☺ ☺
Mountain Dew®	vaso(s) 240 g	☺	☹¹ ☹¹	☺ ☺	☺ ☺
Mountain Dew® Code Red	vaso(s) 240 g	☺	☹¹ ☹¹	☺ ☺	☺ ☺
No Fear®	vaso(s) 240 g	☺	☺+ ×7½ unid ☺+ ×7½ unid	☹ 41½	☺ ☺
No Fear® sin azúcar	vaso(s) 240 g	☺	☺ ☺	☺ ☺	☺ ☺
Pepsi®	vaso(s) 240 g	☺	½ ½	☺ ☺	☺ ☺
Pepsi® light	vaso(s) 240 g	☺	☺ ☺	☺ ☺	☺ ☺
Pepsi® Max	vaso(s) 240 g	☺	☺ ☺	☺ ☺	☺ ☺
Pepsi® Twist	vaso(s) 240 g	☺	½ ½	☺ ☺	☺ ☺
Rockstar Original®	vaso(s) 240 g	☺	☺+ ×28 unid ☺+ ×28 unid	☹ 4	☺ ☺
Rockstar Original® sin azúcar	vaso(s) 240 g	☺	☺ ☺	☹ 4	☺ ☺
Schweppes® Bitter Lemon®	vaso(s) 240 g	☺	☹² ☹²	☺ ☺	☺ ☺
Sprite Zero®	vaso(s) 240 g	☺	☺ ☺	☺ ☺	☺ ☺
Sprite®	vaso(s) 240 g	☺	☹² ☹²	☺ ☺	☺ ☺

↕ *Nivel 0*: Medida lactosa ×½   + Unid/💊: Medida tolerada añadida por cápsula fuerte de lactasa
↓ *Nivel 1*: Medida fructosa ×2   Fructosa*: Fructosa, sorbitol ajustado
↕ *Nivel 2*: Medida Fructosa-/Sorbitol ×4, el resto ×2   ☺+ ×[Cantidad] unidades: por unidad consumida
↕ *Nivel 3*: Medida sorbitol ×7, el resto ×3   al mismo tiempo, puedes tolerar hasta [cantidad] ×
📖: fuente fruc-/galactanos   Medida Fructosa(*)más fructosa(*) de otro producto
☹: evitar;   ☹¹: ¼ en NT 1;   ☹²: ¼ en NT 2;   ☹³: ¼ en NT 2;   ☺: solo contiene restos;   ☺: no tiene

3.3.4 Zumos

Zumos	Unidad	Lactosa + unid/	Fructosa* Fructosa	Sorbitol Sorbitol	Fruc/Galacta. Fruc/Galacta.
100% Zumo de verduras rico en vitaminas A-C-E, V-8®	vaso(s)	☺	¼	☹	2¼[B]
	240 g		¼	2½	4½
Arándano y frambuesa	vaso(s)	☺	☹[2]	☹	½[B]
	240 g		☹[1]	☹[2]	1¼
Bebida o ponche de frutas	vaso(s)	☺	☺+ ×1 unid	☹	1¼[C]
	240 g		☺+ ×1¼ unid	1½	2½
Capri-Sun®	vaso(s)	☺	☺+ ×1 unid	☹	☺
	240 g		☺+ ×1¼ unid	1½	☺
Cóctel de jugo de arándanos con zumo de arándanos azules	vaso(s)	☺	☹[2]	☹	☺
	240 g		☹[1]	☹[2]	☺
Cóctel de jugo de arándanos con zumo de manzana	vaso(s)	☺	☹[2]	☹	1¼[CB]
	240 g		☹[1]	☹[2]	2½
Néctar de Albaricoque	vaso(s)	☺	☹[1]	☹	☺
	240 g		☹[1]	¼	☺
Néctar de albaricoque	vaso(s)	☺	☺+ ×5¾ unid	☹	☺
	240 g		☺+ ×6 unid	¼	☺
Néctar de fresas	vaso(s)	☺	☹[2]	☹	☺[C]
	240 g		☹[2]	½	☺
Néctar de mango	vaso(s)	☺	¾	☹	☺[B]
	240 g		¾	1	☺
Néctar de Mango-Naranja	vaso(s)	☺	☹[2]	☹	2½[B]
	240 g		☹[2]	1½	5¼
Néctar de pera	vaso(s)	☺	☹[3]	☹	☺[B]
	240 g		☹[2]	☹[2]	☺
Néctar de plátano	vaso(s)	☺	☹[1]	☹	¼[FB]
	240 g		☹[1]	20¾	¾
Zumo de arándanos, de Northland®	vaso(s)	☺	☺+ ×8½ unid	☹	☺
	240 g		☺+ ×8½ unid	20¾	☺
Zumo de cerezas negras	vaso(s)	☺	¼	☹	☺
	240 g		¼	2	☺
Zumo de frambuesa	vaso(s)	☺	☹[3]	☹	½[B]
	240 g		☹[2]	☹[2]	1¼
Zumo de granada	vaso(s)	☺	½	☹	☺
	240 g		2¼	☹[2]	☺
Zumo de grosella negra	vaso(s)	☺	☺+ ×1¾ unid	☹	☺
	240 g		☺+ ×2 unid	1¼	☺

Zumos	Unidad	Lactosa ♙ +unid/💊	Fructosa* ♙ Fructosa ♙	Sorbitol ♙ Sorbitol ♙	Fruc/Galacta. ♙ Fruc/Galacta. ♙📖
Zumo de lima	vaso(s)	☺	☺+ ×1 unid	☺	1¾ B
	240 g		☺+ ×1 unid	☺	3¾
Zumo de limón	vaso(s)	☺	2	☹	1¾ B
	240 g		2	1¼	3¾
Zumo de manzana y uva	vaso(s)	☺	☹²	☹	1¼ CB
	240 g		☹²	☹²	2½
Zumo de manzana, plátano y fresa	vaso(s)	☺	☹²	☹	¾ FB
	240 g		☹²	☹²	1½
Zumo de maracuyá	vaso(s)	☺	☺+ ×4¾ unid	☺	☺
	240 g		☺+ ×4¾ unid	☺	☺
Zumo de melocotón	vaso(s)	☺	½	☹	½ B
	240 g		½	¾	1
Zumo de moras	vaso(s)	☺	☹¹	☺	☺
	240 g		☹¹	☺	☺
Zumo de naranja	vaso(s)	☺	1¼	☹	☺ B
	240 g		1¼	¼	☺
Zumo de naranja y piña	vaso(s)	☺	½	☺	1¼ CB
	240 g		½	☺	2½
Zumo de naranja, kiwi y maracuyá	vaso(s)	☺	☺	☹	☺ B
	240 g		☺	¾	☺
Zumo de pera	vaso(s)	☺	☹³	☹	1¼ C
	240 g		☹²	☹	2½
Zumo de piña	vaso(s)	☺	☺+ ×4 unid	☹	1¼ CB
	240 g		☺+ ×4 unid	1¼	2½
Zumo de pomelo	vaso(s)	☺	☺+ ×6 unid	☹	¾ CB
	240 g		☺+ ×6 unid	¼	1¾
Zumo de tomate	vaso(s)	☺	1	☹	2¼ B
	240 g		1	¼	4½
Zumo de zanahorias	vaso(s)	☺	☺+ ×1¼ unid	☹	☺ B
	240 g		☺+ ×1¼ unid	3¼	☺
Zumo Juicy Juice de Manzana y Uva	vaso(s)	☺	☹²	☹	1¼ CB
	240 g		☹²	☹²	2½
Zumo Juicy Juice de uva	vaso(s)	☺	☹²	☹	1¼ CB
	240 g		☹²	☹²	2½

♙ *Nivel 0*: Medida lactosa ×½   + Unid/💊: Medida tolerada añadida por cápsula fuerte de lactasa
♙ *Nivel 1*: Medida fructosa ×2   Fructosa*: Fructosa, sorbitol ajustado
♙ *Nivel 2*: Medida Fructosa-/Sorbitol ×4, el resto ×2   ☺+ ×[Cantidad] unidades: por unidad consumida
♙ *Nivel 3*: Medida sorbitol ×7, el resto ×3   al mismo tiempo, puedes tolerar hasta [cantidad] ×
📖: fuente fruc-/galactanos   Medida Fructosa(*)más fructosa(*) de otro producto
☹: evitar;   ☹¹: ¼ en NT 1;   ☹²: ¼ en NT 2;   ☹³: ¼ en NT 2;   ☺: solo contiene restos;   ☺: no tiene

3.4 Cadenas de comida rápida

3.4.1 Burger King®

Burger King®	Unidad	Lactosa ☝ + unid/📖	Fructosa* ☹ Fructosa ☹	Sorbitol ☹ Sorbitol ☝	Fruc/Galacta. ☹ Fruc/Galacta. ☝📖
Aros de cebolla	ración	☺	☺+ ×1½ unid	☹	¼ AC
	70 g		☺+ ×1½ unid	¾	½
Batido de chocolate	ración	☹²	☺+ ×7¼ unid	☺	½
	231 g	+0,15 unid	☺+ ×7¼ unid	☺	1
Batido de fresa	ración	☹²	☺+ ×5¼ unid	☹	1
	229 g	+0,15 unid	☺+ ×5¼ unid	3¼	2
Batido de vainilla u otro	ración	☹²	☺+ ×5¾ unid	☺	¾
	238 g	+0,13 unid	☺+ ×5¾ unid	☺	1¾
Big Fish	pieza(s)	☺	☺	☹	☹A
	228 g		☺	21¾	¼
Burrito Crispy Chicken	pieza(s)	5	☺	☹	¼ A
	137 g	+4¼ unid	☺	36¼	½
Crispy Chicken®	pieza(s)	☺	1½	☹	5¾ A
	149 g		1½	67	11½
Crispy Chicken®	pieza(s)	☺	8	☹	☹A
	264 g		8½	2½	¼
Ensalada de bacon, lechuga y tomate con TenderCrisp de pollo (Burger King®)	ración	79¼	5¾	☹	☺
	140 g	+66 unid	5¾	3	☺
Hamburguesa con queso	pieza(s)	11½	51½	☹	¼ A
	121 g	+9½ unid	59	3¼	¾
Hamburguesa	pieza(s)	☺	57¼	☹	½ A
	109 g		65½	3¼	1
Muffin BK con bacon, huevo y queso	pieza(s)	11½	☺+ ×1 unid	☺	¼ A
	131 g	+9½ unid	☺+ ×1 unid	☺	¾
Patatas fritas	ración	☺	☺	☹	☺
	70 g		☺	35½	☺
Salsa ácida para aros de cebolla	ración	☺	☺	☹	☺
	31 g		☺	64½	☺
Salsa agridulce	ración	☺	¼	☹	☺
	30 g		¼	41½	☺
Salsa barbacoa	ración	☺	☺+ ×1¼ unid	☹	☺
	31 g		☺+ ×1¼ unid	2¼	☺
Salsa de jalapeño asado BBQ	ración	☺	☺+ ×1 unid	☹	☺
	31 g		☺+ ×1 unid	2¾	☺

Burger King®	Unidad	Lactosa 1⁄ + unid/cápsula	Fructosa* 0⁄ Fructosa 0⁄	Sorbitol 0⁄ Sorbitol 1⁄	Fruc/Galacta. 0⁄ Fruc/Galacta. 1⁄ 🕮
Salsa taco picante	ración 35 g	☺	2½ 2½	☹ 2¾	☺ ☺
Sundaes de caramelo	ración 141 g	¼ +¼ unid	☺+ ×8½ unid ☺+ ×8½ unid	☺ ☺	2 4
Sundaes de chocolate	ración 141 g	¼ +¼ unid	☺+ ×6¾ unid ☺+ ×6¾ unid	☺ ☺	1½ 3¼
Sundaes de fresa	ración 141 g	¼ +¼ unid	☺+ ×2½ unid ☺+ ×2½ unid	☹ 2½	2¼ 4¾
Sundaes de Oreo®	ración 204 g	¼ +¼ unid	☺+ ×7¼ unid ☺+ ×7¼ unid	☹ 49	1¾ 3½
Sundaes mini M & M®	ración 204 g	¼ +0,23 unid	☺+ ×6¾ unid ☺+ ×6¾ unid	☺ ☺	1¼ 2¾
Tortitas y sirope	pieza(s) 187 g	½ +½ unid	☺+ ×6 unid ☺+ ×6 unid	☺ ☺	¼ A ½
Trozos de Manzana Fresca	ración 140 g	☺	☹² ☹²	☹ ☹²	☺ ☺
Vinagreta de manzana	ración 30 g	☺	☺ ☺	☺ ☺	☺ ☺
Whopper® con queso	pieza(s) 315 g	5¾ +4¾ unid	2¾ 2¾	☹ 1	☹ A ¼

0⁄ *Nivel 0:* Medida lactosa ×½
1⁄ *Nivel 1:* Medida fructosa ×2
2⁄ *Nivel 2:* Medida Fructosa-/Sorbitol ×4, el resto ×2
3⁄ *Nivel 3:* Medida sorbitol ×7, el resto ×3
🕮: fuente fruc-/galactanos

+ Unid/cápsula: Medida tolerada añadida por cápsula fuerte de lactasa
Fructosa*: Fructosa, sorbitol ajustado
☺+ ×[Cantidad] unidades: por unidad consumida al mismo tiempo, puedes tolerar hasta [cantidad] × Medida Fructosa(*)más fructosa(*) de otro producto

☹: evitar; ☹¹: ¼ en NT 1; ☹²: ¼ en NT 2; ☹³: ¼ en NT 2; ☺: solo contiene restos; ☺: no tiene

3.4.2 KFC®

KFC®	Unidad	Lactosa ☹ + unid/💊	Fructosa* ☺ Fructosa ☹	Sorbitol ☺ Sorbitol ☹	Fruc/Galacta. ☺ Fruc/Galacta. ☹ 📖
Alitas de pollo	ración	☺	☺	☺	☺
	85 g		☺	☺	☺
Chicken Littles con salsa	pieza(s)	☺	3	☹	½ A
	101 g		3	33	1
Condimento para ensaladas César	ración	4¾	☺	☺	26½
	30 g	+3¾ unid	☺	☺	53
Crispy Twister con salsa	pieza(s)	☺	17¼	☹	☹ A
	240 g		18¾	2	¼
Crispy Twister sin salsa	pieza(s)	☺	19	☹	☹ A
	218 g		20¾	2	¼
Ensalada Caesar Crispy Chicken	ración	☺	2¼	☹	1 A
	140 g		2¼	17¾	2¼
Ensalada de col	ración	☺	☺+ ×¼ unid	☹	1 B
	100 g		☺+ ×¼ unid	2¾	2
Ensalada	ración	☺	2	☹	☺
	100 g		2	4	☺
Extra Crispy Tenders	pieza(s)	☺	☺	☺	3¼ A
	52 g		☺	☺	6½
Maíz dulce	pieza(s)	☺	☺	☹	1¼ G
	95 g		☺	2½	2½
Pechuga de pollo	pieza(s)	☺	☺	☺	¾ A
	175 g		☺	☺	1¾
Puré de patatas con salsa	ración	½	☺	☹	4
	140 g	+½ unid	☺	35½	8¼
Salsa agridulce	ración	☺	¼	☹	☺
	30 g		¼	37	☺
Salsa creamy buffalo	ración	☺	☺+ ×1¼ unid	☹	☺
	31 g		☺+ ×1¼ unid	2¼	☺

3.4.3 McDonald's®

McDonald's®	Unidad	Lactosa ☽/ + unid/⊙	Fructosa* ☼/ Fructosa ☼/	Sorbitol ☼/ Sorbitol ☽/	Fruc/Galacta. ☼/ Fruc/Galacta. ☽/📖
Batido de chocolate	taza(s)	¼	☺+ ×2 unid	☺	2
	150 g	+¼ unid	☺+ ×2 unid	☺	4
Batidos de frutas	vaso(s)	2¼	3¼	☹	12¾
	240 g	+1¾ unid	3½	1	25¾
Batidos McCafé de vainilla u otros sabores	taza(s)	¼	☺+ ×¼ unid	☹	2¼
	150 g	+¼ unid	☺+ ×¼ unid	16½	4½
Batidos McCafé de vainilla u otros sabores	taza(s)	¼	☺+ ×¼ unid	☹	2¼
	150 g	+¼ unid	☺+ ×¼ unid	16½	4½
Batidos McCafé sabor chocolate, de McDonald's	taza(s)	¼	☺+ ×4 unid	☹	2¼
	150 g	+¼ unid	☺+ ×4 unid	22	4¾
Batidos McCafé sabor chocolate, de McDonald's	taza(s)	¼	☺+ ×4 unid	☹	1¼
	150 g	+¼ unid	☺+ ×4 unid	22	2¾
Big Mac®	pieza(s)	9¾	5	☹	¼ ᴬ
	215 g	+8¼ unid	5	6½	½
Burrito Crispy Chicken con salsa ranchera	pieza(s)	62	☺	☹	¼ ᴬ
	118 g	+51½ unid	☺	84½	½
Cheeseburguer Doble	pieza(s)	4¾	4½	☹	¼ ᴬ
	165 g	+4 unid	4½	4¼	½
Condimento Creamy Caesar de Newman's Own®	ración	18¼	26¾	☹	☺
	30 g	+15¼ unid	79¼	7¼	☺
Cuarto de Libra	pieza(s)	☺	48	☹	¼ ᴬ
	173 g		57¾	2½	½
Ensalada pequeña	ración	☺	3¾	☹	☺
	100 g		3¾	2½	☺
Filet-O-Fish	pieza(s)	19¾	2	☹	¼ ᴬ
	142 g	+16½ unid	2	70¼	¾
Galletas con trozos de chocolate	pieza(s)	☺	☺+ ×½ unid	☹	¾ ᴬ
	33 g		☺+ ×½ unid	☺	1½
Hamburguesa con queso	pieza(s)	9¾	3¾	☹	¼ ᴬ
	114 g	+8¼ unid	3¾	5	¾
Hamburguesa	pieza(s)	☺	3¾	☹	½ ᴬ
	100 g		4	5	1

☼/ *Nivel 0*: Medida lactosa ×½ + Unid/⊙: Medida tolerada añadida por cápsula fuerte de lactasa
☽/ *Nivel 1*: Medida fructosa ×2 Fructosa*: Fructosa, sorbitol ajustado
☾/ *Nivel 2*: Medida Fructosa-/Sorbitol ×4, el resto ×2 ☺+ ×[Cantidad] unidades: por unidad consumida
☿/ *Nivel 3*: Medida sorbitol ×7, el resto ×3 al mismo tiempo, puedes tolerar hasta [cantidad] ×
📖: fuente fruc-/galactanos Medida Fructosa(*)más fructosa(*) de otro producto
☹: evitar; ☹¹: ¼ en NT 1; ☹²: ¼ en NT 2; ☹³: ¼ en NT 2; ☺: solo contiene restos; ☺: no tiene

McDonald's®	Unidad	Lactosa ↳ + unid/💊	Fructosa* ↳ Fructosa ↳	Sorbitol ↳ Sorbitol ↳	Fruc/Galacta. ↳ Fruc/Galacta. ↳ 📖
McDouble®	pieza(s) 151 g	9¾ +8¼ unid	4¼ 4¼	☹ 4¼	¼ ᴬ ½
McFlurry M & M	ración 228 g	☹² +0,18 unid	☺+ ×3½ unid ☺+ ×3½ unid	☺ ☺	1 2¼
McMuffin de salchicha y huevo	pieza(s) 164 g	9¾ +8¼ unid	☺+ ×1 unid ☺+ ×1 unid	☺ ☺	¼ ᴬ ½
McNuggets® de pollo	pieza(s) 16,25 g	☺	☺ ☺	☺ ☺	10¾ ᴬ 21½
McPollo®	pieza(s) 143 g	☺	1½ 1½	☹ 69¾	¼ ᴬ ¾
McRib®	pieza(s) 208 g	☺	☺+ ×¾ unid ☺+ ×¾ unid	☹ 1¾	¼ ᴬ ½
Patatas fritas	ración 70 g	☺	☺ ☺	☹ 35½	☺ ☺
Salsa agridulce	ración 30 g	☺	¼ ¼	☹ 41½	☺ ☺
Salsa barbacoa chipotle del suroeste	ración 31 g	☺	☺+ ×1¾ unid ☺+ ×1¾ unid	☹ 2¾	☺ ☺
Salsa barbacoa	ración 31 g	☺	☺+ ×1½ unid ☺+ ×1½ unid	☹ 1¾	☺ ☺
Salsa mostaza	ración 20 g	☺	☺+ ×1¼ unid ☺+ ×1¼ unid	☺ ☺	☺ ☺
Sundae de caramelo	ración 182 g	¼ +¼ unid	☺+ ×6¾ unid ☺+ ×6¾ unid	☺ ☺	1¾ 3¾
Sundae de chocolate caliente	ración 179 g	¼ +¼ unid	☺+ ×7½ unid ☺+ ×7½ unid	☹ 55¾	1¼ ᴳ 2½
Trozos de manzana	pieza(s) 34 g	☺	¼ ½	☹ ¼	☺ ☺
Vinagreta balsámica baja en grasas de Newman's Own®	ración 30 g	☺	☺ ☺	☺ ☺	☺ ☺
Zumo de naranja	vaso(s) 240 g	☺	1¼ 1¼	☹ ¼	☺ ☺

3.4.4 Subway®

Subway®	Unidad	Lactosa ↓ + unid/💊	Fructosa* ↓0 Fructosa ↓0	Sorbitol ↓0 Sorbitol ↓1	Fruc/Galacta. ↓0 Fruc/Galacta. ↓1 📖
Aderezo de mayonesa	ración 30 g	☺	☺ ☺	☹ ☺	☺ ☺
Bacon	ración 15 g	☺	☺ ☺	☺ ☺	☺ ☺
Condimento para ensalada de cebolla dulce	ración 30 g	☺	☺+ ×1 unid ☺+ ×1 unid	☹ 55½	½ 1¼
Condimento para ensalada Honey Mustard	ración 30 g	☺	4½ 4½	☺ ☺	☺ ☺
Ensalada Veggie Delite	ración 100 g	34¼ +28½ unid	83¼ ☺	☹ 2¼	☺ ☺
Galleta con nuez de macadamia	pieza(s) 45 g	6¾ +5½ unid	☺ ☺	☺ ☺	½ A 1
Galleta con trozos de chocolate	pieza(s) 45 g	☺	☺+ ×1 unid ☺+ ×1 unid	☹ ☺	½ A 1
Galleta con trozos de chocolate	pieza(s) 45 g	☺	☺+ ×1 unid ☺+ ×1 unid	☹ ☺	½ A 1
Galleta M & M®	pieza(s) 45 g	9 +7½ unid	☺+ ×½ unid ☺+ ×½ unid	☹ ☺	½ A 1
Mostaza	ración 5 g	☺	☺ ☺	☺ ☺	☺ ☺
Pan de avena y miel	pieza(s) 89 g	¾ +½ unid	2½ 2½	☹ 6½	¼ A ¾
Pan de burrito	pieza(s) 103 g	☺	☺ ☺	☺ ☺	½ A 1
Pan de orégano parmesano	pieza(s) 75 g	☺	☺+ ×½ unid ☺+ ×½ unid	☺ ☺	¾ A 1½
Pan de trigo con 9 cereales	pieza(s) 78 g	☺	1 1	☺ ☺	¼ A ¾
Queso amarillo	ración 30 g	4½ +3¾ unid	☺ ☺	☺ ☺	25¾ 51½
Queso cheddar	ración 30 g	43¼ +36 unid	☺ ☺	☺ ☺	☺ ☺

↓0 *Nivel 0:* Medida lactosa ×½
↓1 *Nivel 1:* Medida fructosa ×2
↓2 *Nivel 2:* Medida Fructosa-/Sorbitol ×4, el resto ×2
↓3 *Nivel 3:* Medida sorbitol ×7, el resto ×3
📖: fuente fruc-/galactanos
☹: evitar;   ☹¹: ¼ en NT 1;   ☹²: ¼ en NT 2;   ☹³: ¼ en NT 2;   ☺: solo contiene restos;   ☻: no tiene

+ Unid/💊: Medida tolerada añadida por cápsula fuerte de lactasa
Fructosa*: Fructosa, sorbitol ajustado
☺+ ×[Cantidad] unidades: por unidad consumida al mismo tiempo, puedes tolerar hasta [cantidad] × Medida Fructosa(*)más fructosa(*) de otro producto

Subway®	Unidad +unid/	Lactosa ↓	Fructosa* ☺ Fructosa ☺	Sorbitol ☺ Sorbitol ↓	Fruc/Galacta. ☺ Fruc/Galacta. ↓
Sandwich BMT italiano con verduras	pieza(s) 226 g	12½ +10½ unid	¾ ¾	☹ 1¼	¼ A ½
Sandwich de atún con verduras y sin mayonesa	pieza(s) 233 g	12½ +10½ unid	¾ ¾	☹ 1¼	☹A ¼
Sandwich de carne tostada con verduras y sin mayonesa	pieza(s) 233 g	12½ +10½ unid	¾ ¾	☹ 1¼	☹A ¼
Sandwich de filete y queso con verduras y sin mayonesa	pieza(s) 245 g	☺	1 1	☹ 1¼	☹A ¼
Sandwich de jamón con verduras y sin mayonesa	pieza(s) 219 g	12½ +10½ unid	¾ ¾	☹ 1¼	¼ A ½
Sandwich de pechuga de pavo con verduras y sin mayonesa	pieza(s) 219 g	12½ +10½ unid	¾ ¾	☹ 1¼	¼ A ½
Sandwich de pechuga de pavo y jamón con verduras y sin mayonesa	pieza(s) 219 g	12½ +10½ unid	¾ ¾	☹ 1¼	¼ A ½
Sandwich de pollo asado con verduras, sin mayonesa	pieza(s) 233 g	12½ +10½ unid	1¾ 1¾	☹ 1¼	☹A ¼
Sandwich italiano picante con verduras y sin carne	pieza(s) 222 g	12½ +10½ unid	¾ ¾	☹ 1¼	¼ A ½
Sandwich Teriyaki de Pollo con cebolla dulce	pieza(s) 276 g	12½ +10½ unid	22½ 25¾	☹ 1¼	☹A ¼
Sandwich Veggie Delite sin mayonesa	pieza(s) 162 g	12½ +10½ unid	¾ ¾	☹ 1½	¼ A ½
Vinagre	ración 14,94 g	☺	☺ ☺	☹ 20¼	☺ ☺
Vinagreta del suroeste chipotle	ración 30 g	7¼ +6 unid	☺ ☺	☺ ☺	40½ 81

3.5 Frutas y verduras

3.5.1 Frutas

Frutas	Unidad	Lactosa 1 / + unid/cápsula	Fructosa* 0 / Fructosa 0	Sorbitol 0 / Sorbitol 1	Fruc/Galacta. 0 / Fruc/Galacta. 1 📖
Albaricoque deshidratado	pieza(s)	☺	☺+ ×7¾ unid	☹	☺
crudo	20 g		☺+ ×8 unid	¼	☺
Albaricoque deshidratado,	pieza(s)	☺	☺+ ×1¼ unid	☹	☺
cocido y endulzado	20 g		☺+ ×1½ unid	1¼	☺
Albaricoque fresco	pieza(s)	☺	☺+ ×¾ unid	☹	☺
	35 g		☺+ ×1 unid	¾	☺
Arándanos	ración	☺	☺+ ×2¾ unid	☹	☺
	55 g		☺+ ×2¾ unid	45¼	☺
Arándanos azules	ración	☺	3¾	☺	¾[B]
	140 g		3¾	☺	1½
Arándanos deshidratados	ración	☺	☺+ ×3¼ unid	☹	☺
	40 g		☺+ ×3¼ unid	41½	☺
Arándanos rojos	ración	☺	☺+ ×9¼ unid	☹	☺
	140 g		☺+ ×9¼ unid	35½	☺
Baya del saúco	ración	☺	¼	☺	☺
	140 g		¼	☺	☺
Cantalupo	ración	☺	1	☹	2[B]
	140 g		1	14¼	4¼
Caqui	pieza(s)	☺	2¾	☺	1[C]
	140 g		2¾	☺	2
Carambola	pieza(s)	☺	☺+ ×¼ unid	☹	☺
	91 g		☺+ ×¼ unid	1¼	☺
Cerezas dulces	cdta.	☺	3¾	☹	☺
	15 g		☺+ ×¼ unid	¼	☺
Chips de plátano	ración	☺	3¾	☹	½[FB]
	40 g		3¾	12½	1¼
Ciruela	cdta.	☺	☺+ ×¼ unid	☹	21½[C]
	15 g		☺+ ×½ unid	¾	43

0 *Nivel 0:* Medida lactosa ×½ + Unid/cápsula: Medida tolerada añadida por cápsula fuerte de lactasa
1 *Nivel 1:* Medida fructosa ×2 Fructosa*: Fructosa, sorbitol ajustado
2 *Nivel 2:* Medida Fructosa-/Sorbitol ×4, el resto ×2 ☺+ ×[Cantidad] unidades: por unidad consumida
3 *Nivel 3:* Medida sorbitol ×7, el resto ×3 al mismo tiempo, puedes tolerar hasta [cantidad] ×
📖: fuente fruc-/galactanos Medida Fructosa(*)más fructosa(*) de otro producto
☹: evitar; ☹[1]: ¼ en NT 1; ☹[2]: ¼ en NT 2; ☹[3]: ¼ en NT 2; ☺: solo contiene restos; ☺: no tiene

Frutas	Unidad	Lactosa ☻ + unid/💊	Fructosa* ☻ Fructosa ☻	Sorbitol ☻ Sorbitol ☻	Fruc/Galacta. ☻ Fruc/Galacta. ☻📖
Clementina	ración	☻	7	☻	2¼ [B]
	140 g		7	☻	4½
Dátiles	ración	☻	☻	☻	☻
	40 g		☻	☻	☻
Escaramujo	ración	☻	☻+ ×½ unid	☻	☻
	140 g		☻+ ×½ unid	☻	☻
Frambuesas	ración	☻	½	☹	1 [B]
	140 g		½	1½	2¼
Fresas	ración	☻	½	☹	☻ [C]
	140 g		¾	¼	☻
Fruta de árbol de jack	cdta.	☻	☻	☹	☻
	15 g		☻	½	☻
Fruta de la pasión (maracuyá)	ración	☻	☻+ ×2½ unid	☻	☻
	140 g		☻+ ×2½ unid	☻	☻
Granada	cdta.	☻	☻+ ×½ unid	☹	☻
	15 g		☻+ ×½ unid	2	☻
Grosellas rojas y blancas	ración	☻	1	☻	☻
	140 g		1	☻	☻
Guanábana	ración	☻	1¼	☻	☻
	140 g		1¼	☻	☻
Guayaba	pieza(s)	☻	2¼	☹	☻
	250 g		2¼	½	☻
Guindas	cdta.	☻	10	☹	☻
	15 g		☻	½	☻
Higos frescos	pieza(s)	☻	☻+ ×2 unid	☻	☻
	50 g		☻+ ×2 unid	☻	☻
Higos secos, cocidos y endulzados	pieza(s)	☻	☻+ ×¾ unid	☻	☻
	50 g		☻+ ×¾ unid	☻	☻
Kiwi dorado	pieza(s)	☻	1	☻	☻ [B]
	86 g		1	☻	☻
Kiwi verde	pieza(s)	☻	3	☻	☻ [B]
	69 g		3	☻	☻
Lichis	ración	☻	1	☻	☻ [B]
	140 g		1	☻	☻
Lima	pieza(s)	☻	☻	☻	6¾ [B]
	67 g		☻	☻	13½
Limón	pieza(s)	☻	☻	☻	7¾ [B]
	58 g		☻	☻	15½

Frutas	Unidad	Lactosa + unid/	Fructosa* Fructosa	Sorbitol Sorbitol	Fruc/Galacta. Fruc/Galacta.
Lycium (bayas de Goji)	ración 140 g	☺	☺+ ×1 unid ☺+ ×1 unid	☺ ☺	☺ ☺
Mandarina	ración 140 g	☺	1¼ 1¼	☺ ☺	2¼ B 4½
Mango	cdta. 15 g	☺	1 1	☹ 4	☺ B ☺
Mangostino	ración 140 g	☺	35½ 35½	☺ ☺	☺ ☺
Manzana fresca con piel	pieza(s) 182 g	☺	☹² ☹²	☹ ☹²	1¾ CB 3½
Melocotón	ración 140 g	☺	☺+ ×½ unid ☺+ ×1 unid	☹ ¼	2¼ B 4½
Melocotón	ración 140 g	☺	☺+ ×½ unid ☺+ ×1 unid	☹ ¼	¾ B 1¾
Melón Crenshaw	ración 140 g	☺	1¼ 1¼	☺ ☺	1½ B 3¼
Melón piel de sapo	ración 140 g	☺	1¼ 1¼	☺ ☺	☺ ☺
Melón verde	ración 140 g	☺	¾ ¾	☺ ☺	1½ B 3¼
Membrillo	cdta. 15 g	☺	1¼ 1¼	☺ ☺	☺ ☺
Moras	ración 140 g	☺	½ ½	☺ ☺	☺ ☺
Moras frescas	ración 140 g	☺	3¾ 3¾	☺ ☺	2¼ B 4½
Moras frescas de Boysen	ración 8 g	☺	69¼ 69¼	☺ ☺	☺ ☺
Moras rojas	ración 140 g	☺	☺+ ×1½ unid ☺+ ×1½ unid	☺ ☺	☺ ☺
Naranja	ración 140 g	☺	2¼ 2¼	☺ ☺	2¼ B 4½
Nectarina	cdta. 15 g	☺	8¼ ☺	☹ 1	5½ B 11¼

Nivel 0: Medida lactosa ×½
Nivel 1: Medida fructosa ×2
Nivel 2: Medida Fructosa-/Sorbitol ×4, el resto ×2
Nivel 3: Medida sorbitol ×7, el resto ×3
: fuente fruc-/galactanos
+ Unid/ : Medida tolerada añadida por cápsula fuerte de lactasa
Fructosa*: Fructosa, sorbitol ajustado
☺+ ×[Cantidad] unidades: por unidad consumida al mismo tiempo, puedes tolerar hasta [cantidad] × Medida Fructosa(*)más fructosa(*) de otro producto
☹: evitar; ☹¹: ¼ en NT 1; ☹²: ¼ en NT 2; ☹³: ¼ en NT 2; ☺: solo contiene restos; ☺: no tiene

Frutas	Unidad	Lactosa 🥛 + unid/💊	Fructosa* 🍎 Fructosa 🍎	Sorbitol 🍎 Sorbitol 🥛	Fruc/Galacta. 🍎 Fruc/Galacta. 🥛📖
Papaya	ración	☺	☺+ ×1 unid	☺	☺
	140 g		☺+ ×1 unid	☺	☺
Pasas negras	ración	☺	1¼	☺	☺
	140 g		1¼	☺	☺
Pasas sin cocer	ración	☺	½	☹	2 [B]
	40 g		½	½	4
patilla	cdta.	☺	1¾	☹	10¼ [B]
	15 g		1¾	☺	20¾
Pera fresca	cdta.	☺	½	☹	☺ [B]
	15 g		¾	¼	☺
Piña deshidratada	ración	☺	½	☹	2 [CB]
	40 g		½	½	4
Piña fresca	ración	☺	¾	☹	2¼ [CB]
	140 g		¾	¾	4½
Plátano fresco	pieza(s)	☺	☺+ ×¼ unid	☹	¾ [FB]
	118 g		☺+ ×¼ unid	9¼	1½
Plátanos verdes hervidos	pieza(s)	☺	¾	☺	¼ [FB]
	223 g		¾	☺	¾
Pomelo	ración	☺	2	☺	1½ [CB]
	140 g		2	☺	3
Puré de manzana en lata endulzado	cdta.	☺	1½	☹	21½ [CB]
	15 g		1¾	¾	43
Puré de manzana en lata sin endulzar	cdta.	☺	¾	☹	21½ [CB]
	15 g		¾	1	43
Rambután	ración	☺	1¼	☺	¾ [CB]
	140 g		1¼	☺	1¾
Ruibarbo	ración	☺	☺	☺	☺
	140 g		☺	☺	☺
Sapodilla	ración	☺	☺+ ×3½ unid	☺	☺
	140 g		☺+ ×3½ unid	☺	☺
Uvas	ración	☺	¼	☹	2¼ [B]
	140 g		¼	½	4½
Uvas crespa	ración	☺	☺+ ×1 unid	☺	☺
	140 g		☺+ ×1 unid	☺	☺

3.5.2 Verduras

Verduras	Unidad	Lactosa ↓ +unid/💊	Fructosa* ○↓ Fructosa ○↓	Sorbitol ○↓ Sorbitol ↓	Fruc/Galacta. ○↓ Fruc/Galacta. ↓📖
Aceitunas negras	ración 15 g	☺	☺ ☺	☹ 33¼	☺ ☺
Aceitunas verdes	ración 15 g	☺	☺ ☺	☹ 18	☺ ☺
Acelgas marinadas en aceite	ración 85 g	☺	☺+ ×½ unid ☺+ ×½ unid	☺ ☺	☺ ☺
Achicoria roja	ración 85 g	☺	2¼ 2¼	☺ ☺	¾ 1½
Achicorias verdes crudas	ración 85 g	☺	5¼ 5¼	☹ 39	2¼ B 4½
Aguacate de piel verde de Florida	ración 30 g	☺	☺+ ×1 unid ☺+ ×1 unid	☺ ☺	☺ B ☺
Ajo	ración 4 g	☺	☺ ☺	☺ ☺	¾ FB 1½
Alcachofa cruda	cdta. 15 g	☺	☺ ☺	☹ 23¾	1 FB 2¼
Alcachofa de Jerusalén	picza(s) 1 g	☺	☺ ☺	☺ ☺	3¼ FB 6½
Alga marina	ración 85 g	☺	☺ ☺	☺ ☺	☺ ☺
Apio cocinado	cdta. 15 g	☺	☺ ☺	☹ 1	☺ C ☺
Apio nabo (raíz de apio)	cdta. 15 g	☺	13¼ 13¼	☹ ¾	☺ ☺
Berenjena cocida	ración 85 g	☺	3½ 3½	☹ 2½	☺ B ☺
Berzas	ración 85 g	☺	☺ ☺	☺ ☺	1¼ B 2½
Boniatos cocidos	ración 110 g	☺	☺ ☺	☺ ☺	☺ B ☺
Brocoflor (coliflor verde) cocinada (fresca)	ración 85 g	☺	1 1	☺ ☺	☺ B ☺

○↓ *Nivel 0*: Medida lactosa ×½   + Unid/💊: Medida tolerada añadida por cápsula fuerte de lactasa
↓ *Nivel 1*: Medida fructosa ×2   Fructosa*: Fructosa, sorbitol ajustado
↓ *Nivel 2*: Medida Fructosa-/Sorbitol ×4, el resto ×2   ☺+ ×[Cantidad] unidades: por unidad consumida
↓ *Nivel 3*: Medida sorbitol ×7, el resto ×3   al mismo tiempo, puedes tolerar hasta [cantidad] ×
📖: fuente fruc-/galactanos   Medida Fructosa(*)más fructosa(*) de otro producto
☹: evitar;   ☹¹: ¼ en NT 1;   ☹²: ¼ en NT 2;   ☹³: ¼ en NT 2;   ☺: solo contiene restos;   ☺: no tiene

Verduras	Unidad	Lactosa ↓ + unid/💊	Fructosa* ↓ Fructosa ↓	Sorbitol ↓ Sorbitol ↓	Fruc/Galacta. ↓ Fruc/Galacta. ↓📖
Brócoli crudo	ración	16¾	3	☺	½ B
	85 g	+14 unid	3	☺	1¼
Brotes de alfalfa	ración		14½	☺	☺ G
	85 g	☺	14½	☺	☺
Brotes de arvejas partidas cocidas	cdta.	☺	☺	☺	1¼ A
	15 g		☺	☺	2½
Brotes de bambú enlatados y desaguados	ración	☺	19½	☺	☺
	85 g		19½	☺	☺
Brotes de soja	ración	☺	☺	☹	3¾ CB
	85 g		☺	½	7½
Calabacín Hubbard	ración	☺	☺	☺	☺ B
	85 g		☺	☺	☺
Calabacín vieira	ración	☺	4	☺	☺ CB
	85 g		4	☺	☺
Calabaza	ración	☺	☺	☺	½ G
	130 g		☺	☺	1¼
Calabaza china	ración	☺	☺	☺	☺ CB
	85 g		☺	☺	☺
Calabaza de invierno cocinada	ración	☺	1¾	☺	☺ CB
	130 g		1¾	☺	☺
Calabaza de verano	ración	☺	2¼	☺	2 CB
	85 g		2¼	☺	4
Castañas hervidas al vapor	ración	☺	☺	☹	☺
	30 g		☺	6	☺
Cebolla blanca, amarilla o roja	cdta.	☺	☺	☹	1 CB
	15 g		☺	6	2
Chalote	cdta.	☺	☺	☺	¼ CB
	15 g		☺	☺	½
Champiñones de Straw en lata, deshidratados	ración	☺	☺	☹	☺
	85 g		☺	¼	☺
Champiñones de portobello	cdta.	☺	☺+ ×½ unid	☹	12¼ B
	15 g		☺+ ×½ unid	½	24½
Champiñones enoki	cdta.	☺	☺	☹	☺
	15 g		☺	¾	☺
Champiñones Maitake	cdta.	60½	☺+ ×½ unid	☹	☺
	15 g	+50½ unid	☺+ ×½ unid	¾	☺
Champiñones marrones (italianos o crimini), crudos	cdta.	☺	☺+ ×¼ unid	☹	12¼ B
	15 g		☺+ ×¼ unid	¾	24½
Champiñones ostra crudos	ración	☺	☺+ ×1¾ unid	☹	☺
	85 g		☺+ ×1¾ unid	¼	☺

Verduras	Unidad	Lactosa + unid/	Fructosa* Fructosa	Sorbitol Sorbitol	Fruc/Galacta. Fruc/Galacta.
Champiñones rebozados o empanados	ración	☺	☺	☹	2½[B]
	70 g		☺	¼	5¼
Champiñones Shiitake	cdta.	☺	☺+ ×1 unid	☹	☺
	15 g		☺+ ×1 unid	½	☺
Chayote	ración	☺	6¼	☺	☺[B]
	130 g		6¼	☺	☺
Chirivía	ración	☺	☺+ ×¼ unid	☺	☺[C]
	85 g		☺+ ×¼ unid	☺	☺
Chucrut	cdta.	☺	☺	☹	7[B]
	15 g		☺	¾	14¼
Col china	ración	☺	☺+ ×¼ unid	☹	☺[B]
	85 g		☺+ ×¼ unid	23½	☺
Col de Milán	ración	☺	☺	☹	1½[B]
	85 g		☺	39	3
Col rizada	ración	☺	☺	☹	☺
	85 g		☺	¾	☺
Col roja cocinada	ración	☺	☺+ ×¼ unid	☺	1¼[B]
	85 g		☺+ ×¼ unid	☺	2½
Col verde cocida	ración	☺	☺+ ×¾ unid	☹	1¼[B]
	85 g		☺+ ×¾ unid	58¾	2½
Coles de Bruselas	ración	☺	☺	☺	1[B]
	85 g		☺	☺	2
Coliflor cocinada (estando congelada)	ración	☺	☺	☹	☺[CB]
	85 g		☺	2½	☺
Endivia rizada	ración	☺	☺	☹	3¾[C]
	85 g		☺	3	7½
Ensalada de col con manzanas, pasas y mayonesa	ración	☺	½	☹	1[B]
	100 g		½	½	2
Ensalada de col con piña y mayonesa	ración	☺	☺+ ×¼ unid	☹	☺[B]
	100 g		☺+ ×¼ unid	3¾	☺
Espaguetis de calabacín	ración	☺	☺+ ×¼ unid	☺	☺[CB]
	85 g		☺+ ×¼ unid	☺	☺
Espárragos	ración	☺	1½	☹	½[FB]
	85 g		1½	9¾	1¼

Nivel 0: Medida lactosa ×½
Nivel 1: Medida fructosa ×2
Nivel 2: Medida Fructosa-/Sorbitol ×4, el resto ×2
Nivel 3: Medida sorbitol ×7, el resto ×3
: fuente fruc-/galactanos

+ Unid/: Medida tolerada añadida por cápsula fuerte de lactasa
Fructosa*: Fructosa, sorbitol ajustado
☺+ ×[Cantidad] unidades: por unidad consumida al mismo tiempo, puedes tolerar hasta [cantidad] × Medida Fructosa(*)más fructosa(*) de otro producto

☹: evitar; ☹[1]: ¼ en NT 1; ☹[2]: ¼ en NT 2; ☹[3]: ¼ en NT 2; ☺: solo contiene restos; ☺: no tiene

Verduras	Unidad	Lactosa + unid/	Fructosa* Fructosa	Sorbitol Sorbitol	Fruc/Galacta. Fruc/Galacta.
Espinacas	ración	☺	☺	☹	4[CB]
	85 g		☺	13	8¼
Garbanzos escurridos en lata	ración	☺	☺	☹	1½[A]
	90 g		☺	1	3
Garbanzos escurridos en lata	ración	☺	☺	☹	1½[A]
	90 g		☺	1	3
Hinojo	ración	☺	☺+ ×¾ unid	☹	1¼[B]
	85 g		☺+ ×¾ unid	2	2¾
Judías amarillas	ración	☺	☺	☺	¼[A]
	85 g		☺	☺	¾
Judías de lima	ración	☺	½	☺	¼[A]
	90 g		½	☺	½
Judías mungo	ración	☺	½	☺	¾[A]
	90 g		½	☺	1¾
Judías verdes	ración	☺	4½	☺	¼[A]
	85 g		4½	☺	¾
Kohlrabi	ración	☺	☺+ ×¼ unid	☹	☺
	85 g		☺+ ×¼ unid	13	☺
Lechuga	ración	☺	7¼	☹	☺[B]
	85 g		7¼	19½	☺
Lechuga de hoja roja	ración	☺	7¼	☹	☺[B]
	85 g		7¼	19½	☺
Lechuga iceberg	ración	☺	6½	☹	☺[CB]
	85 g		6½	19½	☺
Lechuga romana	ración	☺	1¼	☹	☺[CB]
	85 g		1¼	16¾	☺
Lechuga, hoja verde	ración	☺	8¼	☹	☺[CB]
	85 g		8¼	16¾	☺
Lentejas	ración	☺	☺	☺	¾[A]
	90 g		☺	☺	1½
Lentejas	ración	☺	☺	☺	¾[A]
	90 g		☺	☺	1½
Nabo	ración	☺	☺+ ×½ unid	☹	☺[CB]
	85 g		☺+ ×½ unid	2½	☺
Nabo sueco	ración	☺	☺+ ×1 unid	☺	☺[CB]
	85 g		☺+ ×1 unid	☺	☺
páprika	ración	☺	☺	☺	☺[B]
	85 g		☺	☺	☺
Peino sin piel	ración	☺	4¾	☹	☺[B]
	85 g		4¾	1	☺

Verduras	Unidad	Lactosa ¹ + unid/	Fructosa* ⁰ Fructosa ⁰	Sorbitol ⁰ Sorbitol ¹	Fruc/Galacta. ⁰ Fruc/Galacta. ¹ 📖
Pepinillos agrios	ración 30 g	☺	☺+ ×¼ unid ☺+ ×¼ unid	☹ 4¼	☺ G ☺
Pepino con piel	ración 85 g	☺	5¼ 5¼	☹ 1	☺ B ☺
Pimiento amarillo	ración 85 g	☺	½ ½	☺ ☺	☺ CB ☺
Pimientos picantes de chile rojos	pieza(s) 43 g	☺	2¾ 2¾	☺ ☺	2½ B 5¼
Pimientos picantes verdes de chile	pieza(s) 43 g	☺	4½ 4½	☺ ☺	2½ B 5¼
Polvo de café de achicoria	ración 2 g	☺	☺ ☺	☹ 8¾	½ E 1
Puerros	pieza(s) 89 g	☺	3 3	☹ ¼	¾ G 1½
Puerros	pieza(s) 89 g	☺	3 3	☹ ¼	¼ C ½
Puerros	cdta. 15 g	☺	18½ 18½	☹ 2¼	¼ C ¾
Quimbombó	ración 85 g	☺	2¼ 2¼	☺ ☺	2 CB 4¼
Rábano	ración 85 g	☺	☺+ ×½ unid ☺+ ×½ unid	☹ 1	☺ C ☺
Raíz de jengibre	ración 4 g	☺	89¼ 89¼	☺ ☺	☺ B ☺
Raíz de loto	ración 85 g	☺	☺ ☺	☺ ☺	☺ ☺
Remolachas	ración 85 g	☺	58¾ ☺	☹ 3¼	1¼ B 2½
Remolachas en escabeche	ración 30 g	☺	☺ ☺	☹ 15	3 CB 6
Rúcula	ración 85 g	☺	4¾ 4¾	☺ ☺	☺ ☺
Setas cagarria	cdta. 15 g	☺	☺ ☺	☹ ¾	☺ ☺

⁰ *Nivel 0:* Medida lactosa ×½ + Unid/: Medida tolerada añadida por cápsula fuerte de lactasa
¹ *Nivel 1:* Medida fructosa ×2 Fructosa*: Fructosa, sorbitol ajustado
² *Nivel 2:* Medida Fructosa-/Sorbitol ×4, el resto ×2 ☺+ ×[Cantidad] unidades: por unidad consumida al mismo tiempo, puedes tolerar hasta [cantidad] × Medida Fructosa(*)más fructosa(*) de otro producto
³ *Nivel 3:* Medida sorbitol ×7, el resto ×3
📖: fuente fruc-/galactanos
☹: evitar; ☹¹: ¼ en NT 1; ☹²: ¼ en NT 2; ☹³: ¼ en NT 2; ☺: solo contiene restos; ☺: no tiene

Verduras	Unidad	Lactosa + unid/	Fructosa* Fructosa	Sorbitol Sorbitol	Fruc/Galacta. Fruc/Galacta.
Soja	cdta. 15 g	☺	9 9	☹ 3	3[A] 6
Tempeh	Portion 3oz/85g	☺	3¼ 6¾	☹ ½	½[A] 1
Tomate amarillo	ración 85 g	☺	4½ 4¾	☹ 1	6½[B] 13
Tomate verde	ración 85 g	☺	3 3¼	☹ ¾	6½[B] 13
Tomate, cocinado fresco	ración 85 g	☺	4¼ 4½	☹ ¾	6½[B] 13
Tomates deshidratados	ración 30 g	☺	¼ ¼	☹ ¼	2½[B] 5¼
Verdolaga	ración 85 g	☺	58¾ 58¾	☺ ☺	☺ ☺

3.6 Helados

Helados	Unidad	Lactosa 1 / + unid/cápsula	Fructosa* 0 / Fructosa 0	Sorbitol 0 / Sorbitol 1	Fruc/Galacta. 0 / Fruc/Galacta. 1 📖
Drumstick (cucurucho sundae), de Nestlé®	pieza(s)	1	☺+ ×2¼ unid	☹	6¼
	96 g	+¾ unid	☺+ ×2¼ unid	☺	12¾
Helado Bailey's®, de Haagen-Dazs®	ración	½	☺+ ×2¾ unid	☹	1½
	102 g	+¼ unid	☺+ ×2¾ unid	☺	3
Helado Butter Pecan, de Haagen-Dazs®	ración	½	☺+ ×4¾ unid	☺	2¼
	106 g	+½ unid	☺+ ×4¾ unid	☺	4¾
Helado Cherry Vanilla, de Haagen-Dazs®	ración	½	☺+ ×4½ unid	☺	3¼
	101 g	+½ unid	☺+ ×4½ unid	☺	6½
Helado Chubby Hubby, de Ben & Jerry's®	ración	½	☺+ ×5 unid	☺	3½
	107 g	+½ unid	☺+ ×5 unid	☺	7
Helado Chunky Monkey, de Ben & Jerry's®	ración	¼	☺+ ×2¾ unid	☹	2½
	107 g	+¼ unid	☺+ ×2¾ unid	☺	5¼
Helado Cookies & Cream, de Haagen-Dazs®	ración	½	☺+ ×4½ unid	☺	3¼
	102 g	+¼ unid	☺+ ×4½ unid	☺	6½
Helado Creme Brulee, de Haagen-Dazs®	ración	½	☺+ ×4¾ unid	☺	3
	107 g	+¼ unid	☺+ ×4¾ unid	☺	6¼
Helado de Brownie, de Ben & Jerry's®	ración	¼	☺+ ×3 unid	☹	1¼
	110 g	+¼ unid	☺+ ×3 unid	☺	2¾
Helado de Café, de Haagen-Dazs®	ración	¼	☺+ ×2¾ unid	☹	2½
	106 g	+¼ unid	☺+ ×2¾ unid	☺	5¼
Helado de chocolate Grand	ración	1	☺+ ×¾ unid	☹	2¾[G]
	65 g	+1 unid	☺+ ×¾ unid	☺	5¾
Helado de Chocolate, de Haagen-Dazs®	ración	¼	☺+ ×2¾ unid	☹	1¼
	106 g	+¼ unid	☺+ ×2¾ unid	☺	2¾
Helado de Fresa, de Haagen-Dazs®	ración	½	☺+ ×4¾ unid	☺	3
	106 g	+¼ unid	☺+ ×4¾ unid	☺	6¼
Helado de Mango, de Haagen-Dazs®	ración	¼	☺+ ×2¼ unid	☺	2¼
	106 g	+¼ unid	☺+ ×2¼ unid	☺	4¾
Helado de masa de galletas con trozos de chocolate, de Ben & Jerry's®	ración	½	☺+ ×4¾ unid	☺	3¼
	104 g	+¼ unid	☺+ ×4¾ unid	☺	6½

0 *Nivel 0:* Medida lactosa ×½ — + Unid/cápsula: Medida tolerada añadida por cápsula fuerte de lactasa
1 *Nivel 1:* Medida fructosa ×2 — Fructosa*: Fructosa, sorbitol ajustado
2 *Nivel 2:* Medida Fructosa-/Sorbitol ×4, el resto ×2 — ☺+ ×[Cantidad] unidades: por unidad consumida al mismo tiempo, puedes tolerar hasta [cantidad] × Medida Fructosa(*)más fructosa(*) de otro producto
3 *Nivel 3:* Medida sorbitol ×7, el resto ×3
📖: fuente fruc-/galactanos
☹: evitar; ☹¹: ¼ en NT 1; ☹²: ¼ en NT 2; ☹³: ¼ en NT 2; ☺: solo contiene restos; ☺: no tiene

Helados	Unidad	Lactosa + unid/	Fructosa* Fructosa	Sorbitol Sorbitol	Fruc/Galacta. Fruc/Galacta.
Helado de nueces negras,	ración	½	☺+ ×4¾ unid	☺	1½
Haagen-Dazs®	106 g	+½ unid	☺+ ×4¾ unid	☺	3
Helado de Pistacho, de	ración	½	☺+ ×4¾ unid	☺	½
Haagen-Dazs®	106 g	+½ unid	☺+ ×4¾ unid	☺	1¼
Helado de triple chocolate sin	cda.	11½	¾	☹	32¾ G
azúcar añadido	5 g	+9½ unid	☺	☹ 2	65½
Helado de vainilla natural sin	ración	4	☺+ ×4¾ unid	☺	23¼
lactosa	65 g	+3¼ unid	☺+ ×4¾ unid	☺	46½
Helado Half Baked, de Ben &	ración	¼	☺+ ×2¼ unid	☺	2¼
Jerry's®	108 g	+¼ unid	☺+ ×2¼ unid	☺	4¾
Helado Karamel Sutra, de Ben	ración	½	☺+ ×4¾ unid	☺	3
& Jerry's®	106 g	+¼ unid	☺+ ×4¾ unid	☺	6¼
Helado light sin azúcar y con	cda.	9¾	2¼	☹	54¾
aspartamo	5 g	+8 unid	☺	¼	☺
Helado New York Super Fud-	ración	½	67¼	☹	3½
ge Chunk, de Ben & Jerry's®	106 g	+½ unid	67¼	☺	7¼
Helado One Sweet Whirled,	ración	½	☺+ ×4¾ unid	☺	3
de Ben & Jerry's®	106 g	+¼ unid	☺+ ×4¾ unid	☺	6¼
Helado Peanut Butter Cup, de	ración	½	☺+ ×5¼ unid	☺	3¼
Ben & Jerry's®	115 g	+¼ unid	☺+ ×5¼ unid	☺	6½
Helado Phish Food, de Ben &	ración	¼	☺+ ×2¼ unid	☺	2¼
Jerry's®	104 g	+¼ unid	☺+ ×2¼ unid	☺	4¾
Helado Rocky Road, de Haa-	ración	¼	☺+ ×2¾ unid	☹	2½
gen-Dazs®	104 g	+¼ unid	☺+ ×2¾ unid	☺	5¼
Helado Vainilla con trozos de	ración	½	☺+ ×4¾ unid	☺	3½
Chocolate, de Haagen-Dazs®	106 g	+½ unid	☺+ ×4¾ unid	☺	7
Helado Vanilla For A Change,	ración	½	☺+ ×4½ unid	☺	3¼
de Ben & Jerry's®	103 g	+¼ unid	☺+ ×4½ unid	☺	6½
Polo	pieza(s)	☺	☺+ ×1¼ unid	☺	☺
	52 g		☺+ ×1¼ unid	☺	☺
Polo de zumo de frutas helado	pieza(s)	☺	☺+ ×1¼ unid	☹	☺
	77 g		☺+ ×1¼ unid	4½	☺
Polo sin azúcar	pieza(s)	☺	☺	☺	☺
	55 g		☺	☺	☺
Sandwich de helado	pieza(s)	1¼	☺+ ×1½ unid	☺	6¼
	72 g	+1 unid	☺+ ×1½ unid	☺	12½
Sorbete de chocolate	ración	☺	☺+ ×3¼ unid	☺	3 G
	105 g		☺+ ×3¼ unid	☺	6¼
Sorbete de coco	ración	18¾	☺+ ×5 unid	☺	3¼
	106 g	+15½ unid	☺+ ×5 unid	☺	6½

Helados	Unidad	Lactosa ↳ + unid/🗨	Fructosa* ☹ Fructosa ☹	Sorbitol ☹ Sorbitol ↳	Fruc/Galacta. ☹ Fruc/Galacta. ↳📖
Sorbete de frutas	ración		☺ ☺+ ×5½ unid	☺	☺
	106 g		☺+ ×5½ unid	☺	☺
Yogur congelado de chocolate o café, de Haagen-Dazs®	ración	½	☺+ ×¾ unid	☹	1¾
	106 g	+½ unid	☺+ ×¾ unid	☺	3½
Yogur congelado de vainilla u otros sabores, de Haagen-Dazs®	ración	½	☺+ ×3 unid	☺	3½
	106 g	+½ unid	☺+ ×3 unid	☺	7

☹ *Nivel 0:* Medida lactosa ×½
↳ *Nivel 1:* Medida fructosa ×2
☝ *Nivel 2:* Medida Fructosa-/Sorbitol ×4, el resto ×2
☝ *Nivel 3:* Medida sorbitol ×7, el resto ×3
📖: fuente fruc-/galactanos
☹: evitar;   ☹[1]: ¼ en NT 1;   ☹[2]: ¼ en NT 2;   ☹[3]: ¼ en NT 2;   ☺: solo contiene restos;   ☺: no tiene

+ Unid/🗨: Medida tolerada añadida por cápsula fuerte de lactasa
Fructosa*: Fructosa, sorbitol ajustado
☺+ ×[Cantidad] unidades: por unidad consumida al mismo tiempo, puedes tolerar hasta [cantidad] × Medida Fructosa(*)más fructosa(*) de otro producto

3.7 Ingredientes

Ingredientes	Unidad	Lactosa ☾ + unid/ 💊	Fructosa* ☾ Fructosa ☾	Sorbitol ☾ Sorbitol ☾	Fruc/Galacta. ☾ Fruc/Galacta. ☾ 📖
Cobertura streusel	ración 19,56 g	68¼ +57 unid	☺ ☺	☺ ☺	2¾ A 5¾
Harina blanca de múltiples usos, no enriquecida	ración 30 g	☺	☺ ☺	☺ ☺	1¼ A 2¾
Harina de cebada	ración 30 g	☺	☺ ☺	☺ ☺	6¼ AD 12¾
Harina de centeno	ración 30 g	☺	27¾ 27¾	☺ ☺	1¼ A 2½
Harina de espelta	ración 30 g	☺	☺+ ×¼ unid ☺+ ×¼ unid	☺ ☺	☺ A ☺
Harina de sémola	ración 30 g	☺	☺ ☺	☺ ☺	1¼ AD 2¾
Harina de trigo integral blanca	ración 30 g	☺	33¼ 33¼	☺ ☺	1¼ AD 2¾
Levadura en polvo	bolsita(s) 9 g	☺	☺ ☺	☺ ☺	☺ ☺
Piel de limón	cdta. 15 g	☺	☺ ☺	☺ ☺	☺ ☺
Piel de naranja	cdta. 15 g	☺	3¼ 3¼	☺ ☺	☺ ☺
Salvado de trigo sin procesar	cdta. 15 g	☺	☺ ☺	☺ ☺	½ G 1

3.8 Platos calientes

3.8.1 Carne y pescado

Carne y pescado	Unidad	Lactosa ↯ + unid/ 💊	Fructosa* ↯ Fructosa ↯	Sorbitol ↯ Sorbitol ↯	Fruc/Galacta. ↯ Fruc/Galacta. ↯ 📖
1/4 Pollo blanco rostizado	ración 85 g	☺	☺ ☺	☺ ☺	☺ ☺
Almejas con champiñones, cebollas y pan	ración 140 g	24½ +20½ unid	☺ ☺	☹ ½	3¼ CB 6¾
Anillos de calamar	ración 85 g	☺	☺ ☺	☺ ☺	2¼ A 4½
Arenque adobado	ración 55 g	☺	☺ ☺	☺ ☺	6 12
Atún en lata	ración 55 g	☺	☺ ☺	☺ ☺	☺ ☺
Bacon de vacuno	ración 15 g	☺	☺ ☺	☺ ☺	☺ ☺
Bockwurst (salchicha)	ración 55 g	☺	☺+ ×¼ unid ☺+ ×¼ unid	☺ ☺	☺ ☺
Bratwurst (bajas en grasas)	ración 55 g	☺	☺+ ×2¾ unid ☺+ ×2¾ unid	☺ ☺	☺ ☺
Bratwurst (salchichas)	ración 55 g	☺	☺+ ×¼ unid ☺+ ×¼ unid	☺ ☺	☺ ☺
Bratwurst de carne de res	ración 55 g	☺	☺+ ×1 unid ☺+ ×1 unid	☺ ☺	☺ ☺
Bratwurst de pavo	ración 55 g	☺	☺+ ×1½ unid ☺+ ×1½ unid	☺ ☺	☺ ☺
Bratwurst elaboradas con cerveza	ración 55 g	☺	☺+ ×¼ unid ☺+ ×¼ unid	☹ ☺	☺ ☺
Bratwurst elaboradas con cerveza y rellenas con queso	ración 55 g	☺	☺+ ×½ unid ☺+ ×½ unid	☹ ☺	☺ ☺
Carne adobada	ración 55 g	☺	☺ ☺	☺ ☺	☺ ☺

↯ *Nivel 0*: Medida lactosa ×½   + Unid/💊: Medida tolerada añadida por cápsula fuerte de lactasa
↯ *Nivel 1*: Medida fructosa ×2   Fructosa*: Fructosa, sorbitol ajustado
↯ *Nivel 2*: Medida Fructosa-/Sorbitol ×4, el resto ×2   ☺+ ×[Cantidad] unidades: por unidad consumida
↯ *Nivel 3*: Medida sorbitol ×7, el resto ×3   al mismo tiempo, puedes tolerar hasta [cantidad] ×
📖: fuente fruc-/galactanos   Medida Fructosa(*)más fructosa(*) de otro producto
☹: evitar;   ☹¹: ¼ en NT 1;   ☹²: ¼ en NT 2;   ☹³: ¼ en NT 2;   ☺: solo contiene restos;   ☺: no tiene

Carne y pescado	Unidad	Lactosa ↯ + unid/💊	Fructosa* ↯ Fructosa ↯	Sorbitol ↯ Sorbitol ↯	Fruc/Galacta. ↯ Fruc/Galacta. ↯📖
Carne de venado guisada	ración 85 g	☺	☺ ☺	☺ ☺	☺ ☺
Caviar	cdta. 15 g	☺	☺ ☺	☺ ☺	☺ ☺
Chuleta de lomo de cerdo	ración 85 g	☺	☺ ☺	☺ ☺	1¼ A 2¾
Costillas de carne de res	ración 85 g	☺	☺ ☺	☺ ☺	☺ ☺
Croquetas de pescado	ración 85 g	2¼ +1¾ unid	☺ ☺	☹ ☺	1¾ A 3½
Filete de carne de res	ración 85 g	☺	☺ ☺	☺ ☺	☺ ☺
Filetes de pescado Lemon Pepper	ración 85 g	☺	☺ ☺	☺ ☺	☺ ☺
Fricasé de pollo con salsa	ración 244 g	☺	☺ ☺	☺ ☺	5¾ C 11½
Gambas palomitas de maíz	ración 85 g	☺	☺ ☺	☺ ☺	2 A 4
Gambas rebozadas, Salsa parmesano italiano	ración 85 g	☺	☺ ☺	☺ ☺	☺ ☺
Gambas sazonadas	ración 85 g	☺	☺ ☺	☺ ☺	☺ ☺
Gulash	cdta. 15 g	☺	☺ ☺	☹ 4	☺ ☺
Palitos, medallones o nuggets de pescado empanados	ración 85 g	☺	☺ ☺	☺ ☺	2 A 4
Pechuga de pollo asada	ración 85 g	☺	☺ ☺	☺ ☺	☺ ☺
pescados y marisco	ración 85 g	☺	☺ ☺	☺ ☺	☺ ☺
Pudin de hígado	ración 55 g	☺	☺ ☺	☺ ☺	☺ ☺
Salami de carne de res	ración 55 g	☺	☺+ ×1 unid ☺+ ×1 unid	☺ ☺	☺ ☺
Salmón rojo ahumado	ración 55 g	☺	☺ ☺	☺ ☺	☺ ☺
Sandwich Cordon Bleu de pollo	ración 140 g	32¼ +27 unid	2 2	☺ ☺	1 A 2¼
Vieiras	ración 85 g	☺	☺ ☺	☺ ☺	☺ ☺

3.8.2 Comidas

Carne y pescado	Unidad	Lactosa ☽ + unid/💊	Fructosa* ☊ Sorbitol ☊ Fructosa ☾ Sorbitol ☽		Fruc/Galacta. ☊ Fruc/Galacta. ☽ 📖
Base de sopa	cdta. 15 g	☺ 	64 64	☹ 74	☺ ☺
Batido de fresas	vaso(s) 240 g	¼ +0,24 unid	☺+ ×5 unid ☺+ ×5 unid	☹ 2¾	1½ 3¼
Burrito 7-Layer (7 capas), de Taco Bell®	ración 140 g	25½ +21¼ unid	☺ ☺	☹ 5¾	¼ A ¾
Burrito Crunchwrap Supreme, de Taco Bell®	pieza(s) 245 g	4¼ +3½ unid	☺ ☺	☹ 5	☹ A ¼
Carne de res con sopa de fideos	ración 126 g	☺ 	☺ ☺	☹ 4¼	4 A 8¼
Chili con alubias y carne en lata	cdta. 15 g	☺ 	☺ ☺	☹ 55½	3 AC 6
Chop suey de pollo sin fideos	ración 166 g	☺ 	☺ ☺	☹ ¼	¼ AB ¾
Chop suey de tofu sin fideos	ración 166 g	☺ 	☺ ☺	☹ ¼	☺ ☺
Colines de pan y queso, de Pizza Hut®	pieza(s) 56 g	61½ +51¼ unid	☺+ ×¼ unid ☺+ ×¼ unid	☺ ☺	1¼ A 2½
Crema de apio	ración 245 g	½ +½ unid	☺ ☺	☹ ¼	¼ ½
Crema de brócoli condensada	ración 126 g	5 +4¼ unid	☺ ☺	☹ 19¾	1 C 2¼
Crema de champiñones	ración 245 g	8½ +7 unid	☺ ☺	☹ ¼	½ 1
Crema de espárragos	ración 245 g	¼ +¼ unid	40¾ 40¾	☹ 40¾	2¼ 4½
Crema de espinacas	ración 17 g	☺ 	☺+ ×¼ unid ☺+ ×¼ unid	☹ 18¼	3¼ 6¾
Crema de sopa de patata	ración 23 g	3¼ +2¾ unid	☺ ☺	☹ 3	5 10
Crema de sopa de pollo	ración 126 g	6½ +5½ unid	☺ ☺	☹ 26¼	37¼ CB 74¾

☊ *Nivel 0*: Medida lactosa ×½
☽ *Nivel 1*: Medida fructosa ×2
☾ *Nivel 2*: Medida Fructosa-/Sorbitol ×4, el resto ×2
☽ *Nivel 3*: Medida sorbitol ×7, el resto ×3
📖: fuente fruc-/galactanos
☹: evitar;   ☹¹: ¼ en NT 1;   ☹²: ¼ en NT 2;   ☹³: ¼ en NT 2;   ☺: solo contiene restos;   ☺: no tiene

+ Unid/💊: Medida tolerada añadida por cápsula fuerte de lactasa
Fructosa*: Fructosa, sorbitol ajustado
☺+ ×[Cantidad] unidades: por unidad consumida al mismo tiempo, puedes tolerar hasta [cantidad] × Medida Fructosa(*)más fructosa(*) de otro producto

Carne y pescado	Unidad	Lactosa ↓ + unid/💊	Fructosa* ↕ Fructosa ↓	Sorbitol ↕ Sorbitol ↓	Fruc/Galacta. ↕ Fruc/Galacta. ↓📖
Ensalada de macarrones o pasta con carne, huevo y mayonesa	ración 140 g	☺	☺+ ×¼ unid ☺+ ×½ unid	☹ 1¼	1½ A 3
Ensalada de pasta con verduras, condimento italiano	ración 140 g	☺	3¾ 3¾	☹ 1½	1½ A 3¼
Ensalada de patatas al estilo alemán, con condimento de bacon y vinagre	ración 140 g	☺	☺+ ×¼ unid ☺+ ×¼ unid	☹ 4¾	1 CB 2
Ensalada de patatas con huevo y mayonesa	ración 140 g	☺	☺+ ×½ unid ☺+ ×½ unid	☹ 2	1 CB 2
Espagueti con salsa carbonara	ración 201 g	13½ +11¼ unid	☺+ ×¾ unid ☺+ ×¾ unid	☹ 6	½ A 1
Fettuccini Alfredo, sin carne, con zanahorias o verduras (verde oscuras)	ración 200 g	5 +4 unid	☺ ☺	☺ ☺	27¾ 55½
Guisantes verdes guisados con sofrito	cdta. 15 g	☺	☺ ☺	☹ 5½	1¼ AB 2½
Guiso de alubias blancas con sofrito	cdta. 15 g	☺	☺ ☺	☹ ☺	3 AC 6
Guiso de arroz con carne, base de tomate, con queso y verduras (no verde oscuras)	ración 244 g	9¾ +8¼ unid	☺+ ×1 unid ☺+ ×1 unid	☹ ¼	¼ A ¾
Guiso de pasta con pavo, jugo, verduras y queso	ración 228 g	3¾ +3 unid	☺ ☺	☹ 1¼	½ A 1
Huevo revuelto, hecho con bacon	ración 110 g	2¼ +1¾ unid	☺+ ×1¾ unid ☺+ ×1¾ unid	☺ ☺	12½ 25¼
Lasaña casera	ración 140 g	25¾ +21½ unid	11 12¼	☹ ¾	¾ A 1½
Lasaña casera con carne	ración 140 g	23¼ +19¼ unid	☺+ ×¼ unid ☺+ ×¼ unid	☹ 1	¾ A 1½
Lasaña casera de espinacas sin carne	ración 140 g	8½ +7 unid	9¾ 11	☹ ½	¾ A 1½
Lionesas (patatas y cebollas)	ración 70 g	☺	☺ ☺	☹ 15¾	☺ ☺
Macarrones con queso	ración 217 g	21½ +18 unid	☺ ☺	☺ ☺	½ A 1¼
Mezcla de judías rojas y sopa de arroz	ración 51,03 g	☺	¼ ¼	☹ ¼	1¼ AC 2¾
Nachos Supreme, de Taco Bell®	ración 140 g	6¼ +5¼ unid	☺ ☺	☹ 7¾	35¾ B 71½

Carne y pescado	Unidad	Lactosa ◐ + unid/💊	Fructosa* ◐ Fructosa ◐	Sorbitol ◐ Sorbitol ◐	Fruc/Galacta. ◐ Fruc/Galacta. ◐ 📖
Pad Thai sin carne	ración 140 g	☺	☺ ☺	☹ 3¾	☺ A ☺
Paella	ración 240 g	☺	2¼ 2¼	☹ 2¼	1 2
Panecillo de Tortilloa	pieza(s) 158 g	12 +10 unid	☺+ ×9¼ unid ☺+ ×9¼ unid	☺ ☺	¼ A ½
Perrito caliente	pieza(s) 199 g	☺	☺+ ×1¾ unid ☺+ ×1¾ unid	☹ 8¼	¼ A ½
Pizza con queso casera o de restaurante	pieza(s) 209 g	12¼ +10¼ unid	☺+ ×¾ unid ☺+ ×¾ unid	☹ ¾	½ A 1
Pizza mexicana, de Taco Bell®	pieza(s) 213 g	13¾ +11½ unid	23¼ 29¼	☹ 1	¼ A ¾
Pizza Pepperoni Lover, de Pizza Hut®	ración 140 g	30 +25 unid	☺ ☺	☹ 1	¾ A 1½
Pizza Personal Pan, de Pizza Hut®	pieza(s) 256 g	16¾ +14 unid	☺ ☺	☹ ¼	4¾ A 9½
Pollo agridulce	cdta. 15 g	☺	2½ 2½	☹ ☺	☺ ☺
Pollo al sésamo	ración 252 g	☺	☺ ☺	☹ 3¾	☺ ☺
Queso calzone	pieza(s) 168 g	12¼ +10¼ unid	☺ ☺	☹ 2¾	¼ A ½
Ratatouille	ración 110 g	☺	☺ ☺	☹ 1¼	4 B 8
ravioli con queso	Portion 170 g	88	☺ ☺	☺ ☺	¾ A 1½
Ravioli de calabaza con salsa de crema	ración 250 g	½ +½ unid	☺+ ×¼ unid ☺+ ×¼ unid	☹ 40	½ A 1
Raviolis de carne con salsa de tomate	ración 250 g	☺	☺+ ×½ unid ☺+ ×½ unid	☹ ½	¼ A ¾
Raviolis de espinacas con salsa de tomate	ración 250 g	5½ +4½ unid	☺+ ×¼ unid ☺+ ×¼ unid	☹ ½	½ A 1
Rollito de primavera	ración 140 g	☺	21 21	☹ 2¾	1 2¼

◐ *Nivel 0*: Medida lactosa ×½
◐ *Nivel 1*: Medida fructosa ×2
◐ *Nivel 2*: Medida Fructosa-/Sorbitol ×4, el resto ×2
◐ *Nivel 3*: Medida sorbitol ×7, el resto ×3
📖: fuente fruc-/galactanos

+ Unid/💊: Medida tolerada añadida por cápsula fuerte de lactasa
Fructosa*: Fructosa, sorbitol ajustado
☺+ ×[Cantidad] unidades: por unidad consumida al mismo tiempo, puedes tolerar hasta [cantidad] × Medida Fructosa(*)más fructosa(*) de otro producto

☹: evitar;   ☹[1]: ¼ en NT 1;   ☹[2]: ¼ en NT 2;   ☹[3]: ¼ en NT 2;   ☺: solo contiene restos;   ☺: no tiene

Carne y pescado	Unidad	Lactosa + unid/	Fructosa* Fructosa	Sorbitol Sorbitol	Fruc/Galacta. Fruc/Galacta.
Salsa alfredo	cdta.	66¾	☺	☹	81½[A]
	15 g	+55½ unid	☺	2¾	☺
Salsa de frutas	ración	☺	☺+ ×5¼ unid	☹	☺
	40 g		☺+ ×5¼ unid	¾	☺
Salsa de tomate	ración	☺	☺	☹	33
	15 g		☺	5¼	66¼
Sopa de calabaza	ración	13½	☺	☹	½[G]
	245 g	+11¼ unid	☺	2½	1
Sopa de fideos	ración	☺	☺+ ×¼ unid	☺	6¼[CB]
	16 g		☺+ ×¼ unid	☺	12½
Sopa de fideos de pollo con	ración	☺	☺	☹	1¼
verduras	245 g		☺	1	2½
Sopa de guisantes verdes	cdta.	☺	☺	☹	3¼[AC]
	15 g		☺	20	6¾
Sopa de lentejas	ración	☺	☺	☹	5½[AC]
	126 g		☺	1	11¼
Sopa de patatas con brócoli y	ración	29¾	☺	☹	½[AC]
queso	245 g	+24¾ unid	☺	13½	1
Sopa de pollo y bolas hervidas	ración	7¼	☺	☹	2¼
	126 g	+6 unid	☺	2¼	4½
Sopa de tomate	ración	¼	13	☹	1¼[B]
	34,66 g	+0,24 unid	13¾	2	2¾
Sopa de verduras	ración	☺	☺+ ×¼ unid	☹	19¾
	126 g		☺+ ×¼ unid	1	39½
Sopa minestrone	ración	☺	☺	☹	½
	126 g		☺	¾	1
Sopa minestrone casera	ración	☺	☺	☹	¼
	245 g		☺	1	½
Sopa phở (sopa de fideos	ración	☺	☺	☹	¾
vietnamita)	245 g		☺	6¾	1¾
Sopa wantán de pollo	ración	☺	☺	☹	☺
	245 g		☺	40¾	☺
Sushi con pescado	ración	☺	10½	☹	☺
	140 g		32¼	2½	☺
Sushi con pescado y verduras	ración	☺	☺	☹	☺
en algas	140 g		☺	2	☺
Sushi con verduras en algas	ración	☺	☺	☹	☺
	140 g		☺	1½	☺
Taco con judías y queso	ración	☺	12¾	☹	¼[A]
	140 g	+77½ unid	13	4¼	½

Carne y pescado	Unidad	Lactosa ↳ + unid/💊	Fructosa* ↳ Fructosa ↳	Sorbitol ↳ Sorbitol ↳	Fruc/Galacta. ↳ Fruc/Galacta. ↳📖
Tazón de fídeos asiáticos, solo verduras	ración 200 g	☺ 	☺+ ×1 unid ☺+ ×1 unid	☹ 10	3¼ A 6½
Tortilla con bacon	ración 110 g	34¾ +29 unid	☺+ ×1¾ unid ☺+ ×1¾ unid	☺ ☺	☺ ☺
Tortilla de salchichas, patatas, cebollas, queso	ración 110 g	52¼ +43½ unid	☺+ ×1 unid ☺+ ×1 unid	☹ 6¾	¼ CB ½
Vichyssoise	ración 245 g	¾ +½ unid	☺+ ×¼ unid ☺+ ×¼ unid	☹ 1¼	4¼ AB 8½

↳ *Nivel 0:* Medida lactosa ×½
↳ *Nivel 1:* Medida fructosa ×2
↳ *Nivel 2:* Medida Fructosa-/Sorbitol ×4, el resto ×2
↳ *Nivel 3:* Medida sorbitol ×7, el resto ×3
📖: fuente fruc-/galactanos
☹: evitar;   ☹¹: ¼ en NT 1;   ☹²: ¼ en NT 2;   ☹³: ¼ en NT 2;   ☺: solo contiene restos;   ☺: no tiene

+ Unid/💊: Medida tolerada añadida por cápsula fuerte de lactasa
Fructosa*: Fructosa, sorbitol ajustado
☺+ ×[Cantidad] unidades: por unidad consumida al mismo tiempo, puedes tolerar hasta [cantidad] × Medida Fructosa(*)más fructosa(*) de otro producto

3.8.3 Escondites de la lactosa

Carne y pescado	Unidad	Lactosa ☺ + unid/💊	Fructosa* ☺ Fructosa ☺	Sorbitol ☺ Sorbitol ☺	Fruc/Galacta. ☺ Fruc/Galacta. ☺📖
Guiso de pollo con pasta, crema o salsa bechamel, con queso	ración 238 g	½ +½ unid	☺ ☺	☺ ☺	☺ ☺
Pescado o marisco con crema o salsa bechamel	ración 181 g	1½ +1¼ unid	☺ ☺	☺ ☺	☺ ☺
Fiambre de pan, condimentado	ración 55 g	2¼ +1¾ unid	☺+ ×¼ unid ☺+ ×¼ unid	☺ ☺	☺ ☺
Croquetas de jamón	ración 85 g	2¼ +1¾ unid	☺ ☺	☹ ☺	☺ ☺
Pastel de carne de cerdo	ración 85 g	2¼ +2 unid	☺+ ×¼ unid ☺+ ×¼ unid	☹ 3½	☺ ☺
Pollo con salsa de queso, verduras (no verde oscuras)	ración 216 g	1 +¾ unid	5 23	☹ ½	☺ ☺
Pastel o empanadilla de pollo	ración 85 g	1½ +1¼ unid	14 14	☹ 58¾	3¼ ᴮ 6½
Albóndicas suecas	ración 140 g	1½ +1¼ unid	☺ ☺	☹ 71¼	9 18
Pollo a la crema	ración 241 g	½ +¼ unid	☺ ☺	☹ 13¾	☺ ☺
Suflé de carne	ración 110 g	1¼ +1 unid	☺+ ×½ unid ☺+ ×½ unid	☹ ☺	1¾ ᴮ 3¾
Pastel de carne, atún	ración 85 g	5½ +4½ unid	☺ ☺	☹ 14½	☺ ☺

3.8.4 Guarniciones

Guarniciones	Unidad	Lactosa ◐ + unid/💊	Fructosa* ◉ Fructosa ◐	Sorbitol ◉ Sorbitol ◐	Fruc/Galacta. ◉ Fruc/Galacta. ◐ 📖
Alubias	ración 90 g	☺	☺ ☺	☺ ☺	¼ A ½
Arroz basmati	ración 140 g	☺	☺ ☺	☺ ☺	☺ A ☺
Bisaltos	ración 85 g		☺ ☺+ ×3½ unid ☺+ ×3½ unid	☺ ☺	¾ B 1¾
Bola de masa de patata	ración 140 g	45½ +37¾ unid	☺+ ×¼ unid ☺+ ×¼ unid	☹ 35½	☺ C ☺
Bolas de masa para guiso	ración 55 g	1¾ +1½ unid	☺ ☺	☺ ☺	½ A 1
Bulgur	ración 140 g	☺	☺ ☺	☺ ☺	☺ ☺
Cuscús	ración 140 g	☺	☺ ☺	☺ ☺	¼ A ¾
Faláfel	ración 55 g	☺	☺ ☺	☹ 1¾	¾ G 1½
Fideos de arroz fritos	ración 25 g	☺	☺ ☺	☺ ☺	☺ A ☺
Fideos fettuccine de trigo integral	ración 140 g	☺	☺+ ×¼ unid ☺+ ×¼ unid	☺ ☺	1 A 2
Guisantes verdes	cdta. 15 g	☺	9½ 12¼	☹ 3½	1¼ A 2½
Maíz dulce	ración 85 g	☺	☺+ ×¼ unid ☺+ ×½ unid	☹ 4	☺ B ☺
Ñoquis de patata	ración 188 g	2½ +2 unid	☺ ☺	☺ ☺	14 A 28¼
Ñoquis de queso	ración 70 g	28 +23¼ unid	☺ ☺	☺ ☺	1 A 2¼
Patata hervida con piel	ración 110 g	☺	☺ ☺	☹ 45¼	☺ B ☺
Patata hervida sin piel	ración 110 g	☺	☺ ☺	☹ 45¼	☺ B ☺

◉ *Nivel 0:* Medida lactosa ×½   + Unid/💊: Medida tolerada añadida por cápsula fuerte de lactasa
◐ *Nivel 1:* Medida fructosa ×2   Fructosa*: Fructosa, sorbitol ajustado
◑ *Nivel 2:* Medida Fructosa-/Sorbitol ×4, el resto ×2   ☺+ ×[Cantidad] unidades: por unidad consumida
◒ *Nivel 3:* Medida sorbitol ×7, el resto ×3   al mismo tiempo, puedes tolerar hasta [cantidad] ×
📖: fuente fruc-/galactanos   Medida Fructosa(*)más fructosa(*) de otro producto
☹: evitar;   ☹¹: ¼ en NT 1;   ☹²: ¼ en NT 2;   ☹³: ¼ en NT 2;   ☺: solo contiene restos;   ☺: no tiene

Guarniciones	Unidad	Lactosa ↯ + unid/💊	Fructosa* ☺ Fructosa ☺	Sorbitol ☺ Sorbitol ↯	Fruc/Galacta. ☺ Fruc/Galacta. ↯ 📖
Patatas gratinadas	ración	1	☺	☹	6¼ B
	140 g	+¾ unid	☺	7¾	12½
Polenta	ración	½	☺+ ×¼ unid	☹	3¼ B
	240 g	+½ unid	☺+ ×¼ unid	20¾	6¾
Quinoa	ración	☺	☺+ ×1¾ unid	☺	2½ A
	140 g		☺+ ×1¾ unid	☺	5
Spätzle	ración	5¼	☺+ ×¼ unid	☺	1 A
	140 g	+4¼ unid	☺+ ×¼ unid	☺	2
Tortitas de patata	ración	☺	☺+ ×½ unid	☹	☺ B
	70 g		☺+ ×½ unid	12¾	☺

3.8.5 Salsas y especias

Salsas y especias	Unidad	Lactosa ☺/ + unid/💊	Fructosa* ☺/ Fructosa ☺/	Sorbitol ☺/ Sorbitol ☺/	Fruc/Galacta. ☺/ Fruc/Galacta. ☺/📖
Aceite de cártamo	ración 13,63 g	☺	☺ ☺	☺ ☺	☺ ☺
Aceite de coco	pizca(s) 1 g	☺	☺ ☺	☺ ☺	☺ ☺
Aceite de girasol	cdta. 15 g	☺	☺ ☺	☺ ☺	☺ ☺
Aceite de maíz puro	ración 13,63 g	☺	☺ ☺	☺ ☺	☺ ☺
Aceite de nuez	cdta. 15 g	☺	☺ ☺	☺ ☺	☺ ☺
Aceite de nuez de palma	cdta. 15 g	☺	☺ ☺	☺ ☺	☺ ☺
Aceite de oliva Classico, de Bertolli®	ración 13 g	☺	☺ ☺	☺ ☺	☺ ☺
Aceite de semilla de calabaza	ración 13,63 g	☺	☺ ☺	☺ ☺	☺ ☺
Aceite de semilla de lino	ración 13,63 g	☺	☺ ☺	☺ ☺	☺ ☺
Aceite de soja	cdta. 15 g	☺	☺ ☺	☺ ☺	☺ ☺
Aderezo Ranch de crema agria y cebolla Free, de Kraft®	ración 30 g	☺	4½ 4½	☺ ☺	☺ ☺
Ajo (polvo)	pizca(s) 1 g	☺	☺ ☺	☺ ☺	3¼ FB 6½
Albahaca fresca	pizca(s) 1 g	☺	☺ ☺	☺ ☺	☺ ☺
Alcaparras	pizca(s) 1 g	☺	☺ ☺	☹ 70¼	☺ ☺
Aliño Creamy French, de Kraft®	ración 30 g	☺	64 64	☹ ☺	☺ ☺
Berro	pizca(s) 1 g	☺	☺ ☺	☺ ☺	☺ ☺

☺/ *Nivel 0*: Medida lactosa ×½   + Unid/💊: Medida tolerada añadida por cápsula fuerte de lactasa
☺/ *Nivel 1*: Medida fructosa ×2   Fructosa*: Fructosa, sorbitol ajustado
☺/ *Nivel 2*: Medida Fructosa-/Sorbitol ×4, el resto ×2   ☺+×[Cantidad] unidades: por unidad consumida
☺/ *Nivel 3*: Medida sorbitol ×7, el resto ×3   al mismo tiempo, puedes tolerar hasta [cantidad] ×
📖: fuente fruc-/galactanos   Medida Fructosa(*)más fructosa(*) de otro producto
☹: evitar;   ☹¹: ¼ en NT 1;   ☹²: ¼ en NT 2;   ☹³: ¼ en NT 2;   ☺: solo contiene restos;   ☺: no tiene

Salsas y especias	Unidad	Lactosa / + unid/ Fructosa	Fructosa* / Fructosa	Sorbitol / Sorbitol	Fruc/Galacta. / Fruc/Galacta.
Bouillon no preparado (caldo)	ración 8 g	☺	☺ ☺	☹ ☺	☺ ☺
Cebolleta	pizca(s) 1 g	☺	☺ ☺	☺ ☺	☺ B ☺
Cebolletas o cebollas tiernas	pieza(s) 15,7 g	☺	☺+ ×¼ unid ☺+ ×¼ unid	☹ 6	¼ G ¾
Condimento Classic Caesar, de Kraft®	ración 30 g	☺	☺+ ×½ unid ☺+ ×½ unid	☹ 12¼	☺ ☺
Condimento Creamy Italian, de Kraft®	ración 30 g	☺	☺+ ×¾ unid ☺+ ×¾ unid	☺ ☺	☺ ☺
Condimento Miracle Whip Light, de Kraft®	cdta. 15 g	☺	☺ ☺	☺ ☺	☺ ☺
Condimento para ensalada Miracle Whip, de Kraft®	cdta. 15 g	☺	☺ ☺	☺ ☺	☺ ☺
Condimento sin grasas Miracle Whip, de Kraft®	cdta. 15 g	80 +66½ unid	☺ ☺	☺ ☺	☺ ☺
Condimento Thousand Island, de Kraft®	cdta. 15 g	☺	☺+ ×¼ unid ☺+ ×¼ unid	☺ ☺	☺ ☺
Crema de untar para sandwich, de Kraft®	cdta. 15 g	☺	☺ ☺	☹ ☺	☺ ☺
Hamburguesa de albahaca y tomate seco	ración 85 g	☺	1¼ 1¼	☹ 1	7¾ B 15¾
Hojas de cilantro	pizca(s) 1 g	☺	☺ ☺	☺ ☺	☺ ☺
Jengibre	pizca(s) 1 g	☺	89¼ 89¼	☺ ☺	☺ B ☺
Jugo de carne enlatado	ración 58 g	☺	☺ ☺	☹ ☺	☺ ☺
Jugo de champiñones	cdta. 15 g	75¼ +62¾ unid	☺ ☺	☹ 2¼	☺ ☺
Jugo de hamburguesa	ración 203 g	☺	☺ ☺	☹ 12¼	☺ ☺
Ketchup	ración 15 g	☺	☺+ ×¼ unid ☺+ ×¼ unid	☹ 3¾	☺ ☺
Ketchup bajo en sodio	ración 15 g	☺	☺+ ×¼ unid ☺+ ×¼ unid	☹ 4¼	☺ ☺
Mayonesa con aceite de oliva reducida en grasas, de Kraft®	ración 15 g	☺	☺ ☺	☺ ☺	☺ ☺
Mayonesa sin grasas, de Kraft®	ración 15 g	☺	☺ ☺	☺ ☺	☺ ☺

Salsas y especias	Unidad	Lactosa ↡ + unid/💊	Fructosa* ↡ Fructosa ↡	Sorbitol ↡ Sorbitol ↡	Fruc/Galacta. ↡ Fruc/Galacta. ↡ 📖
Menta	pizca(s) 1 g	☺	☺ ☺	☺ ☺	☺ ☺
Mostaza de Dijon	cdta. 15 g	☺	☺ ☺	☹ ☺	☺ ☺
Orégano	pizca(s) 1 g	☺	☺ ☺	☺ ☺	☺ ☺
Perejil	pizca(s) 1 g	☺	☺ ☺	☹ ☺	☺ ☺
Pimiento morrón (cayena) molido	pizca(s) 1 g	☺	51 51	☺ ☺	☺ ☺
Pimiento negro	pizca(s) 1 g	☺	☺ ☺	☺ ☺	☺ ☺
Rábano picante	pizca(s) 1 g	☺	☺ ☺	☺ ☺	☺ ☺
Romero	pizca(s) 1 g	☺	☺ ☺	☺ ☺	☺ ☺
Salsa	cdta. 15 g	☺	6¼ 6¼	☹ 6¾	5½ 11¼
Salsa 57, de Heinz®	ración 15,63 g	☺	☺+ ×¼ unid ☺+ ×½ unid	☹ 3¾	☺ ☺
Salsa agridulce	cdta. 15 g	☺	½ ½	☹ 83¼	☺ ☺
Salsa barbacoa (BBQ)	pizca(s) 1 g	☺	☺ ☺	☹ 76¾	☺ ☺
Salsa bechamel	cdta. 15 g	4 +3¼ unid	☺ ☺	☺ ☺	22¼ 44½
Salsa chili	ración 68 g	☺	2¾ 2¾	☹ ¼	☺ ☺
Salsa curry	ración 59 g	2 +1½ unid	☺ ☺	☹ 4	11¼ 22½
Salsa de ajo	cdta. 15 g	☺	☺ ☺	☺ ☺	☹FB ☹
Salsa de cacahuete	ración 35 g	☺	☺ ☺	☹ 8¼	☺G ☺

↡ *Nivel 0*: Medida lactosa ×½   + Unid/💊: Medida tolerada añadida por cápsula fuerte de lactasa
↡ *Nivel 1*: Medida fructosa ×2   Fructosa*: Fructosa, sorbitol ajustado
↡ *Nivel 2*: Medida Fructosa-/Sorbitol ×4, el resto ×2   ☺+ ×[Cantidad] unidades: por unidad consumida
↡ *Nivel 3*: Medida sorbitol ×7, el resto ×3   al mismo tiempo, puedes tolerar hasta [cantidad] ×
📖: fuente fruc-/galactanos   Medida Fructosa(*)más fructosa(*) de otro producto
☹: evitar;   ☹[1]: ¼ en NT 1;   ☹[2]: ¼ en NT 2;   ☹[3]: ¼ en NT 2;   ☺: solo contiene restos;   ☺: no tiene

Salsas y especias	Unidad	Lactosa ↓ + unid/💊	Fructosa* ↓ Fructosa ↓	Sorbitol ↓ Sorbitol ↓	Fruc/Galacta. ↓ Fruc/Galacta. ↓📖
Salsa de caramelo sin grasas	ración 41 g	6 +5 unid	☺+ ×6 unid ☺+ ×6 unid	☺ ☺	33¾ 67¾
Salsa de jengibre, estilo asiático	ración 32 g	☺	☺ ☺	☹ 9¼	☺ B ☺
Salsa de mantequilla de limón	cdta. 15 g	☺	☺ ☺	☹ 60½	☺ ☺
Salsa de ostras china	ración 32 g	☺	☺ ☺	☺ ☺	☺ ☺
Salsa de soja	cdta. 15 g	☺	☺ ☺	☹ 4½	3 A 6
Salsa de tomate	ración 60 g	☺	☺+ ×¾ unid ☺+ ×¾ unid	☹ ¾	9¼ B 18½
Salsa de vainilla	cdta. 15 g	☺	☺ ☺	☺ ☺	☺ ☺
Salsa holandesa	cdta. 15 g	5 +4¼ unid	☺ ☺	☺ ☺	28½ 57
Salsa Honey Mustard sin grasas, de Subway®	ración 28 g	☺	4¾ 4¾	☺ ☺	☺ ☺
Salsa pesto	ración 62 g	☺	☺ ☺	☺ ☺	1¾ A 3¾
Salsa ranchera	cdta. 15 g	☺	☺ ☺	☹ 18½	☺ ☺
Salsa rosa	ración 68 g	☺	☺+ ×2 unid ☺+ ×2 unid	☹ ¾	☺ ☺
Salsa Tabasco®	cdta. 15 g	☺	☺ ☺	☺ ☺	☺ ☺
Salsa taco roja	ración 32,38 g	☺	2¾ 2¾	☹ 3	11 22
Salsa tártara	cdta. 15 g	☺	☺ ☺	☹ ☺	☺ ☺
Salsa Tzatziki (yogur y pepino)	ración 30 g	4½ +3¾ unid	38¾ 38¾	☹ 9¼	11½ FB 23¼
Sirope de chocolate	cdta. 15 g	☺ ☺	☺+ ×1½ unid ☺+ ×1½ unid	☹ ☺	3 G 6
Sopa de cebollas francesa	ración 126 g	☺	☺+ ×1½ unid ☺+ ×1½ unid	☹ 2	¼ CB ¾
Tahini (mantequilla de sésamo)	Glas 30 ml	☺	☺ ☺	☺ ☺	1 G 2¼
Tomillo	pizca(s) 1 g	☺	☺ ☺	☺ ☺	☺ ☺

Salsas y especias	Unidad	Lactosa ↳ + unid/💊	Fructosa* ↳ Fructosa ↳	Sorbitol ↳ Sorbitol ↳	Fruc/Galacta. ↳ Fruc/Galacta. ↳📖
Vinagre balsámico	ración 15,94 g	☺	☺ ☺	☹ 23	☺ ☺
Vinagre de manzana	ración 14,94 g	☺	6¼ 16½	☹ 1¾	☺ ☺
Vinagre de vino tinto	cdta. 15 g	☺	☺ ☺	☹ 20	☺ ☺
Vinagre destilado	ración 14 g	☺	☺ ☺	☺ ☺	☺ ☺
Vinagreta balsámica, de Kraft®	ración 30 g	☺	☺ ☺	☹ 22	☺ ☺
Vinagreta de Wasabi y Jengibre	pizca(s) 1 g	☺	☺ ☺	☹ ☺	☺ B ☺

↳ *Nivel 0:* Medida lactosa ×½   + Unid/💊: Medida tolerada añadida por cápsula fuerte de lactasa
↳ *Nivel 1:* Medida fructosa ×2   Fructosa*: Fructosa, sorbitol ajustado
↳ *Nivel 2:* Medida Fructosa-/Sorbitol ×4, el resto ×2   ☺+ ×[Cantidad] unidades: por unidad consumida
↳ *Nivel 3:* Medida sorbitol ×7, el resto ×3   al mismo tiempo, puedes tolerar hasta [cantidad] ×
📖: fuente fruc-/galactanos   Medida Fructosa(*)más fructosa(*) de otro producto
☹: evitar;   ☹¹: ¼ en NT 1;   ☹²: ¼ en NT 2;   ☹³: ¼ en NT 2;   ☺: solo contiene restos;   ☺: no tiene

3.9 Platos fríos

3.9.1 Cereales

Cereales	Unidad	Lactosa ☺/ + unid/ 💊	Fructosa* ☺/ Fructosa ☺/	Sorbitol ☺/ Sorbitol ☺/	Fruc/Galacta. ☺/ Fruc/Galacta. ☺/📖
All-Bran Original (Kellogs's®)	ración	☺	☺+ ×¼ unid	☺	¼ A
	30 g		☺+ ×¼ unid	☺	¾
Barrita de muesli con trozos de chocolate	pieza(s)	29½	☺+ ×1 unid	☹	½ A
	29 g	+24¾ unid	☺+ ×1 unid	☺	1¼
Barrita de muesli de almendra dorada	pieza(s)	4	1½	☹	½ A
	28 g	+3¼ unid	☺+ ×¾ unid	☹²	1¼
Barrita de muesli de chocolate negro y cereza	pieza(s)	☺	☺+ ×1 unid	☹	½ A
	35 g		☺+ ×1 unid	1	1
Barrita de muesli de coco	pieza(s)	17¼	¾	☹	½ A
	29 g	+14½ unid	☺+ ×1¾ unid	☹²	1¼
Barrita de muesli, avena y pasas, baja en grasas	pieza(s)	11¾	½	☹	½ A
	30 g	+9¾ unid	☺	☹²	1¼
Barritas de muesli de arándano y chocolate negro	pieza(s)	☺	☺+ ×4¼ unid	☹	½ A
	35 g		☺+ ×4¼ unid	71¼	1
Barritas de muesli y arándano azul	pieza(s)	49	☺+ ×½ unid	☹	¾ A
	25 g	+40¾ unid	☺+ ×¾ unid	¾	1½
Barritas de muesli y plátano	pieza(s)	49	☺+ ×½ unid	☹	¾ A
	25 g	+40¾ unid	☺+ ×¾ unid	¾	1½
Barritas de muesli, avena y miel	pieza(s)	17½	5¾	☹	½ A
	27 g	+14¾ unid	☺+ ×¾ unid	☹²	1¼
Cereales Chocapic®, Nestlé®	ración	☺	☺+ ×2 unid	☹	½ A
	30 g		☺+ ×2 unid	☺	1¼
Cereales con canela	ración	☺	2	☺	1½ A
	30 g		2	☺	3
Cereales crumble de canela	ración	☺	☺+ ×1¼ unid	☹	¼ A
	55 g		☺+ ×1¼ unid	25¾	¾
Cereales de arándanos azules Special K (Kellogg's®)	ración	☺	☺+ ×½ unid	☹	½ A
	30 g		☺+ ×½ unid	15	1¼
Cereales de bayas rojas Special K (Kellogg's®)	ración	☺	☺	☹	½ A
	30 g		☺	41½	1¼
Cereales de lino, almendra y miel	ración	☺	☺+ ×1 unid	☹	¼ A
	55 g		☺+ ×1 unid	18	¾
Cereales de pacana y canela Special K (Kellogg's®)	ración	☺	☺	☺	½ A
	30 g		☺	☺	1¼

Cereales	Unidad	Lactosa ☹ + unid/💊	Fructosa* ☹ Fructosa ☹	Sorbitol ☹ Sorbitol ☹	Fruc/Galacta. ☹ Fruc/Galacta. ☹ 📖
Cereales de salvado de avena Essentials	ración 55 g	☺	☺ ☺	☺ ☺	1¼ A 2¾
Cereales Estrellitas®, Nestlé®	ración 30 g	☺	☺+ ×¼ unid ☺+ ×¼ unid	☹ ☺	¾ A 1¾
Cereales originales Special K (Kellogg's®)	ración 30 g	13 +10¾ unid	☺ ☺	☺ ☺	½ A 1¼
Choco Krispies (Kellogg's®)	ración 30 g	☺	☺ ☺	☹ ☺	1½ A 3
Copos de Amaranto (Arrowhead Mills®)	ración 30 g	☺	3 3¾	☹ 2½	¾ G 1½
Corn Flakes (Kellogg's®)	ración 30 g	☺	☺+ ×1½ unid ☺+ ×1½ unid	☹ ☺	1½ A 3
Crunchy Nut, Nueces Tostadas y Miel (Kellogg's®)	ración 30 g	☺	23¾ 24	☹ 15	1½ A 3
Froot Loops (Kellogg's®)	ración 30 g	☺	☺ ☺	☺ ☺	½ A 1¼
Frosted Mini-Wheats Big Bite (Kellogg's®)	ración 55 g	☺	☺+ ×¼ unid ☺+ ×¼ unid	☺ ☺	¼ A ¾
Frosties (Kellogg's®)	ración 30 g	☺	☺ ☺	☹ ☺	1½ A 3
Frosties (Kellogg's®) bajos en azúcar	ración 30 g	☺	☺+ ×¼ unid ☺+ ×¼ unid	☹ ☺	1½ A 3
Miel	ración 21,19 g	☺	¼ ¼	☹ 1¼	☺ ☺
Muesli suizo	ración 55 g	☺	1 1	☹ 1	¼ A ¾
Müeslix (Kellogg's®)	ración 55 g	☺	☺+ ×¾ unid ☺+ ×¾ unid	☹ 2¾	¼ A ¾
Rice Krispies, de Kellogg's®	ración 30 g	☺	☺ ☺	☺ ☺	1½ A 3
Sirope de arce puro	cdta. 15 g	☺	☺+ ×¼ unid ☺+ ×¼ unid	☺ ☺	☺ ☺
Smacks (Kellogg's®)	ración 30 g	☺	☺+ ×12 unid ☺+ ×12 unid	☹ 83¼	½ A 1¼

☹ *Nivel 0*: Medida lactosa ×½
☹ *Nivel 1*: Medida fructosa ×2
☹ *Nivel 2*: Medida Fructosa-/Sorbitol ×4, el resto ×2
☹ *Nivel 3*: Medida sorbitol ×7, el resto ×3
📖: fuente fruc-/galactanos

+ Unid/💊: Medida tolerada añadida por cápsula fuerte de lactasa
Fructosa*: Fructosa, sorbitol ajustado
☺+ ×[Cantidad] unidades: por unidad consumida al mismo tiempo, puedes tolerar hasta [cantidad] × Medida Fructosa(*)más fructosa(*) de otro producto

☹: evitar; ☹[1]: ¼ en NT 1; ☹[2]: ¼ en NT 2; ☹[3]: ¼ en NT 2; ☺: solo contiene restos; ☺: no tiene

3.9.2 Dulces

Dulces	Unidad + unid/	Lactosa 🍼	Fructosa* 🍼 Fructosa 🍼	Sorbitol 🍼 Sorbitol 🍼	Fruc/Galacta. 🍼 Fruc/Galacta. 🍼
Almendras tostadas con miel	puñado 30 g	☺	2 2	☹ 5½	½ G 1¼
Azúcar blanco granulado	cdta. 15 g	☺	☺ ☺	☺ ☺	☺ ☺
Azúcar moreno	cdta. 15 g	☺	☺ ☺	☺ ☺	☺ ☺
Barras de coco con frutos secos	pieza(s) 42 g	45¼ +37¾ unid	☺ ☺	☺ ☺	☺ ☺
Barrita de chocolate blanco	pieza(s) 12 g	2½ +2 unid	☺ ☺	☺ ☺	14 28¼
Barrita suiza de chocolate con leche, con miel y almendras, Toblerone®	pieza(s) 25 g	1½ +1¼ unid	☺ ☺	☺ ☺	1½ 3
Barrita suiza de chocolate negro con miel y almendras, Toblerone®	pieza(s) 25 g	7¼ +6 unid	☺ ☺	☹ 40	1½ 3¼
Barrita suiza de dulce blanco con miel y almendras, Toblerone®	pieza(s) 25 g	1 +1 unid	☺ ☺	☺ ☺	6¾ 13½
Barritas sabor a nueces,	pieza(s) 28,5 g	☺	☺+ ×13 unid ☺+ ×13 unid	☹ ☺	4¼ A 8½
Buttermels	pieza(s) 6,9 g	8 +6½ unid	☺+ ×½ unid ☺+ ×½ unid	☺ ☺	44¾ 89¾
Cacahuetes abrasados franceses	puñado 30 g	☺	☺+ ×1¾ unid ☺+ ×1¾ unid	☺ ☺	☺ G ☺
Caramelo	pieza(s) 6 g	☺	☺+ ×¾ unid ☺+ ×¾ unid	☺ ☺	☺ ☺
Caramelo de menta para el aliento	ración 2 g	☺	☺+ ×¼ unid ☺+ ×¼ unid	☺ ☺	☺ ☺
Caramelo de menta para el aliento sin azúcar	ración 2 g	☺	¼ ☺	☹ ☹³	☺ ☺
Caramelo masticable	pieza(s) 8,6 g	☺	☺+ ×4¼ unid ☺+ ×4¼ unid	☺ ☺	☺ ☺
Caramelo sin azúcar	pieza(s) 3 g	☺	☹¹ ☺	☹ ☹	☺ ☺
Caramelos Butterscotch bajos con baja carga glucémica y sin azúcar	pieza(s) 3,75 g	☺	☺ ☺	☹ ☹	☺ ☺

Dulces	Unidad	Lactosa ↓ + unid/💊	Fructosa* ♀ Fructosa ♀	Sorbitol ♀ Sorbitol ↓	Fruc/Galacta. ♀ Fruc/Galacta. ↓ 📖
Caramelos de café Werther's Original®	pieza(s) 4 g	17¾ +14¾ unid	☺+ ×½ unid ☺+ ×½ unid	☺ ☺	☺ ☺
Caramelos de frutas, Mamba®	ración 40 g	☺	☺ ☺+ ×22 unid	☹ ☹	☺ ☺
Chicle	pieza(s) 3 g	☺	☺ ☺	☺ ☺	☺ ☺
Chicle sin azúcar	pieza(s) 2 g	☺	¼ ☺	☹ ☹²	☺ ☺
Chocolate clásico con frutas	pieza(s) 15 g	56½ +47 unid	☺+ ×¼ unid ☺+ ×¼ unid	☹ 31½	5½ G 11¼
Chocolate negro con frutas	pieza(s) 15 g	56½ +47 unid	☺+ ×¼ unid ☺+ ×¼ unid	☹ 31½	5½ G 11¼
Chocolate negro con frutas, sin azúcar	pieza(s) 17 g	37¾ +31¼ unid	☹² ☺	☹ ☹	4¾ G 9¾
Chocolates rellenos de caramelo sin azúcar	pieza(s) 8,6 g	74½ +62 unid	21¾ ☺	☹ ☹	☺ ☺
Chupa-chup	pieza(s) 17 g	☺	☺+ ×2½ unid ☺+ ×2½ unid	☺ ☺	☺ ☺
Collar de caramelos	pieza(s) 21 g	☺	☺+ ×3¼ unid ☺+ ×3¼ unid	☺ ☺	☺ ☺
Dulces Jelly beans	puñado 30 g	☺	☺+ ×9¾ unid ☺+ ×9¾ unid	☺ ☺	☺ ☺
Dulces Jelly beans sin azúcar	cda. 5 g	☺	12¼ ☺	☹ ☹	☺ ☺
Gelatina	pieza(s) 1,75 g	☺	☺ ☺	☺ ☺	☺ ☺
Gelatina sin azúcar	pieza(s) 5 g	☺	☺ ☺	☺ ☺	☺ ☺
Gominolas	puñado 30 g	☺	☺+ ×2¼ unid ☺+ ×2¼ unid	☺ ☺	☺ ☺
Gominolas sin azúcar	cda. 5 g	☺	☺ ☺	☹ ☹	☺ ☺
Gomitas de dinosaurios	puñado 30 g	☺	☺+ ×3½ unid ☺+ ×3½ unid	☹ ☺	☺ ☺

♀ *Nivel 0*: Medida lactosa ×½   + Unid/💊: Medida tolerada añadida por cápsula fuerte de lactasa
↓ *Nivel 1*: Medida fructosa ×2   Fructosa*: Fructosa, sorbitol ajustado
↓ *Nivel 2*: Medida Fructosa-/Sorbitol ×4, el resto ×2   ☺+ ×[Cantidad] unidades: por unidad consumida
↓ *Nivel 3*: Medida sorbitol ×7, el resto ×3   al mismo tiempo, puedes tolerar hasta [cantidad] ×
📖: fuente fruc-/galactanos   Medida Fructosa(*)más fructosa(*) de otro producto
☹: evitar;   ☹¹: ¼ en NT 1;   ☹²: ¼ en NT 2;   ☹³: ¼ en NT 2;   ☺: solo contiene restos;   ☺: no tiene

Dulces	Unidad + unid/💊	Lactosa 💩	Fructosa* 💩 Fructosa 💩	Sorbitol 💩 Sorbitol 💩	Fruc/Galacta. 💩 Fruc/Galacta. 💩📖
Gomitas de frutas	puñado 30 g	☺	☺+ ×12 unid ☺+ ×12 unid	☺ ☺	☺ ☺
Guirlache	barra(s) 125 g	☺	☺+ ×18 unid ☺+ ×18 unid	☺ ☺	¼ ¾
Gusanos de goma	puñado 30 g	☺	☺+ ×3½ unid ☺+ ×3½ unid	☹ ☺	☺ ☺
Gusanos de goma sin azúcar	cda. 5 g	☺	10 ☺	☹ ☹[3]	☺ ☺
Kit Kat®	pieza(s) 43 g	2 +1¾ unid	☺ ☺	☹ ☺	2[A] 4¼
Kit Kat® Chocolate blanco	pieza(s) 42 g	¾ +½ unid	☺ ☺	☺ ☺	1½[A] 3¼
M & M's Cacahuete	ración 40 g	2½ +2 unid	☺ ☺	☺ ☺	8¾ 17¾
Malvaviscos	ración 30 g	☺	☺+ ×4½ unid ☺+ ×4½ unid	☺ ☺	☺ ☺
Melaza	cdta. 15 g	☺	3¾ 3¾	☺ ☺	☺ ☺
Mentas de Chocolate Finas After Eight® Thin	pieza(s) 8 g	10¼ +8½ unid	☺ ☺	☺ ☺	57¾ ☺
Mentos®	pieza(s) 3 g	☺	☺ ☺	☺ ☺	☺ ☺
Milky Way®	pieza(s) 60,4 g	1¾ +1½ unid	☺+ ×3¾ unid ☺+ ×3¾ unid	☺ ☺	6¼ 12½
Ositos de goma	puñado 30 g	☺	☺+ ×3½ unid ☺+ ×3½ unid	☹ ☺	☺ ☺
Ositos de goma sin azúcar	cda. 5 g	☺	10 ☺	☹ ☹[3]	☺ ☺
Osos de goma Wild 'n Fruity	puñado 30 g	☺	☺+ ×3½ unid ☺+ ×3½ unid	☹ ☺	☺ ☺
Pasas cubiertas de chocolate con leche	puñado 30 g	2¾ +2¼ unid	☺+ ×¼ unid ☺+ ×¼ unid	☹ 3¼	3¼[G] 6½
Pasta de almendras (Mazapán)	ración 28,38 g	☺	☺ ☺	☹ 20½	½[G] 1¼
Piruletas sin azúcar	pieza(s) 14 g	☺	☹ ☺	☹ ☹	☺ ☺
Praliné de pacana	pieza(s) 55 g	3½ +2¾ unid	☺+ ×1¼ unid ☺+ ×1¼ unid	☺ ☺	1¼[G] 2¾
Regaliz	pieza(s) 11 g	☺	☺+ ×1½ unid ☺+ ×1½ unid	☺ ☺	☺ ☺

Dulces	Unidad	Lactosa ↳ + unid/ 🗋	Fructosa* ↳ Fructosa ↳	Sorbitol ↳ Sorbitol ↳	Fruc/Galacta. ↳ Fruc/Galacta. ↳ 📖
Riesen®	pieza(s) 9 g	12¾ +10½ unid	½ ☺+ ×2¾ unid	☹ ☹³	71 ☺
Smarties®	puñado 30 g	☺	☺+ ×55 unid ☺+ ×55 unid	☺ ☺	☺ ☺
Snickers®	pieza(s) 58,7 g	1½ +1¼ unid	☺+ ×7 unid ☺+ ×7 unid	☺ ☺	5¾ 11½
Snickers®, Almendras	pieza(s) 49,9 g	1¾ +1½ unid	☺+ ×8¾ unid ☺+ ×8¾ unid	☺ ☺	6½ G 13¼
Starburst® Original	pieza(s) 5 g	☺	☺+ ×½ unid ☺+ ×½ unid	☹ 30¼	☺ ☺
Tableta de chocolate con leche	barra(s) 125 g	¼ +¼ unid	☺ ☺	☺ ☺	¼ G ¾
Tableta de chocolate con leche sin azúcar	pieza(s) 12 g	32½ +27 unid	80 80	☹ ☹	4½ 9
Tableta de chocolate con leche y cereales	barra(s) 125 g	½ +½ unid	☺ ☺	☹ 40	¼ A ¾
Tableta de chocolate con leche y cereales y sin azúcar	pieza(s) 12 g	26½ +22 unid	80 80	☹ ☹	4½ A 9
Tableta de chocolate negro con 45%-59% de cacao	barra(s) 125 g	1¼ +1 unid	☺ ☺	☹ 8	¼ ¾
Tableta de chocolate negro con 60%-69% de cacao	barra(s) 125 g	7½ +6¼ unid	☺ ☺	☹ 6½	¼ ¾
Tableta de chocolate negro con 70%-85% de cacao	barra(s) 125 g	☺	☺ ☺	☹ 5	¼ ¾
Tableta de chocolate negro sin azúcar	pieza(s) 12 g	26¾ +22¼ unid	34 34	☹ ☹	4¼ 8¾
Tic Tacs®	2 piezas 1,15 g	☺	☺ ☺	☺ ☺	☺ ☺
Toffee/tofe/tofi	pieza(s) 7 g	40¾ +34 unid	☺ ☺	☺ ☺	☺ ☺
Toffifee®	pieza(s) 8,2 g	7½ +6¼ unid	½ ☺+ ×¼ unid	☹ ☹²	42¾ 85½
Trufas de chocolate	pieza(s) 16,2 g	2½ +2 unid	☺ ☺	☺ ☺	2¾ 5½

↳ *Nivel 0*: Medida lactosa ×½ + Unid/🗋: Medida tolerada añadida por cápsula fuerte de lactasa
↳ *Nivel 1*: Medida fructosa ×2 Fructosa*: Fructosa, sorbitol ajustado
↳ *Nivel 2*: Medida Fructosa-/Sorbitol ×4, el resto ×2 ☺+ ×[Cantidad] unidades: por unidad consumida
↳ *Nivel 3*: Medida sorbitol ×7, el resto ×3 al mismo tiempo, puedes tolerar hasta [cantidad] ×
📖: fuente fruc-/galactanos Medida Fructosa(*)más fructosa(*) de otro producto
☹: evitar; ☹¹: ¼ en NT 1; ☹²: ¼ en NT 2; ☹³: ¼ en NT 2; ☺: solo contiene restos; ☺: no tiene

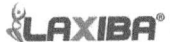 El Asesor Nutricional

3.9.3 Fiambres

Fiambres	Unidad	Lactosa ☺/ + unid/ 🥛	Fructosa* ☺/ Fructosa ☺/	Sorbitol ☺/ Sorbitol ☺/	Fruc/Galacta. ☺/ Fruc/Galacta. ☺/📖
Bolonia (beef ring)	ración 55 g	☺	☺+ ×5¾ unid ☺+ ×5¾ unid	☺ ☺	☺ ☺
Bolonia (combinación de carnes, baja en grasa)	ración 55 g	☺	☺+ ×½ unid ☺+ ×½ unid	☺ ☺	☺ ☺
Crema batida de queso	ración 30 g	2½ +2 unid	☺ ☺	☺ ☺	14 28
Crema untable de queso	ración 30 g	2¾ +2¼ unid	☺ ☺	☺ ☺	15¾ 31½
Mantequilla no salada	ración 14 g	☺	☺ ☺	☺ ☺	☺ ☺
Mantequilla suave salada	ración 14 g	☺	☺ ☺	☺ ☺	☺ ☺
Margarina	ración 14 g	31 +25¾ unid	☺ ☺	☺ ☺	☺ ☺
Margarina con sal	ración 14,19 g	30 +25 unid	☺ ☺	☺ ☺	☺ ☺
Margarina de aceite de lino	ración 14 g	32¼ +27 unid	☺ ☺	☺ ☺	☺ ☺
Margarina dietética sin grasas	ración 14 g	15½ +13 unid	☺ ☺	☺ ☺	86¾ ☺
Margarina Move Over Butter	ración 9 g	21¾ +18 unid	☺ ☺	☺ ☺	☺ ☺
Mascarpone	ración 30 g	2½ +2 unid	☺ ☺	☺ ☺	13¾ 27¾
Mermelada o conservas	ración 20 g	☺	☺+ ×2¾ unid ☺+ ×2¾ unid	☹ 1¾	☺ ☺
Mermelada o conservas, azúcar reducido	ración 20 g	☺	7 7	☹ 41½	☺ ☺
Mermelada o conservas, sin azúcar	cdta. 15 g	☺	¼ ¼	☹ ☹²	☺ ☺
Mermelada o conservas, sin azúcar con aspartamo	ración 17 g	☺	15¾ 17½	☹ 5¼	☺ ☺
Mermelada o conservas, sin azúcar con sacarina	ración 14 g	☺	2¼ 2¼	☹ 19¼	☺ ☺
Mermelada o conservas, sin azúcar con sucralosa	ración 17 g	☺	☺ ☺	☹ 65¼	☺ ☺

Fiambres	Unidad	Lactosa ↳ + unid/💊	Fructosa* ↳ Fructosa ↳	Sorbitol ↳ Sorbitol ↳	Fruc/Galacta. ↳ Fruc/Galacta. ↳📖
Mermelada sin azúcar, con aspartamo	ración 17 g	☺	15¾ 17½	☹ 5¼	☺ ☺
Mermelada sin azúcar, con sacarina	ración 16 g	☺	2 2	☹ 16¾	☺ ☺
Mermelada sin azúcar, con sucralosa	ración 17 g	☺	☺ ☺	☹ 65¼	☺ ☺
Mortadela	ración 55 g	☺	☺+ ×¼ unid ☺+ ×¼ unid	☺ ☺	☺ ☺
Mozzarella baja en grasas 25%	ración 30 g	37¼ +31 unid	☺ ☺	☺ ☺	☺ ☺
Nutella® (crema de avellana)	ración 37 g	32¼ +27 unid	67½ 67½	☹ 20¾	1¼ G 2¾
Perrito caliente de varios tipos de carne	ración 55 g	☺	☺+ ×3 unid ☺+ ×3 unid	☺ ☺	☺ ☺
Queso amarillo	ración 30 g	4½ +3¾ unid	☺ ☺	☺ ☺	25¾ 51½
Queso azul	ración 30 g	20 +16½ unid	☺ ☺	☺ ☺	☺ ☺
Queso brie	ración 30 g	22 +18½ unid	☺ ☺	☺ ☺	☺ ☺
Queso camembert	ración 30 g	21½ +18 unid	☺ ☺	☺ ☺	☺ ☺
Queso cheddar	ración 30 g	43¼ +36 unid	☺ ☺	☺ ☺	☺ ☺
Queso Colby Jack	ración 30 g	27¼ +22¾ unid	☺ ☺	☺ ☺	☺ ☺
Queso cottage	ración 55 g	3½ +2¾ unid	☺ ☺	☺ ☺	19¾ 39½
Queso cottage con 1% de grasas y lactosa reducida	ración 110 g	3¼ +2¾ unid	☺+ ×1¾ unid ☺+ ×1¾ unid	☺ ☺	18¾ 37¾
Queso de cabra	ración 30 g	4½ +3¾ unid	☺ ☺	☺ ☺	25½ 51
Queso edam	ración 30 g	6¾ +5¾ unid	☺ ☺	☺ ☺	38¾ 77½

↳ *Nivel 0*: Medida lactosa ×½   + Unid/💊: Medida tolerada añadida por cápsula fuerte de lactasa
↳ *Nivel 1*: Medida fructosa ×2   Fructosa*: Fructosa, sorbitol ajustado
↳ *Nivel 2*: Medida Fructosa-/Sorbitol ×4, el resto ×2   ☺+ ×[Cantidad] unidades: por unidad consumida
↳ *Nivel 3*: Medida sorbitol ×7, el resto ×3   al mismo tiempo, puedes tolerar hasta [cantidad] ×
📖: fuente fruc-/galactanos   Medida Fructosa(*)más fructosa(*) de otro producto
☹: evitar;   ☹[1]: ¼ en NT 1;   ☹[2]: ¼ en NT 2;   ☹[3]: ¼ en NT 2;   ☺: solo contiene restos;   ☺: no tiene

Fiambres	Unidad	Lactosa ␣ + unid/	Fructosa* ␣ Fructosa ␣	Sorbitol ␣ Sorbitol ␣	Fruc/Galacta. ␣ Fruc/Galacta. ␣
Queso gorgonzola	ración 30 g	20 +16½ unid	☺ ☺	☺ ☺	☺ ☺
Queso gouda	ración 30 g	4½ +3¾ unid	☺ ☺	☺ ☺	25 50
Queso limburger	ración 30 g	20¼ +17 unid	☺ ☺	☺ ☺	☺ ☺
Queso muenster	ración 30 g	8¾ +7¼ unid	☺ ☺	☺ ☺	49½ ☺
Queso para untar	ración 30 g	3 +2½ unid	☺ ☺	☺ ☺	17¼ 34½
Queso roquefort	ración 30 g	5 +4 unid	☺ ☺	☺ ☺	27¾ 55½
Queso sin grasas de todos los sabores	ración 30 g	9 +7½ unid	55½ 55½	☹ 18½	1¼ A 2¾
Queso suizo	ración 30 g	☺	☺+ ×¼ unid ☺+ ×¼ unid	☺ ☺	☺ ☺
Queso suizo, bajo en sodio	ración 30 g	☺	☺+ ×¼ unid ☺+ ×¼ unid	☺ ☺	☺ ☺
Queso tilsit	ración 30 g	5¼ +4¼ unid	☺ ☺	☺ ☺	29½ 59
Salsa de queso	ración 66 g	¼ +¼ unid	☺ ☺	☺ ☺	1¾ 3¾
Untable de queso Roka Blue, de Kraft®	ración 30 g	1¾ +1¼ unid	☺ ☺	☺ ☺	9¾ 19½

3.9.4 Frutos secos y aperitivos

Frutos secos y aperitivos	Unidad	Lactosa ☺ + unid/💊	Fructosa* ☺ Fructosa ☺	Sorbitol ☺ Sorbitol ☺	Fruc/Galacta. ☺ Fruc/Galacta. ☺📖
Almendras	puñado	☺	☺ ☺	☺ ☺	½ G
	30 g				1¼
Anacardos crudos	puñado	☺	☺ ☺	☺ ☺	¼ G
	30 g				¾
Aros de cebolla condimentados	ración	☺	☺ ☺	☹ ☺	10¼ AC
	30 g				20¾
Avellanas	puñado	☺	☺ ☺	☹ 8¼	2¾ G
	30 g				5¾
Biscotes Classic	ración	☺	☺+ ×¼ unid ☺+ ×¼ unid	☹ ☺	½ A
	15 g				1¼
Cacahuetes tostados y secos, con sal	puñado	☺	☺ ☺	☺ ☺	☺ G
	30 g				☺
Castañas asadas	ración	☺	☺ ☺	☹ 3	☺
	30 g				☺
Coco	ración	☺	☺+ ×¼ unid ☺+ ×¼ unid	☺ ☺	24½ G
	15 g				49
Coco sin endulzar	puñado	☺	☺+ ×¾ unid ☺+ ×¾ unid	☺ ☺	12¼
	30 g				24½
Comida para bebé, biscote	ración	☺	☺ ☺	☺ ☺	1½ A
	7 g				3
Crema de coco	puñado	☺	20¾ 20¾	☺ ☺	☺
	30 g				☺
Galletas de queso	pieza(s)	☺	☺ ☺	☺ ☺	3½ A
	3 g				7
Galletas saladas Ritz®, de Nabisco®	ración	☺	☺ ☺	☺ ☺	¼ A
	30 g				½
Leche de coco	vaso(s)	☺	☺+ ×1¼ unid ☺+ ×1¼ unid	☺ ☺	1½ G
	240 g				3
Mantequilla de cacahuete, sin sal	ración	☺	☺+ ×¼ unid ☺+ ×¼ unid	☺ ☺	☺ G
	32 g				☺

☺ *Nivel 0*: Medida lactosa ×½   + Unid/💊: Medida tolerada añadida por cápsula fuerte de lactasa
☺ *Nivel 1*: Medida fructosa ×2   Fructosa*: Fructosa, sorbitol ajustado
☺ *Nivel 2*: Medida Fructosa-/Sorbitol ×4, el resto ×2   ☺+ ×[Cantidad] unidades: por unidad consumida
☺ *Nivel 3*: Medida sorbitol ×7, el resto ×3   al mismo tiempo, puedes tolerar hasta [cantidad] ×
📖: fuente fruc-/galactanos   Medida Fructosa(*)más fructosa(*) de otro producto
☹: evitar;   ☹[1]: ¼ en NT 1;   ☹[2]: ¼ en NT 2;   ☹[3]: ¼ en NT 2;   ☺: solo contiene restos;   ☺: no tiene

Frutos secos y aperitivos	Unidad	Lactosa ☝ + unid/💊	Fructosa* 😊 Fructosa 😊	Sorbitol 😊 Sorbitol ☝	Fruc/Galacta. 😊 Fruc/Galacta. ☝📖
Nachos	puñado	28	😊	☹	10 A
	21 g	+23¼ unid	😊	😊	20
Nachos de queso, Doritos®	puñado	😊	😊	☹	10¾ A
	21 g		😊	😊	21½
Nueces	puñado	😊	😊	😊	2¾ G
	30 g		😊	😊	5¾
Nueces de Brasil sin sal	puñado	😊	😊	😊	😊
	30 g		😊	😊	😊
Nueces de macadamia	puñado	😊	😊	😊	😊
	30 g		😊	😊	😊
Nueces ginko	puñado	😊	😊	😊	😊
	30 g		😊	😊	😊
Palitos de patata	puñado	😊	😊	☹	10¾ A
	21 g		😊	79¼	21½
Palitos de sésamo	puñado	😊	😊	☹	1½ A
	21 g		😊	😊	3¼
Palomitas recubiertas de caramelo o azúcar	puñado	😊	😊+ ×1 unid	😊	😊 C
	21 g		😊+ ×1 unid	😊	😊
Patatas de soja	puñado	5¼	15	☹	2 A
	21 g	+4¼ unid	15	1	4
Patatas fritas Barbacoa Hot 'n Spicy, de Lay's®	puñado	😊	54	☹	10¾ A
	21 g		54	😊	21½
Patatas fritas Clásicas, de Lay's®	puñado	😊	41¾	☹	10¾ A
	21 g		41¾	79¼	21½
Patatas fritas con sal	puñado	😊	41¾	☹	10¾ A
	21 g		41¾	79¼	21½
Patatas fritas de barbacoa sin grasas, Pringles®	puñado	😊	37	☹	10¾ A
	21 g		37	79¼	21½
Patatas fritas de sal y vinagre Pringles®	puñado	😊	41¾	☹	10¾ A
	21 g		41¾	79¼	21½
Patatas fritas Loaded Baked Potato, de Pringles®	puñado	😊	41¾	☹	10¾ A
	21 g		41¾	79¼	21½
Patatas fritas originales Pringles®	puñado	😊	76¾	☹	10¾ A
	21 g		76¾	😊	21½
Patatas fritas sabor Vinagreta, de Lay's®	puñado	😊	41¾	☹	10¾ A
	21 g		41¾	79¼	21½
Patatas fritas Salt & Cracked Pepper	puñado	😊	54	☹	10¾ A
	21 g		54	😊	21½

Frutos secos y aperitivos	Unidad	Lactosa + unid/	Fructosa* Fructosa	Sorbitol Sorbitol	Fruc/Galacta. Fruc/Galacta. 📖
Patatas fritas Sour Cream & Onion (crema agria y cebolla), de Lay's®	puñado 21 g	☺	41¾ 41¾	☹ 79¼	10¾ A 21½
Patatas fritas Stax de Cheddar, de Lay's®	puñado 21 g	☺	41¾ 41¾	☹ 79¼	10¾ A 21½
Pecannuss	puñado 30 g	☺	☺ ☺	☺ ☺	2¾ G 5¾
Piñones	puñado 30 g	☺	☺ ☺	☺ ☺	2¾ G 5¾
Pistachos	puñado 21 g	☺	☺ ☺	☺ ☺	¼ G ¾
Pretzels sin sal	puñado 21 g	☺	☺ ☺	☺ ☺	1½ A 3¼
Rizos crujientes	puñado 21 g	4 +3¼ unid	☺ ☺	☹ ☺	7¼ A 14½
Semillas de calabaza sin cáscaras ni sal	puñado 30 g	☺	☺ ☺	☺ ☺	2¾ G 5¾
Semillas de chía	puñado 30 g	☺	☺ ☺	☺ ☺	1¼ G 2¾
Semillas de girasol	puñado 30 g	☺	☺ ☺	☺ ☺	2 G 4
Semillas de lino	cdta. 15 g	☺	☺ ☺	☺ ☺	2 G 4¼
Torta de arroz	pieza(s) 9 g	☺	☺ ☺	☺ ☺	☺ G ☺
Tortilla blanca frita	pieza(s) 58 g	☺	☺ ☺	☺ ☺	¾ A 1¾

0 *Nivel 0:* Medida lactosa ×½
1 *Nivel 1:* Medida fructosa ×2
2 *Nivel 2:* Medida Fructosa-/Sorbitol ×4, el resto ×2
3 *Nivel 3:* Medida sorbitol ×7, el resto ×3
📖: fuente fruc-/galactanos

+ Unid/ : Medida tolerada añadida por cápsula fuerte de lactasa
Fructosa*: Fructosa, sorbitol ajustado
☺+ ×[Cantidad] unidades: por unidad consumida al mismo tiempo, puedes tolerar hasta [cantidad] × Medida Fructosa(*)más fructosa(*) de otro producto

☹: evitar; ☹[1]: ¼ en NT 1; ☹[2]: ¼ en NT 2; ☹[3]: ¼ en NT 2; ☺: solo contiene restos; ☺: no tiene

3.9.5 Pan

Pan	Unidad	Lactosa ↯ + unid/💊	Fructosa* ☺ Fructosa ↯	Sorbitol ☺ Sorbitol ↯	Fruc/Galacta. ☺ Fruc/Galacta. ↯ 📖
Baguette	rebanada(s)	☺	☺	☺	1¾ A
	42 g		☺	☺	3½
Biscote de cereales escandinavo	rebanada(s)	☺	☺	☺	¼ A
	42 g		☺	☺	½
Pan blanco	rebanada(s)	☺	1¼	☺	1¼ A
	42 g		1¼	☺	2½
Pan de arroz	rebanada(s)	☺	☺	☺	☺ A
	42 g		☺	☺	☺
Pan de centeno	rebanada(s)	☺	☺	☺	¾ A
	42 g		☺	☺	1¾
Pan de masa fermentada	rebanada(s)	☺	☺	☺	¾ A
	42 g		☺	☺	1½
Pan de patata	rebanada(s)	6¼	☺	☹	1½ A
	34 g	+5¼ unid	☺	☺	3
Pan de soja	rebanada(s)	3½	11	☹	1 A
	42 g	+3 unid	11	2	2
Pan de trigo agrietado con pasas	rebanada(s)	☺	1¼	☹	1¾ A
	42 g		1½	4¼	3½
Pan de trigo integral	rebanada(s)	☺	1¼	☺	1 A
	42 g		1¼	☺	2¼
Pan de trigo integral blanco	rebanada(s)	☺	¾	☹	¾ A
	42 g		¾	26¼	1¾
Pan de triticale	rebanada(s)	☺	2½	☺	1 A
	42 g		2½	☺	2
Pan focaccia	ración	☺	☺	☺	1 A
	50 g		☺	☺	2¼
Pan integral de centeno	rebanada(s)	☺	☺	☺	½ A
	42 g		☺	☺	1¼
Pan sin gluten	rebanada(s)	☺	☺	☺	3½ A
	42 g		☺	☺	7
Panecillo de centeno	rebanada(s)	☺	☺	☺	¾ A
	42 g		☺	☺	1¾
Panecillo francés o Viena	rebanada(s)	☺	☺	☺	1¼ A
	42 g		☺	☺	2½
Panecillo muffin inglés	rebanada(s)	☺	38¼	☺	1¾ A
	42 g		38¼	☺	3½

Pan	Unidad	Lactosa ☹ + unid/💊	Fructosa* ☺ Fructosa ☹	Sorbitol ☺ Sorbitol ☹	Fruc/Galacta. ☺ Fruc/Galacta. ☹📖
Pretzels orgánicos de escanda, de Newman's Own®	rebanada(s) 42 g	☺	☺+ ×½ unid ☺+ ×½ unid	☺ ☺	¾ ᴬ 1½
Tostada de pan de trigo con mantequilla	rebanada(s) 42 g	62½ +52 unid	1¾ 1¾	☺ ☺	1¼ ᴬ 2½
Tostada de pan de trigo integral con canela y azúcar	rebanada(s) 42 g	49½ +41¼ unid	1½ 1½	☺ ☺	¾ ᴬ 1¾

☺ *Nivel 0:* Medida lactosa ×½   + Unid/💊: Medida tolerada añadida por cápsula fuerte de lactasa
☹ *Nivel 1:* Medida fructosa ×2   Fructosa*: Fructosa, sorbitol ajustado
☹ *Nivel 2:* Medida Fructosa-/Sorbitol ×4, el resto ×2   ☺+ ×[Cantidad] unidades: por unidad consumida
☹ *Nivel 3:* Medida sorbitol ×7, el resto ×3   al mismo tiempo, puedes tolerar hasta [cantidad] ×
📖: fuente fruc-/galactanos   Medida Fructosa(*)más fructosa(*) de otro producto
☹: evitar;   ☹¹: ¼ en NT 1;   ☹²: ¼ en NT 2;   ☹³: ¼ en NT 2;   ☺: solo contiene restos;   ☺: no tiene

3.9.6 Pasteles dulces

Pasteles dulces	Unidad	Lactosa 🔽 + unid/ 🥛	Fructosa* 🙂🔽 Fructosa 🙂🔽	Sorbitol 🙂🔽 Sorbitol 🔽	Fruc/Galacta. 🙂🔽 Fruc/Galacta. 🔽📖
Biscotti de chocolate con frutos secos	pieza(s) 20,5 g	🙂	🙂 🙂	☹ 🙂	2½ A 5
Bollo de caramelo	pieza(s) 71 g	8¾ +7¼ unid	🙂+ ×¾ unid 🙂+ ×¾ unid	🙂 🙂	½ D 1
Brownie de chocolate sin grasas	pieza(s) 44 g	3 +2½ unid	71 71	☹ 🙂	1 A 2¼
Cobertura de manzana	pieza(s) 64 g	🙂	¼ ¼	☹ ¼	¾ A 1¾
Crepe	pieza(s) 55 g	1¼ +1 unid	🙂 🙂	🙂 🙂	¾ A 1¾
Croissant con chocolate	pieza(s) 69 g	3½ +3 unid	🙂+ ×1 unid 🙂+ ×1 unid	☹ 🙂	¾ A 1½
Croissant con frutas	pieza(s) 74 g	3½ +3 unid	🙂+ ×2½ unid 🙂+ ×2½ unid	☹ 2	½ A 1¼
Donut con azúcar	pieza(s) 72,5 g	4¾ +4 unid	🙂 🙂	🙂 🙂	¾ A 1½
Donut glaseado	pieza(s) 77 g	4¾ +4 unid	🙂 🙂	🙂 🙂	½ A 1¼
Donut glaseado con cobertura de coco	pieza(s) 79 g	4¾ +4 unid	🙂 🙂	🙂 🙂	½ A 1¼
Donut Long John glaseado con crema y frutos secos	pieza(s) 105 g	2¼ +2 unid	🙂 🙂	🙂 🙂	½ A 1
Fudge Brownies con nueces inglesas	pieza(s) 30,5 g	🙂	🙂+ ×4¼ unid 🙂+ ×4¼ unid	☹ 🙂	1¾ A 3½
Galleta de mantequilla	pieza(s) 4 g	🙂	🙂 🙂	🙂 🙂	10 A 20
Galletas Breaktime Ginger	pieza(s) 7,5 g	🙂	🙂 🙂	🙂 🙂	8½ A 17¼
Galletas Brownie Oreo® (Nabisco®)	pieza(s) 42,5 g	🙂	¼ ¼	☹ 🙂	1 A 2¼
Galletas Chewy Gooey de Caramelo, de Chips Ahoy!®	pieza(s) 15,5 g	12¼ +10¼ unid	½ ½	☹ 🙂	3 A 6¼
Galletas con mantequilla de cacahuete	pieza(s) 34 g	23¾ +19¾ unid	2 2	☹ 10¾	1½ A 3
Galletas con nueces de macadamia Big Deluxe, de Pillsbury®	pieza(s) 38 g	6¾ +5½ unid	🙂 🙂	🙂 🙂	½ A 1¼

Pasteles dulces	Unidad	Lactosa ↲ + unid/ 💊	Fructosa* ♀ Fructosa ♀	Sorbitol ♀ Sorbitol ↲	Fruc/Galacta. ♀ Fruc/Galacta. ↲ 📖
Galletas con trozos de chocolate	pieza(s) 10 g	☺	☺ ☺	☹ ☺	2½ ᴬ 5¼
Galletas crujientes de canela	pieza(s) 13 g	☺	☺ ☺	☹ 42½	4¾ ᴬ 9¾
Galletas de almendras	pieza(s) 12,4 g	☺	☺ ☺	☺ ☺	3 ᴬ 6
Galletas de avena	pieza(s) 13 g	45¾ +38 unid	☺ ☺	☺ ☺	3¾ ᴬ 7½
Galletas de avena con pasas	pieza(s) 26 g	23¾ +19¾ unid	☺ ☺	☹ 10¼	2¼ ᴬ 4¾
Galletas de avena sin azúcar	pieza(s) 11 g	☺	½ ☺	☹ ☹²	4½ ᴬ 9
Galletas de azúcar	pieza(s) 15 g	☺	☺ ☺	☺ ☺	3¼ ᴬ 6½
Galletas de azúcar horneadas	pieza(s) 13,5 g	☺	☹¹ ☹¹	☺ ☺	4¾ ᴬ 9½
Galletas de chocolate congeladas	pieza(s) 10 g	☺	☺ ☺	☹ ☺	5 ᴬ 10¼
Galletas de crema de limón	pieza(s) 19,5 g	32½ +27 unid	☺ ☺	☺ ☺	2½ ᴬ 5¼
Galletas de limón	pieza(s) 15,5 g	☺	☺ ☺	☺ ☺	4 ᴬ 8¼
Galletas de melaza	pieza(s) 15 g	☺	☺ ☺	☺ ☺	3¼ ᴬ 6¾
Galletas mantecadas	pieza(s) 11,34 g	18½ +15½ unid	☺ ☺	☺ ☺	3¼ ᴬ 6¾
Galletas mantecadas sin azúcar	pieza(s) 3,75 g	☺	1½ ☺	☹ ☹²	10½ ᴬ 21¼
Galletas molino	pieza(s) 10 g	☺	☺ ☺	☺ ☺	6¼ ᴬ 12¾
Galletas Nutter Butter	ración 14 g	☺	☺ ☺	☺ ☺	3½ ᴬ 7¼
Galletas Oreo® (Nabisco®)	pieza(s) 12 g	☺	☺ ☺	☹ ☺	4¼ ᴬ 8½

♀ *Nivel 0*: Medida lactosa ×½   + Unid/ 💊: Medida tolerada añadida por cápsula fuerte de lactasa
↲ *Nivel 1*: Medida fructosa ×2   Fructosa*: Fructosa, sorbitol ajustado
♀ *Nivel 2*: Medida Fructosa-/Sorbitol ×4, el resto ×2   ☺+ ×[Cantidad] unidades: por unidad consumida
♀ *Nivel 3*: Medida sorbitol ×7, el resto ×3   al mismo tiempo, puedes tolerar hasta [cantidad] ×
📖: fuente fruc-/galactanos   Medida Fructosa(*)más fructosa(*) de otro producto
☹: evitar;   ☹¹: ¼ en NT 1;   ☹²: ¼ en NT 2;   ☹³: ¼ en NT 2;   ☺: solo contiene restos;   ☺: no tiene

Pasteles dulces	Unidad + unid/	Lactosa	Fructosa* Fructosa	Sorbitol Sorbitol	Fruc/Galacta. Fruc/Galacta.
Galletas Oreo® sin azúcar (Nabisco®)	pieza(s) 12 g	☺	13¾ ☺	☹ ☹	4¼ A 8½
Galletas sandwich de chocolate sin azúcar	pieza(s) 12 g	☺	13¾ ☺	☹ ☹	4¼ A 8½
Galletas sandwich de chocolate, doble relleno	pieza(s) 14,5 g	☺	☺ ☺	☹ ☺	3½ A 7
Galletas sandwich de vainilla	pieza(s) 15 g	9 +7½ unid	☺ ☺	☺ ☺	3 A 6¼
Gofres de salvado	pieza(s) 95 g	¾ +¾ unid	☺+ ×¼ unid ☺+ ×¼ unid	☺ ☺	¼ A ¾
Gofres de trigo integral, leche, grasa y huevo	pieza(s) 95 g	1 +¾ unid	☺+ ×¼ unid ☺+ ×¼ unid	☺ ☺	½ A 1
Halva	ración 40 g	☺	☺+ ×1½ unid ☺+ ×1½ unid	☺ ☺	1¼ A 2¾
Lebkuchen (galletas alemanas)	pieza(s) 32,4 g	☺	6¼ 6¼	☹ 6½	2 A 4
Medallones de mantequilla de cacahuete	pieza(s) 12,5 g	☺	☺ ☺	☹ ☺	4 A 8¼
Mentas finas	pieza(s) 8 g	32½ +27 unid	☺ ☺	☹ ☺	6¼ A 12½
Muffin inglés integral con pasas	pieza(s) 66 g	1¼ +1 unid	2 2½	☹ 2¼	¾ A 1½
Muffins con arándanos	pieza(s) 113 g	1½ +1¼ unid	☺ ☺	☺ ☺	¼ A ¾
Muffins de calabaza	pieza(s) 113 g	1¾ +1¼ unid	☺+ ×¼ unid ☺+ ×¼ unid	☹ 14½	¼ A ¾
Muffins de plátano	pieza(s) 113 g	2½ +2 unid	☺+ ×¼ unid ☺+ ×¼ unid	☹ 29¼	¼ A ¾
Muffins de salvado de avena o harina de avena	pieza(s) 113 g	1¼ +1 unid	☺+ ×¼ unid ☺+ ×¼ unid	☺ ☺	½ A 1
Muffins de zanahoria caseros con frutos secos	pieza(s) 113 g	1½ +1¼ unid	☺ ☺	☹ 3¼	¼ A ¾
Natilla congelada, sabor chocolate o café	ración 87,5 g	½ +¼ unid	☺+ ×2¼ unid ☺+ ×2¼ unid	☹ ☺	½ A 1
Obleas Nilla	pieza(s) 3,75 g	32½ +27 unid	☺ ☺	☺ ☺	12¼ A 24¾
Oreja de elefante (crujiente)	pieza(s) 59 g	4¼ +3½ unid	☺ ☺	☺ ☺	1 A 2

Pasteles dulces	Unidad	Lactosa ↓ + unid/💊	Fructosa* ☺ Fructosa ☺	Sorbitol ☺ Sorbitol ↓	Fruc/Galacta. ☺ Fruc/Galacta. ↓📖
Palomitas con mantequilla	ración 30 g	36¾ +30¾ unid	☺ ☺	☺ ☺	☺ CB ☺
Pan de patata dulce	rebanada(s) 42 g	☺	☺ ☺	☺ ☺	1½ A 3¼
Pan francés casero	pieza(s) 131 g	1¼ +1 unid	☺+ ×½ unid ☺+ ×½ unid	☺ ☺	¼ A ¾
Panecillo de huevo	pieza(s) 35 g	5¼ +4¼ unid	☺ ☺	☺ ☺	1½ A 3
Panecillos de canela con glaseado, de todos los sabores	pieza(s) 44 g	9 +7½ unid	☺+ ×8¼ unid ☺+ ×8¼ unid	☺ ☺	1 A 2¼
Pastas del café con manzana	pieza(s) 52 g	☺	☺+ ×5¼ unid ☺+ ×5¼ unid	☺ ☺	1 A 2
Pastel danés relleno de queso	pieza(s) 125 g	3 +2½ unid	☺ ☺	☺ ☺	¼ D ½
Pastel de cerezas	pieza(s) 122 g	☺	1 ☺+ ×1½ unid	☹ ☹²	¼ A ¾
Pastel de fresas	pieza(s) 122 g	☺	1¾ 2	☹ ¾	¼ A ¾
Pastel de melocotón	pieza(s) 122 g	☺	2¾ 5¾	☹ 1	¼ A ¾
Pastel de ruibarbo	pieza(s) 122 g	☺	☺ ☺	☺ ☺	¼ A ¾
Pastel de zanahorias casero glaseado	pieza(s) 27,72 g	☺	☺+ ×¼ unid ☺+ ×¼ unid	☹ 8	2 A 4
Tarta de chocolate alemana	pieza(s) 29 g	☺	☺+ ×½ unid ☺+ ×½ unid	☹ ☺	1¾ A 3¾
Tarta de chocolate glaseada	pieza(s) 29 g	☺	☺+ ×½ unid ☺+ ×½ unid	☹ ☺	1¾ A 3¾
Tarta de manzana, de Pepperidge Farm®	pieza(s) 89 g	9 +7½ unid	½ ½	☹ ¼	½ A 1¼
Tarta de manzanas glaseada	pieza(s) 45 g	☺	¾ 1	☹ ½	1¼ A 2½
Tarta de queso casera	pieza(s) 220 g	½ +½ unid	☺+ ×½ unid ☺+ ×½ unid	☺ ☺	☹ A ¼

☺ *Nivel 0*: Medida lactosa ×½   + Unid/💊: Medida tolerada añadida por cápsula fuerte de lactasa
↓ *Nivel 1*: Medida fructosa ×2   Fructosa*: Fructosa, sorbitol ajustado
↓↓ *Nivel 2*: Medida Fructosa-/Sorbitol ×4, el resto ×2   ☺+ ×[Cantidad] unidades: por unidad consumida
↓↓↓ *Nivel 3*: Medida sorbitol ×7, el resto ×3   al mismo tiempo, puedes tolerar hasta [cantidad] ×
📖: fuente fruc-/galactanos   Medida Fructosa(*)más fructosa(*) de otro producto
☹: evitar;   ☹¹: ¼ en NT 1;   ☹²: ¼ en NT 2;   ☹³: ¼ en NT 2;   ☺: solo contiene restos;   ☺: no tiene

Pasteles dulces	Unidad	Lactosa 🗋r + unid/💊	Fructosa* ☺r Fructosa ☺r	Sorbitol ☺r Sorbitol 🗋r	Fruc/Galacta. ☺r Fruc/Galacta. 🗋r 📖
Tiramisú	ración 55 g	2½ +2 unid	☺ ☺	☺ ☺	12 A 24
Tortita de alforfón	pieza(s) 44 g	☺	☺ ☺	☹ 3¾	1¼ A 2½
Tortita de trigo integral casera	pieza(s) 44 g	2½ +2 unid	☺ ☺	☺ ☺	1 A 2¼
Twix®	pieza(s) 51 g	2 ☺+ ×1½ unid +1¾ unid ☺+ ×1½ unid		☺ ☺	1¾ A 3½

3.9.7 Productos lácteos

Productos lácteos	Unidad	Lactosa [1] + unid/cápsula	Fructosa* [0] Fructosa [0]	Sorbitol [0] Sorbitol [1]	Fruc/Galacta. [0] Fruc/Galacta. [1] 🕮
Arroz con leche	pieza(s) 200 g	½ +¼ unid	☺+ ×½ unid ☺+ ×½ unid	☺ ☺	2¾ 5¾
Arroz con leche, con pasas	pieza(s) 200 g	½ +¼ unid	3¾ 8	☹ 1¼	3 6
Arroz con leche, con pasas y coco	pieza(s) 200 g	½ +¼ unid	27¾ ☺	☹ 1¼	3¼ 6½
Bote de bebida de vainilla fácil de digerir, Slim-Fast®	vaso(s) 240 g	2 +1¾ unid	☺ ☺	☺ ☺	12 24
Crema agria	ración 30 g	3¼ +2¾ unid	☺ ☺	☺ ☺	19¼ 38½
Crema batida de chocolate, aerosol	ración 5 g	9¾ +8 unid	☺ ☺	☹ ☺	54½ ☺
Crema batida sin grasas, aerosol	ración 5 g	18¾ +15¾ unid	☺+ ×¼ unid ☺+ ×¼ unid	☺ ☺	☺ ☺
Crema batida, aerosol	ración 7 g	☺	☺ ☺	☺ ☺	☺ ☺
Helado de vainilla sin azúcar añadido	cdta. 15 g	3¼ +2½ unid	¾ ☺	☹ ☹[2]	18¼ 36½
Kéfir	ración 220 g	¼ +¼ unid	☺ ☺	☺ ☺	1¾ 3¾
Leche condensada endulzada	ración 38 g	½ +½ unid	☺ ☺	☺ ☺	3¾ 7½
Leche condensada endulzada baja en grasas	ración 39 g	½ +½ unid	☺ ☺	☺ ☺	3½ 7¼
Leche de almendras sin azúcar	vaso(s) 240 g	☺	☺ ☺	☺ ☺	☹[A] ☹[2]
Leche de arroz sin endulzar	vaso(s) 240 g	☺	☺+ ×¼ unid ☺+ ×¼ unid	☺ ☺	☺[A] ☺
Leche de avena	vaso(s) 240 g	☺	☺ ☺	☺ ☺	¼[A] ½
Leche de fresas	vaso(s) 240 g	¼ +0,22 unid	☺ ☺	☺ ☺	1¼ 2¾

[0] *Nivel 0:* Medida lactosa ×½
[1] *Nivel 1:* Medida fructosa ×2
[2] *Nivel 2:* Medida Fructosa-/Sorbitol ×4, el resto ×2
[3] *Nivel 3:* Medida sorbitol ×7, el resto ×3
🕮: fuente fruc-/galactanos

+ Unid/cápsula: Medida tolerada añadida por cápsula fuerte de lactasa
Fructosa*: Fructosa, sorbitol ajustado
☺+ ×[Cantidad] unidades: por unidad consumida al mismo tiempo, puedes tolerar hasta [cantidad] × Medida Fructosa(*)más fructosa(*) de otro producto

☹: evitar; ☹[1]: ¼ en NT 1; ☹[2]: ¼ en NT 2; ☹[3]: ¼ en NT 2; ☺: solo contiene restos; ☺: no tiene

Productos lácteos	Unidad	Lactosa + unid/	Fructosa* Fructosa	Sorbitol Sorbitol	Fruc/Galacta. Fruc/Galacta.
Leche de soja con endulzante artificial	vaso(s) 240 g	☺	4 4	☹ 1¼	☹[A] ¼
Leche de soja con sabor vainilla, con azúcar y sin grasas	vaso(s) 240 g	☺	☺+ ×1 unid ☺+ ×1 unid	☹ 5¾	☹[A] ¼
Leche desnatada con calcio, sin grasas y lactosa reducida	vaso(s) 240 g	☺	☺+ ×12 unid ☺+ ×12 unid	☺ ☺	☺ ☺
Leche desnatada sin grasas con lactosa reducida	vaso(s) 240 g	☺	☺+ ×12 unid ☺+ ×12 unid	☺ ☺	☺ ☺
Leche entera con lactosa reducida	vaso(s) 240 g	☺	☺+ ×12 unid ☺+ ×12 unid	☺ ☺	☺ ☺
Leche evaporada diluida 2% grasa	vaso(s) 240 g	☹[2] +0,18 unid	☺ ☺	☺ ☺	1¼ 2½
Leche evaporada diluida entera	vaso(s) 240 g	☹[2] +0,2 unid	☺ ☺	☺ ☺	1¼ 2½
Leche evaporada diluida sin grasas	vaso(s) 240 g	☹[2] +0,18 unid	☺ ☺	☺ ☺	1¼ 2½
Leche, 11% de grasa	ración 30 g	2¼ +1¾ unid	☺ ☺	☺ ☺	12¾ 25¾
Leche, 20% de grasa	ración 15 g	5¼ +4½ unid	☺ ☺	☺ ☺	30¼ 60½
Mango licuado	vaso(s) 240 g	¼ +¼ unid	¼ ¼	☹ ¾	2 4
Mezcla pudin, otros sabores	ración 24,75 g	☺	☺ ☺	☺ ☺	☺ ☺
Mini Babybel de Cheddar, de La Vaca Que Ríe®	pieza(s) 21 g	☺	☺ ☺	☺ ☺	☺ ☺
Mini Babybel Original, de La Vaca Que Ríe®	pieza(s) 21 g	12¾ +10½ unid	☺ ☺	☺ ☺	70¾ ☺
Pudin de chocolate	pieza(s) 200 g	¾ +½ unid	☺ ☺	☹ 25	1[G] 2¼
Pudin de chocolate sin azúcar	cdta. 15 g	89¼ +74¼ unid	¾ ☺	☹ ☹[2]	21¼[G] 42½
Queso feta	ración 30 g	2¼ +2 unid	☺ ☺	☺ ☺	13½ 27
Queso feta, sin grasas	ración 30 g	¾ +¾ unid	☺ ☺	☺ ☺	5 10¼
Queso mozzarella, leche entera	ración 30 g	9¾ +8¼ unid	☺ ☺	☺ ☺	55 ☺

Productos lácteos	Unidad	Lactosa ☽ + unid/💊	Fructosa* ☉ Fructosa ☽	Sorbitol ☉ Sorbitol ☽	Fruc/Galacta. ☉ Fruc/Galacta. ☽ 📖
Queso parmesano	ración 5 g	☺	☺ ☺	☺ ☺	☺ ☺
Queso parmesano sin grasas	ración 5 g	☺ +75¾ unid	☺ ☺	☺ ☺	☺ ☺
Rebanadas de arroz, todos los sabores	ración 30 g	12 +10 unid	☺ ☺	☺ ☺	67¼ A ☺
Requesón	ración 55 g	17½ +14½ unid	☺ ☺	☺ ☺	☺ ☺
Salsa fondue	ración 53 g	☺	☺+ ×¼ unid ☺+ ×¼ unid	☹ 5	☺ ☺
Tofu bajo en grasas	ración 85 g	☺	2¼ 2¼	☹ ¾	½ A 1
Yogur Activia Light de vainilla, de Danone®	pieza(s) 115 g	¼ +¼ unid	¼ ¼	☺ ☺	2 4
Yogur Activia, de Danone®	pieza(s) 115 g	½ +¼ unid	☺ ☺	☺ ☺	2¾ 5½
Yogur con cereales	pieza(s) 250 g	¼ +0,24 unid	☺ ☺	☹ 6½	1½ 3
Yogur con frutas, leche entera	cdta. 15 g	2¾ +2¼ unid	¾ ¾	☹ 60½	16 32¼
Yogur de vainilla sin grasas	pieza(s) 150 g	¼ +¼ unid	30¼ 33¼	☹ 13¼	2¼ 4½
Yogur griego	pieza(s) 250 g	¼ +¼ unid	☺ ☺	☺ ☺	2½ 5
Yogur Griego con miel, de Danone®	pieza(s) 150 g	½ +¼ unid	¼ ¼	☹ 3¼	2¾ 5¾
Yogur Griego de cerezas negras sin grasas	cdta. 15 g	5¼ +4½ unid	☺ ☺	☹ 3¾	30¼ 60¾
Yogur Griego de frambuesa sin grasas	pieza(s) 250 g	¼ +¼ unid	☺+ ×¾ unid ☺+ ×¾ unid	☹ 20	1¾ 3½
Yogur Griego de fresa sin grasas	pieza(s) 250 g	¼ +¼ unid	☺+ ×¾ unid ☺+ ×¾ unid	☹ 3½	1¾ 3½
Yogur griego de limón sin grasas	pieza(s) 150 g	½ +¼ unid	☺+ ×½ unid ☺+ ×½ unid	☺ ☺	3 6

☉ *Nivel 0*: Medida lactosa ×½   + Unid/💊: Medida tolerada añadida por cápsula fuerte de lactasa
☽ *Nivel 1*: Medida fructosa ×2   Fructosa*: Fructosa, sorbitol ajustado
☾ *Nivel 2*: Medida Fructosa-/Sorbitol ×4, el resto ×2   ☺+ ×[Cantidad] unidades: por unidad consumida
☽ *Nivel 3*: Medida sorbitol ×7, el resto ×3   al mismo tiempo, puedes tolerar hasta [cantidad] ×
📖: fuente fruc-/galactanos   Medida Fructosa(*)más fructosa(*) de otro producto
☹: evitar;   ☹¹: ¼ en NT 1;   ☹²: ¼ en NT 2;   ☹³: ¼ en NT 2;   ☺: solo contiene restos;   ☺: no tiene

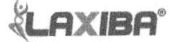 El Asesor Nutricional

Productos lácteos	Unidad	Lactosa ↓ + unid/💊	Fructosa* ☺ Fructosa ☺	Sorbitol ☺ Sorbitol ↓	Fruc/Galacta. ☺ Fruc/Galacta. ↓📖
Yogur la Crème con sabores de frutas, de Danone®	pieza(s) 115 g	¼ +¼ unid	¼ ¼	☹ 10¾	2 4
Yogur por los defensas	pieza(s) 115 g	½ +¼ unid	28¾ 31	☹ 14¼	3 6
Yogur sabor chocolate o café sin grasas, endulzado con aspartamo	cdta. 15 g	4 +3¼ unid	☺ ☺	☺ ☺	22½ 45
Yogur sabor chocolate o café, leche entera, endulzado con sucralosa	pieza(s) 250 g	¼ +¼ unid	40 40	☺ ☺	1½ 3¼
Yogur sin grasas	pieza(s) 150 g	¼ +0,22 unid	☺ ☺	☺ ☺	1¼ 2¾

SUGERENCIAS

Espero que la dieta haya sido efectiva para ti y haya aumentado el bienestar de tu barriga. Ésta es la primera edición y hay más previstas. Cada entrada puede ayudarte a hacer el libro aún más práctico para aquellos afectados. Por lo tanto, tus sugerencias y consejos son muy bien recibidos. Por favor, cuéntame tus experiencias y deseos. Siguen las zonas grises y llegan nuevos alimentos al mercado continuamente. Con el fin de mantener encadenados a los dragones comeladrillos, es importante que creemos una base de conocimiento actual con respecto al manejo de la enfermedad. También puedes ayudar a otros como tú, compartiendo tus NT personales, para que podamos mejorar los NTB en versiones futuras. Para hacerlo, visita

www.Laxiba.es/ntp.

¿Quieres contratar a un entrenador para aprender y seguir con la estrategia de dieta o quieres reservar un taller sobre nutrición saludable y control del estrés para tu empresa? Visítanos en www. Laxiba.es. Estamos deseando conocerte.

Como despedida, te deseo alegría y, por encima de todo, salud.

Te saluda alegremente tu autor,

Henry S. Grant
Henry@AmericanDietPublishing.com

Índice de Palabras Clave

En el siguiente índice, encontrarás los alimentos una vez más en orden alfabético. Las abreviaturas son las mismas, pero la base ha cambiado a NT 1 para todos los alimentos

Palabras clave	Unidad	Lactosa ☽ + unid/⌬	Fructosa* ☺ Fructosa ☹	Sorbitol ☺ Sorbitol ☽	Fruc/Galacta. ☺ Fruc/Galacta. ☽ 📖
1/4 Pollo blanco rostizado	ración 85 g	☺	☺ ☺	☺ ☺	☺ ☺
100% Zumo de verduras rico en vitaminas A-C-E, V-8®	vaso(s) 240 ml	☺	¼ ½	☹ 2½	2¼ ᴮ 4½
7UP®	vaso(s) 240 ml	☺	☹ ☹²	☺ ☺	☺ ☺
7UP® dietético	vaso(s) 240 ml	☺	☺ ☺	☺ ☺	☺ ☺
Aceite de cártamo	ración 13,63 g	☺	☺ ☺	☺ ☺	☺ ☺
Aceite de coco	pizca(s) 1 g	☺	☺ ☺	☺ ☺	☺ ☺
Aceite de girasol	cdta. 15 g	☺	☺ ☺	☺ ☺	☺ ☺
Aceite de maíz puro	ración 13,63 g	☺	☺ ☺	☺ ☺	☺ ☺
Aceite de nuez	cdta. 15 g	☺	☺ ☺	☺ ☺	☺ ☺
Aceite de nuez de palma	cdta. 15 g	☺	☺ ☺	☺ ☺	☺ ☺
Aceite de oliva Classico, de Bertolli®	ración 13 g	☺	☺ ☺	☺ ☺	☺ ☺
Aceite de semilla de calabaza	ración 13,63 g	☺	☺ ☺	☺ ☺	☺ ☺
Aceite de semilla de lino	ración 13,63 g	☺	☺ ☺	☺ ☺	☺ ☺
Aceite de soja	cdta. 15 g	☺	☺ ☺	☺ ☺	☺ ☺
Aceitunas negras	ración 15 g	☺	☺ ☺	☹ 33¼	☺ ☺

Palabras clave	Unidad	Lactosa ☝ + unid/💊	Fructosa* ☝ Fructosa ☝	Sorbitol ☝ Sorbitol ☝	Fruc/Galacta. ☝ Fruc/Galacta. ☝📖
Aceitunas verdes	ración 15 g	☺	☺ ☺	☹ 18	☺ ☺
Acelgas marinadas en aceite	ración 85 g	☺	☺+ ×½ unid ☺+ ×¼ unid	☺ ☺	☺ ☺
Achicoria roja	ración 85 g	☺	2¼ 4¾	☺ ☺	¾ 1½
Achicorias verdes crudas	ración 85 g	☺	5¼ 10½	☹ 39	2¼ B 4½
Aderezo Ranch de crema agria y cebolla Free, de Kraft®	ración 30 g	☺	4½ 9	☺ ☺	☺ ☺
Agua del grifo	vaso(s) 240 ml	☺	☺ ☺	☺ ☺	☺ ☺
Agua mineral	vaso(s) 240 ml	☺	☺ ☺	☺ ☺	☺ ☺
Agua tónica	vaso(s) 240 ml	☺	☹ ☹²	☺ ☺	☺ ☺
Agua tónica dietética	vaso(s) 240 ml	☺	☺ ☺	☺ ☺	☺ ☺
Aguacate de piel verde de Florida	ración 30 g	☺	☺+ ×1 unid ☺+ ×½ unid	☺ ☺	☺ B ☺
Ajo	ración 4 g	☺	☺ ☺	☺ ☺	¾ FB 1½
Ajo (polvo)	pizca(s) 1 g	☺	☺ ☺	☺ ☺	3¼ FB 6½
Albahaca fresca	pizca(s) 1 g	☺	☺ ☺	☺ ☺	☺ ☺
Albaricoque deshidratado crudo	pieza(s) 20 g	☺	☺+ ×7¾ unid ☺+ ×3¾ unid	☹ ¼	☺ ☺
Albaricoque deshidratado, cocido y endulzado	pieza(s) 20 g	☺	☺+ ×1¼ unid ☺+ ×½ unid	☹ 1¼	☺ ☺
Albaricoque fresco	pieza(s) 35 g	☺	☺+ ×¾ unid ☺+ ×¼ unid	☹ ¾	☺ ☺
Albóndigas suecas	ración 140 g	1½ +1¼ unid	☺ ☺	☹ 71¼	9 18

☝ *Nivel 0*: Medida lactosa ×½
☝ *Nivel 1*: Medida fructosa ×2
☝ *Nivel 2*: Medida Fructosa-/Sorbitol ×4, el resto ×2
☝ *Nivel 3*: Medida sorbitol ×7, el resto ×3
📖: fuente fruc-/galactanos

+ Unid/💊: Medida tolerada añadida por cápsula fuerte de lactasa
Fructosa*: Fructosa, sorbitol ajustado
☺+ ×[Cantidad] unidades: por unidad consumida al mismo tiempo, puedes tolerar hasta [cantidad] × Medida Fructosa(*)más fructosa(*) de otro producto

☹: evitar;   ☹¹: ¼ en NT 1;   ☹²: ¼ en NT 2;   ☹³: ¼ en NT 2;   ☺: solo contiene restos;   ☺: no tiene

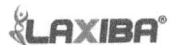

El Asesor Nutricional

Palabras clave	Unidad	Lactosa ▼ + unid/ 💊	Fructosa* ▼ Fructosa ▼	Sorbitol ▼ Sorbitol ▼	Fruc/Galacta. ▼ Fruc/Galacta. ▼ 📖
Alcachofa cruda	cdta. 15 g	☺	☺ ☺	☺ 23¾	1 FB 2¼
Alcachofa de Jerusalén	picza(s) 1 g	☺	☺ ☺	☺ ☺	3¼ FB 6½
Alcaparras	pizca(s) 1 g	☺	☺ ☺	☹ 70¼	☺ ☺
Alga marina	ración 85 g	☺	☺ ☺	☺ ☺	☺ ☺
Aliño Creamy French, de Kraft®	ración 30 g	☺	64 ☺	☹ ☺	☺ ☺
All-Bran Original (Kellogs's®)	ración 30 g	☺	☺+ ×¼ unid ☺	☺ ☺	¼ A ¾
Almejas con champiñones, cebollas y pan	ración 140 g	24½ +20½ unid	☺ ☺	☹ ½	3¼ CB 6¾
Almendras	puñado 30 g	☺	☺ ☺	☺ ☺	½ G 1¼
Almendras tostadas con miel	puñado 30 g	☺	2 4¼	☹ 5½	½ G 1¼
Alubias	ración 90 g	☺	☺ ☺	☺ ☺	¼ A ½
Amareto	vaso(s) 240 ml	☺	☺+ ×5½ unid ☺+ ×2¾ unid	☹ ¼	☺ ☺
Anacardos crudos	puñado 30 g	☺	☺ ☺	☺ ☺	¼ G ¾
Anillos de calamar, de Mrs. Paul's®	ración 85 g	☺	☺ ☺	☺ ☺	2¼ A 4½
Apio cocinado	cdta. 15 g	☺	☺ ☺	☹ 1	☺ C ☺
Apio nabo (raíz de apio)	cdta. 15 g	☺	13¼ 26½	☹ ¾	☺ ☺
Aquavit	vaso(s) 240 ml	☺	☺ ☺	☺ ☺	☺ ☺
Arándano y frambuesa	vaso(s) 240 ml	☺	☹ ☹²	☹ ☹²	½ B 1¼
Arándanos	ración 55 g	☺	☺+ ×2¾ unid ☺+ ×1¼ unid	☹ 45¼	☺ ☺
Arándanos azules	ración 140 g	☺	3¾ 7¾	☺ ☺	¾ B 1½

Palabras clave	Unidad	Lactosa ⚑ + unid/💊	Fructosa* ⚑ Fructosa ⚑	Sorbitol ⚑ Sorbitol ⚑	Fruc/Galacta. ⚑ Fruc/Galacta. ⚑ 📖
Arándanos deshidratados	ración 40 g	☺	☺+ ×3¼ unid ☺+ ×1½ unid	☹ 41½	☺ ☺
Arándanos rojos	ración 140 g	☺	☺+ ×9¼ unid ☺+ ×4½ unid	☹ 35½	☺ ☺
Arenque adobado	ración 55 g	☺	☺ ☺	☺ ☺	☺ ☺
Aros de cebolla condimentados, de Wise®	ración 30 g	☺	☺ ☺	☹ ☺	10¼ AC 20¾
Arroz basmati	ración 140 g	☺	☺ ☺	☺ ☺	☺ A ☺
Arroz con leche	pieza(s) 200 g	½ +¼ unid	☺+ ×½ unid ☺+ ×¼ unid	☺ ☺	2¾ 5¾
Arroz con leche, con pasas	pieza(s) 200 g	½ +¼ unid	3¾ 7½	☹ 1¼	3 6
Arroz con leche, con pasas y coco	pieza(s) 200 g	½ +¼ unid	27¾ 55½	☹ 1¼	3¼ 6½
Atún en lata	ración 55 g	☺	☺ ☺	☺ ☺	☺ ☺
Avellanas	puñado 30 g	☺	☺ ☺	☹ 8¼	2¾ G 5¾
Azúcar blanco granulado	cdta. 15 g	☺	☺ ☺	☺ ☺	☺ ☺
Azúcar moreno	cdta. 15 g	☺	☺ ☺	☺ ☺	☺ ☺
Bacon de vacuno	ración 15 g	☺	☺ ☺	☺ ☺	☺ ☺
Baguette	rebanada(s) 42 g	☺	☺ ☺	☺ ☺	1¾ A 3½
Barras de coco con frutos secos	pieza(s) 42 g	45¼ +37¾ unid	☺ ☺	☺ ☺	☺ ☺
Barrita de chocolate blanco	pieza(s) 12 g	2½ +2 unid	☺ ☺	☺ ☺	14 28¼
Barrita de muesli con trozos de chocolate	pieza(s) 29 g	29½ +24¾ unid	☺+ ×1 unid ☺+ ×½ unid	☹ ☺	½ A 1¼

⚑ *Nivel 0*: Medida lactosa ×½   + Unid/💊: Medida tolerada añadida por cápsula fuerte de lactasa
⚑ *Nivel 1*: Medida fructosa ×2   Fructosa*: Fructosa, sorbitol ajustado
⚑ *Nivel 2*: Medida Fructosa-/Sorbitol ×4, el resto ×2   ☺+ ×[Cantidad] unidades: por unidad consumida
⚑ *Nivel 3*: Medida sorbitol ×7, el resto ×3   al mismo tiempo, puedes tolerar hasta [cantidad] ×
📖: fuente fruc-/galactanos   Medida Fructosa(*)más fructosa(*) de otro producto
☹: evitar;   ☹¹: ¼ en NT 1;   ☹²: ¼ en NT 2;   ☹³: ¼ en NT 2;   ☺: solo contiene restos;   ☺: no tiene

Palabras clave	Unidad	Lactosa ▶ + unid/💊	Fructosa* ◐ Fructosa ◑	Sorbitol ◐ Sorbitol ▶	Fruc/Galacta. ◐ Fruc/Galacta. ▶ 📖
Barrita de muesli de almendra dorada	pieza(s) 28 g	4 +3¼ unid	1½ 3¼	☹ ☹²	½ A 1¼
Barrita de muesli de chocolate negro y cereza	pieza(s) 35 g	☺	☺+ ×1 unid ☺+ ×½ unid	☹ 1	½ A 1
Barrita de muesli de coco	pieza(s) 29 g	17¼ +14½ unid	¾ 1½	☹ ☹²	½ A 1¼
Barrita de muesli, avena y pasas, baja en grasas	pieza(s) 30 g	11¾ +9¾ unid	½ 1	☹ ☹²	½ A 1¼
Barrita energética chocolate doble, PowerBar®	pieza(s) 65 g	2¾ +2¼ unid	☺+ ×5¾ unid ☺+ ×2¾ unid	☹ 10¾	¼ AG ½
Barrita energética de chocolate, PowerBar®	pieza(s) 65 g	☺	¼ ¾	☹ 76¾	3¼ AG 6¾
Barrita energética de masa para galletas, PowerBar®	pieza(s) 65 g	☺	¼ ¾	☹ ☺	10½ A 21
Barrita energética de plátano, PowerBar®	pieza(s) 65 g	☺	¼ ¾	☹ ☺	10½ A 21
Barrita energética de vainilla, PowerBar®	pieza(s) 65 g	☺	¼ ¾	☹ ☺	10½ A 21
Barrita energética Mixed Berry Blast, PowerBar®	pieza(s) 65 g	☺	¼ ¾	☹ 19	10½ A 21
Barrita suiza de chocolate con leche, con miel y almendras, Toblerone®	pieza(s) 25 g	1½ +1¼ unid	☺ ☺	☺ ☺	1½ 3
Barrita suiza de chocolate negro con miel y almendras, Toblerone®	pieza(s) 25 g	7¼ +6 unid	☺ ☺	☹ 40	1½ 3¼
Barrita suiza de dulce blanco con miel y almendras, Toblerone®	pieza(s) 25 g	1 +1 unid	☺ ☺	☺ ☺	6¾ 13½
Barritas de alto contenido en proteínas	pieza(s) 65 g	39¼ +32¾ unid	¾ 1¾	☹ 76¾	☺ ☺
Barritas de muesli de arándano y chocolate negro	pieza(s) 35 g	☺	☺+ ×4¼ unid ☺+ ×2 unid	☹ 71¼	½ A 1
Barritas de muesli y arándano azul	pieza(s) 25 g	49 +40¾ unid	☺+ ×½ unid ☺+ ×¼ unid	☹ ¾	¾ A 1½
Barritas de muesli y plátano	pieza(s) 25 g	49 +40¾ unid	☺+ ×½ unid ☺+ ×¼ unid	☹ ¾	¾ A 1½
Barritas de muesli, avena y miel	pieza(s) 27 g	17½ +14¾ unid	5¾ 11¾	☹ ☹²	½ A 1¼

Palabras clave	Unidad	Lactosa ↓ + unid/💊	Fructosa* ☹ Fructosa ☹	Sorbitol ☹ Sorbitol ↓	Fruc/Galacta. ☹ Fruc/Galacta. ↓📖
Barritas de proteínas 20g Protein Plus sabor chocolate crujiente, PowerBar®	pieza(s) 61 g	3 +2½ unid	☹ ¼	☹ ☹	4 ᴳ 8¼
Barritas de proteínas 20g Protein Plus sabor mantequilla de cacahuete y chocolate, PowerBar®	pieza(s) 61 g	3 +2½ unid	☹ ☹²	☹ ☹	17 34¼
Barritas de proteínas 30g Protein Plus sabor Chocolate Brownie, PowerBar®	pieza(s) 70 g	2 ☺+ ×1½ unid +1½ unid ☺+ ×¾ unid		☹ ☺	3¼ ᴳ 6½
Barritas sabor a nueces, de Little Debbie®	pieza(s) 28,5 g	☺	☺+ ×13 unid ☺+ ×6¾ unid	☹ ☺	4¼ ᴬ 8½
Base de sopa	cdta. 15 g	☺	64 ☺	☹ 74	☺ ☺
Batido de fresas	vaso(s) 240 ml	¼ +0,24 unid	☺+ ×5 unid ☺+ ×2½ unid	☹ 2¾	1½ 3¼
Baya del saúco	ración 140 g	☺	¼ ½	☺ ☺	☺ ☺
Bebida caliente de chocolate blanco Bliss	taza(s) 150 ml	¼ +¼ unid	☺+ ×½ unid ☺+ ×¼ unid	☺ ☺	2 4
Bebida energética de electrolitos	vaso(s) 240 ml	☺	☺+ ×11 unid ☺+ ×5¾ unid	☺ ☺	☺ ☺
Bebida energética Red Bull®	vaso(s) 240 ml	☺	☺+ ×9¼ unid ☺+ ×4½ unid	☺ ☺	☺ ☺
Bebida energética sin azúcar Red Bull®	vaso(s) 240 ml	☺	☺ ☺	☺ ☺	☺ ☺
Bebida o ponche de frutas	vaso(s) 240 ml	☺	☺+ ×1 unid ☺+ ×½ unid	☹ 1½	1¼ ᶜ 2½
Berenjena cocida	ración 85 g	☺	3½ 7¼	☹ 2½	☺ ᴮ ☺
Berro	pizca(s) 1 g	☺	☺ ☺	☺ ☺	☺ ☺
Berzas	ración 85 g	☺	☺ ☺	☺ ☺	1¼ ᴮ 2½

☹ Nivel 0: Medida lactosa ×½
↓ Nivel 1: Medida fructosa ×2
↯ Nivel 2: Medida Fructosa-/Sorbitol ×4, el resto ×2
↯ Nivel 3: Medida sorbitol ×7, el resto ×3
📖: fuente fruc-/galactanos

+ Unid/💊: Medida tolerada añadida por cápsula fuerte de lactasa
Fructosa*: Fructosa, sorbitol ajustado
☺+ ×[Cantidad] unidades: por unidad consumida al mismo tiempo, puedes tolerar hasta [cantidad] × Medida Fructosa(*)más fructosa(*) de otro producto

☹: evitar; ☹¹: ¼ en NT 1; ☹²: ¼ en NT 2; ☹³: ¼ en NT 2; ☺: solo contiene restos; ☺: no tiene

Palabras clave	Unidad	Lactosa + unid/	Fructosa* Fructosa	Sorbitol Sorbitol	Fruc/Galacta. Fruc/Galacta.
Bisaltos	ración 85 g	☺	☺+ ×3½ unid ☺+ ×1¾ unid	☺ ☺	¾[B] 1¾
Biscote de cereales escandinavo	rebanada(s) 42 g	☺	☺ ☺	☺ ☺	¼[A] ½
Biscotes Classic	ración 15 g	☺	☺+ ×¼ unid ☺	☹ ☺	½[A] 1¼
Biscotti de chocolate con frutos secos	pieza(s) 20,5 g	☺	☺ ☺	☹ ☺	2½[A] 5
Bloody Mary	vaso(s) 240 ml	☺	1¼ 2¾	☹ ¼	☺ ☺
Bockwurst (salchicha)	ración 55 g	☺	☺+ ×¼ unid ☺	☺ ☺	☺ ☺
Bola de masa de patata	ración 140 g	45½ +37¾ unid	☺+ ×¼ unid ☺	☹ 35½	☺[C] ☺
Bolas de masa para guiso	ración 55 g	1¾ +1½ unid	☺ ☺	☺ ☺	½[A] 1
Bollo de caramelo	pieza(s) 71 g	8¾ +7¼ unid	☺+ ×¾ unid ☺+ ×¼ unid	☺ ☺	½[D] 1
Bolonia (beef ring)	ración 55 g	☺	☺+ ×5¾ unid ☺+ ×2¾ unid	☺ ☺	☺ ☺
Bolonia (combinación de carnes, baja en grasa)	ración 55 g	☺	☺+ ×½ unid ☺+ ×¼ unid	☺ ☺	☺ ☺
Boniatos cocidos	ración 110 g	☺	☺ ☺	☺ ☺	☺[B] ☺
Bote de bebida de vainilla fácil de digerir, Slim-Fast®	vaso(s) 240 ml	2 +1¾ unid	☺ ☺	☺ ☺	12 24
Bouillon no preparado (caldo)	ración 8 g	☺	☺ ☺	☹ ☺	☺ ☺
Bourbon/borbón	vaso(s) 240 ml	☺	☺ ☺	☺ ☺	☺ ☺
Brandy	vaso(s) 240 ml	☺	☺ ☺	☺ ☺	☺ ☺
Brandy condimentado	vaso(s) 240 ml	☺	☺+ ×5½ unid ☺+ ×2¾ unid	☹ ¼	☺ ☺
Bratwurst (bajas en grasas)	ración 55 g	☺	☺+ ×2¾ unid ☺+ ×1¼ unid	☺ ☺	☺ ☺
Bratwurst (salchichas)	ración 55 g	☺	☺+ ×¼ unid ☺	☺ ☺	☺ ☺

Palabras clave	Unidad	Lactosa ☹ + unid/ 💊	Fructosa* ☹ Fructosa ☹	Sorbitol ☹ Sorbitol ☹	Fruc/Galacta. ☹ Fruc/Galacta. ☹📖
Bratwurst de carne de res	ración 55 g	☺	☺+ ×1 unid ☺+ ×½ unid	☺ ☺	☺ ☺
Bratwurst de pavo	ración 55 g	☺	☺+ ×1½ unid ☺+ ×¾ unid	☺ ☺	☺ ☺
Bratwurst elaboradas con cerveza	ración 55 g	☺	☺+ ×¼ unid ☺	☹ ☺	☺ ☺
Bratwurst elaboradas con cerveza y rellenas con queso	ración 55 g	☺	☺+ ×½ unid ☺+ ×¼ unid	☹ ☺	☺ ☺
Braunschweiger (salchicha)	ración 55 g	☺	☺ ☺	☺ ☺	☺ ☺
Brocoflor (coliflor verde) cocinada (fresca)	ración 85 g	☺	1 2	☺ ☺	☺ B ☺
Brócoli crudo	ración 85 g	16¾ +14 unid	3 6	☺ ☺	½ B 1¼
Brotes de alfalfa	ración 85 g	☺	14½ 29¼	☺ ☺	☺ G ☺
Brotes de arvejas partidas cocidas	cdta. 15 g	☺	☺ ☺	☺ ☺	1¼ A 2½
Brotes de bambú enlatados y desaguados	ración 85 g	☺	19½ 39	☺ ☺	☺ ☺
Brotes de soja	ración 85 g	☺	☺ ☺	☹ ½	3¾ CB 7½
Brownie de chocolate sin grasas	pieza(s) 44 g	3 +2½ unid	71 ☺	☹ ☺	1 A 2¼
Bulgur	ración 140 g	☺	☺ ☺	☺ ☺	☺ ☺
Burger King® Aros de cebolla	ración 70 g	☺	☺+ ×1½ unid ☺+ ×¾ unid	☹ ¾	¼ AC ½
Burger King® Batido de chocolate	ración 231 g	☹² +0,15 unid	☺+ ×7¼ unid ☺+ ×3½ unid	☺ ☺	½ 1
Burger King® Batido de fresa	ración 229 g	☹² +0,15 unid	☺+ ×5¼ unid ☺+ ×2½ unid	☹ 3¼	1 2
Burger King® Batido de vainilla u otro	ración 238 g	☹² +0,13 unid	☺+ ×5¾ unid ☺+ ×2¾ unid	☺ ☺	¾ 1¾

☹ *Nivel 0*: Medida lactosa ×½ + Unid/ 💊: Medida tolerada añadida por cápsula fuerte de lactasa
☹ *Nivel 1*: Medida fructosa ×2 Fructosa*: Fructosa, sorbitol ajustado
☹ *Nivel 2*: Medida Fructosa-/Sorbitol ×4, el resto ×2 ☺+ ×[Cantidad] unidades: por unidad consumida
☹ *Nivel 3*: Medida sorbitol ×7, el resto ×3 al mismo tiempo, puedes tolerar hasta [cantidad] ×
📖: fuente fruc-/galactanos Medida Fructosa(*)más fructosa(*) de otro producto
☹: evitar; ☹¹: ¼ en NT 1; ☹²: ¼ en NT 2; ☹³: ¼ en NT 2; ☺: solo contiene restos; ☺: no tiene

Palabras clave	Unidad	Lactosa ↓ + unid/💊	Fructosa* ☺ Fructosa ☺	Sorbitol ☺ Sorbitol ↓	Fruc/Galacta. ☺ Fruc/Galacta. ↓ 📖
Burger King® Big Fish	pieza(s) 228 g	☺	☺ ☺	☹ 21¾	☹A ¼
Burger King® Burrito Crispy Chicken	pieza(s) 137 g	5 +4¼ unid	☺ ☺	☹ 36¼	¼ A ½
Burger King® Crispy Chicken®	pieza(s) 264 g	☺	8 16¼	☹ 2½	☹A ¼
Burger King® Ensalada de bacon, lechuga y tomate con TenderCrisp de pollo	ración 140 g	79¼ +66 unid	5¾ 11½	☹ 3	☺ ☺
Burger King® Hamburguesa con queso	pieza(s) 121 g	11½ +9½ unid	51½ ☺	☹ 3¼	¼ A ¾
Burger King® Hamburguesa	pieza(s) 109 g	☺	57¼ ☺	☹ 3¼	½ A 1
Burger King® Muffin BK con bacon, huevo y queso	pieza(s) 131 g	11½ +9½ unid	☺+ ×1 unid ☺+ ×½ unid	☺ ☺	¼ A ¾
Burger King® Patatas fritas	ración 70 g	☺	☺ ☺	☹ 35½	☺ ☺
Burger King® Salsa ácida para aros de cebolla	ración 31 g	☺	☺ ☺	☺ 64½	☺ ☺
Burger King® Salsa agridulce	ración 30 g	☺	¼ ½	☹ 41½	☺ ☺
Burger King® Salsa barbacoa	ración 31 g	☺	☺+ ×1¼ unid ☺+ ×½ unid	☹ 2¼	☺ ☺
Burger King® Salsa de jalapeño asado BBQ	ración 31 g	☺	☺+ ×1 unid ☺+ ×½ unid	☹ 2¾	☺ ☺
Burger King® Salsa taco picante	ración 35 g	☺	2½ 5¼	☹ 2¾	☺ ☺
Burger King® Sundaes de caramelo	ración 141 g	¼ +¼ unid	☺+ ×8½ unid ☺+ ×4¼ unid	☺ ☺	2 4
Burger King® Sundaes de chocolate	ración 141 g	¼ +¼ unid	☺+ ×6¾ unid ☺+ ×3¼ unid	☺ ☺	1½ 3¼
Burger King® Sundaes de fresa	ración 141 g	¼ +¼ unid	☺+ ×2½ unid ☺+ ×1¼ unid	☹ 2½	2¼ 4¾
Burger King® Sundaes de Oreo®	ración 204 g	¼ +¼ unid	☺+ ×7¼ unid ☺+ ×3½ unid	☹ 49	1¾ 3½
Burger King® Sundaes mini M & M®	ración 204 g	¼ +0,23 unid	☺+ ×6¾ unid ☺+ ×3¼ unid	☺ ☺	1¼ 2¾
Burger King® Tortitas y sirope	pieza(s) 187 g	½ +½ unid	☺+ ×6 unid ☺+ ×3 unid	☺ ☺	¼ A ½

Palabras clave	Unidad	Lactosa ⌇ + unid/💊	Fructosa* ⌇ Fructosa ⌇	Sorbitol ⌇ Sorbitol ⌇	Fruc/Galacta. ⌇ Fruc/Galacta. ⌇📖
Burger King® Trozos de Manzana Fresca,	ración 140 g	☺	☹ ☹²	☹ ☹²	☺ ☺
Burger King® Vinagreta de manzana®	ración 30 g	☺	☺ ☺	☺ ☺	☺ ☺
Burger King® Whopper® con queso	pieza(s) 315 g	5¾ +4¾ unid	2¾ 5¾	☹ 1	☹A ¼
Burrito 7-Layer (7 capas), de Taco Bell®	ración 140 g	25½ +21¼ unid	☺ ☺	☹ 5¾	¼A ¾
Burrito Crunchwrap Supreme, de Taco Bell®	pieza(s) 245 g	4¼ +3½ unid	☺ ☺	☹ 5	☹A ¼
Buttermels	pieza(s) 6,9 g	8 +6½ unid	☺+ ×½ unid ☺+ ×¼ unid	☺ ☺	44¾ 89¾
Cacahuetes abrasados franceses	puñado 30 g	☺	☺+ ×1¾ unid ☺+ ×¾ unid	☺ ☺	☺G ☺
Cacahuetes tostados y secos, con sal	puñado 30 g	☺	☺ ☺	☺ ☺	☺G ☺
Café americano descafeinado sin sirope condimentado	taza(s) 150 ml	☺	☺ ☺	☺ ☺	☺ ☺
Café americano, con sirope condimentado	taza(s) 150 ml	☺	☺ ☺	☺ ☺	☺ ☺
Café americano, sin sirope condimentado	taza(s) 150 ml	☺	☺ ☺	☺ ☺	☺ ☺
Café con leche	taza(s) 150 ml	1 +¾ unid	☺ ☺	☺ ☺	6½ 13
Café con leche con sirope de condimento	taza(s) 150 ml	½ +¼ unid	☺ ☺	☺ ☺	3 6
Café con leche sin sirope de condimento	taza(s) 150 ml	¼ +¼ unid	☺ ☺	☺ ☺	2¾ 5½
Café de achicoria	taza(s) 150 ml	☺	☺ ☺	☹ 11	☹E ☹
Café instantáneo	taza(s) 150 ml	☺	8¼ 16½	☹ ☹²	☺ ☺
Café irlandés con alcohol y crema batida	taza(s) 150 ml	3¾ +3 unid	☺ ☺	☺ ☺	21 42

⌇ *Nivel 0:* Medida lactosa ×½   + Unid/💊: Medida tolerada añadida por cápsula fuerte de lactasa
⌇ *Nivel 1:* Medida fructosa ×2   Fructosa*: Fructosa, sorbitol ajustado
⌇ *Nivel 2:* Medida Fructosa-/Sorbitol ×4, el resto ×2   ☺+ ×[Cantidad] unidades: por unidad consumida
⌇ *Nivel 3:* Medida sorbitol ×7, el resto ×3   al mismo tiempo, puedes tolerar hasta [cantidad] ×
📖: fuente fruc-/galactanos   Medida Fructosa(*)más fructosa(*) de otro producto
☹: evitar;   ☹¹: ¼ en NT 1;   ☹²: ¼ en NT 2;   ☹³: ¼ en NT 2;   ☺: solo contiene restos;   ☺: no tiene

Palabras clave	Unidad	Lactosa 📖 + unid/🥛	Fructosa* 📖 Fructosa 📖	Sorbitol 📖 Sorbitol 📖	Fruc/Galacta. 📖 Fruc/Galacta. 📖📕
Café preparado a partir de mezcla condimentada, sin azúcar	taza(s) 150 ml	☺	☺ ☺	☹ 66½	☺ ☺
Calabacín Hubbard	ración 85 g	☺	☺ ☺	☺ ☺	☺ B ☺
Calabacín vieira	ración 85 g	☺	4 8¼	☺ ☺	☺ CB ☺
Calabaza	ración 130 g	☺	☺ ☺	☺ ☺	½ G 1¼
Calabaza china	ración 85 g	☺	☺ ☺	☺ ☺	☺ CB ☺
Calabaza de invierno cocinada	ración 130 g	☺	1¾ 3¾	☺ ☺	☺ CB ☺
Calabaza de verano	ración 85 g	☺	2¼ 4¾	☺ ☺	2 CB 4
Campari®	vaso(s) 240 ml	☺	☺+ ×5½ unid ☺+ ×2¾ unid	☹ ¼	☺ ☺
Cantalupo	ración 140 g	☺	1 2	☹ 14¼	2 B 4¼
Cape Cod	vaso(s) 240 ml	☺	☺+ ×6 unid ☺+ ×3 unid	☹ 20¾	☺ ☺
Cappuccino descafeinado con sirope de condimento	taza(s) 150 ml	½ +¼ unid	☺ ☺	☺ ☺	3 6¼
Cappuccino descafeinado sin sirope de condimento	taza(s) 150 ml	½ +¼ unid	☺ ☺	☺ ☺	2¾ 5¾
Cappuccino en botella o en lata	taza(s) 150 ml	½ +½ unid	☺ ☺	☺ ☺	4 8
Capri-Sun®	vaso(s) 240 ml	☺	☺+ ×1 unid ☺+ ×½ unid	☹ 1½	☺ ☺
Caqui	pieza(s) 140 g	☺	2¾ 5¾	☺ ☺	1 C 2
Carambola	pieza(s) 91 g	☺	☺+ ×¼ unid ☺	☹ 1¼	☺ ☺
Caramelo	pieza(s) 6 g	☺	☺+ ×¾ unid ☺+ ×¼ unid	☺ ☺	☺ ☺
Caramelo de menta para el aliento	ración 2 g	☺	☺+ ×¼ unid ☺	☺ ☺	☺ ☺
Caramelo masticable	pieza(s) 8,6 g	☺	☺+ ×4¼ unid ☺+ ×2 unid	☺ ☺	☺ ☺

Palabras clave	Unidad	Lactosa ☹ + unid/💊	Fructosa* ☹ Fructosa ☹	Sorbitol ☹ Sorbitol ☹	Fruc/Galacta. ☹ Fruc/Galacta. ☹📖
Caramelo sin azúcar	pieza(s) 3 g	☺	☹ ¼	☹ ☹	☺ ☺
Caramelos Butterscotch bajos con baja carga glucémica y sin azúcar	pieza(s) 3,75 g	☺	☹ ☺	☹ ☹	☺ ☺
Caramelos de café Werther's Original®	pieza(s) 4 g	17¾ +14¾ unid	☺+ ×½ unid ☺+ ×¼ unid	☺ ☺	☺ ☺
Carne adobada	ración 55 g	☺	☺ ☺	☺ ☺	☺ ☺
Carne de res con sopa de fideos	ración 126 g	☺	☺ ☺	☹ 4¼	4 A 8¼
Carne de venado guisada	ración 85 g	☺	☺ ☺	☺ ☺	☺ ☺
Castañas asadas	ración 30 g	☺	☺ ☺	☹ 3	☺ ☺
Castañas hervidas al vapor	ración 30 g	☺	☺ ☺	☹ 6	☺ ☺
Caviar	cdta. 15 g	☺	☺ ☺	☺ ☺	☺ ☺
Cebolla blanca, amarilla o roja	cdta. 15 g	☺	☺ ☺	☹ 6	1 CB 2
Cebolleta	pizca(s) 1 g	☺	☺ ☺	☺ ☺	☺ B ☺
Cebolletas o cebollas tiernas	pieza(s) 15,7 g	☺	☺+ ×¼ unid ☺	☹ 6	¼ G ¾
Cereales Chocapic®, Nestlé®	ración 30 g	☺	☺+ ×2 unid ☺+ ×1 unid	☹ ☺	½ A 1¼
Cereales con canela	ración 30 g	☺	2 4¼	☺ ☺	1½ A 3
Cereales crumble de canela	ración 55 g	☺	☺+ ×1¼ unid ☺+ ×½ unid	☹ 25¾	¼ A ¾
Cereales de arándanos azules Special K (Kellogg's®)	ración 30 g	☺	☺+ ×½ unid ☺+ ×¼ unid	☹ 15	½ A 1¼

☹ *Nivel 0*: Medida lactosa ×½   + Unid/💊: Medida tolerada añadida por cápsula fuerte de lactasa
☹ *Nivel 1*: Medida fructosa ×2   Fructosa*: Fructosa, sorbitol ajustado
☹ *Nivel 2*: Medida Fructosa-/Sorbitol ×4, el resto ×2   ☺+ ×[Cantidad] unidades: por unidad consumida
☹ *Nivel 3*: Medida sorbitol ×7, el resto ×3   al mismo tiempo, puedes tolerar hasta [cantidad] ×
📖: fuente fruc-/galactanos   Medida Fructosa(*)más fructosa(*) de otro producto
☹: evitar;   ☹¹: ¼ en NT 1;   ☹²: ¼ en NT 2;   ☹³: ¼ en NT 2;   ☺: solo contiene restos;   ☺: no tiene

Palabras clave	Unidad	Lactosa + unid/	Fructosa* Fructosa	Sorbitol Sorbitol	Fruc/Galacta. Fruc/Galacta.
Cereales de bayas rojas Special K (Kellogg's®)	ración 30 g	☺	☺ ☺	☹ 41½	½ᴬ 1¼
Cereales de lino, almendra y miel	ración 55 g	☺	☺+ ×1 unid ☺+ ×½ unid	☹ 18	¼ᴬ ¾
Cereales de pacana y canela Special K (Kellogg's®)	ración 30 g	☺	☺ ☺	☺ ☺	½ᴬ 1¼
Cereales de salvado de avena Essentials	ración 55 g	☺	☺ ☺	☺ ☺	1¼ᴬ 2¾
Cereales Estrellitas®, Nestlé®	ración 30 g	☺	☺+ ×¼ unid ☺	☹ ☺	¾ᴬ 1¾
Cereales originales Special K (Kellogg's®)	ración 30 g	13 +10¾ unid	☺ ☺	☺ ☺	½ᴬ 1¼
Cerezas dulces	cdta. 15 g	☺	3¾ 7½	☹ ¼	☺ ☺
Cerveza	vaso(s) 240 ml	☺	41½ 83¼	☹ 8¼	☺ ☺
Cerveza baja en alcohol	vaso(s) 240 ml	☺	☺+ ×2¾ unid ☺+ ×1¼ unid	☺ ☺	☺ ☺
Cerveza de raíz	vaso(s) 240 ml	☺	½ 1	☺ ☺	☺ ☺
Cerveza inglesa de malta	vaso(s) 240 ml	☺	41½ 83¼	☹ 8¼	☺ ☺
Chalote	cdta. 15 g	☺	☺ ☺	☺ ☺	¼ᶜᴮ ½
Champán blanco	vaso(s) 240 ml	☺	26 52	☹ ½	☺ ☺
Champiñones de Straw en lata, deshidratados	ración 85 g	☺	☺ ☺	☹ ¼	☺ ☺
Champiñones de portobello	cdta. 15 g	☺	☺+ ×½ unid ☺+ ×¼ unid	☹ ½	12¼ᴮ 24½
Champiñones enoki	cdta. 15 g	☺	☺ ☺	☹ ¾	☺ ☺
Champiñones Maitake	cdta. 15 g	60½ +50½ unid	☺+ ×½ unid ☺+ ×¼ unid	☹ ¾	☺ ☺
Champiñones marrones (italianos o crimini), crudos	cdta. 15 g	☺	☺+ ×¼ unid ☺	☹ ¾	12¼ᴮ 24½
Champiñones ostra crudos	ración 85 g	☺	☺+ ×1¾ unid ☺+ ×¾ unid	☹ ¼	☺ ☺

Palabras clave	Unidad	Lactosa ☹ + unid/ 💊	Fructosa* ☹ Fructosa ☹	Sorbitol ☹ Sorbitol ☹	Fruc/Galacta. ☹ Fruc/Galacta. ☹ 📖
Champiñones rebozados o empanados	ración 70 g	☺	☺ ☺	☹ ¼	2½ B 5¼
Champiñones Shiitake	cdta. 15 g	☺	☺+ ×1 unid ☺+ ×½ unid	☹ ½	☺ ☺
Chardonnay	vaso(s) 240 ml	☺	26 52	☹ ½	☺ ☺
Chayote	ración 130 g	☺	6¼ 12¾	☺ ☺	☺ B ☺
Cherry Coke®	vaso(s) 240 ml	☺	½ 1	☺ ☺	☺ ☺
Chicle	pieza(s) 3 g	☺	☺ ☺	☺ ☺	☺ ☺
Chicle sin azúcar	pieza(s) 2 g	☺	¼ ¾	☹ ☹²	☺ ☺
Chili con alubias y carne en lata	cdta. 15 g	☺	☺ ☺	☹ 55½	3 AC 6
Chips de plátano	ración 40 g	☺	3¾ 7¾	☹ 12½	½ FB 1¼
Chirivía	ración 85 g	☺	☺+ ×¼ unid ☺	☺ ☺	☺ C ☺
Choco Krispies (Kellogg's®)	ración 30 g	☺	☺ ☺	☹ ☺	1½ A 3
Chocolate caliente casero	taza(s) 150 ml	¼ +¼ unid	27¾ 55½	☹ 66½	2 4
Chocolate caliente con caramelo y sal, de Starbucks®	taza(s) 150 ml	¼ +¼ unid	33¼ 66½	☹ 66½	2 4
Chocolate caliente doble, de Starbucks®	taza(s) 150 ml	¼ +¼ unid	37 74	☹ 66½	2 4
Chocolate caliente preparado, chocolate negro, de Nestlé®	taza(s) 150 ml	¼ +¼ unid	☺+ ×½ unid ☺+ ×¼ unid	☹ ☺	2 4
Chocolate clásico con frutas	pieza(s) 15 g	56½ +47 unid	☺+ ×¼ unid ☺	☹ 31½	5½ G 11¼
Chocolate con leche Nestlé®	taza(s) 150 ml	¼ +¼ unid	☺ ☺	☺ ☺	2 4

☹ *Nivel 0*: Medida lactosa ×½   + Unid/ 💊: Medida tolerada añadida por cápsula fuerte de lactasa
☹ *Nivel 1*: Medida fructosa ×2   Fructosa*: Fructosa, sorbitol ajustado
☹ *Nivel 2*: Medida Fructosa-/Sorbitol ×4, el resto ×2   ☺+ ×[Cantidad] unidades: por unidad consumida
☹ *Nivel 3*: Medida sorbitol ×7, el resto ×3   al mismo tiempo, puedes tolerar hasta [cantidad] ×
📖: fuente fruc-/galactanos   Medida Fructosa(*)más fructosa(*) de otro producto
☹: evitar;   ☹¹: ¼ en NT 1;   ☹²: ¼ en NT 2;   ☹³: ¼ en NT 2;   ☺: solo contiene restos;   ☺: no tiene

Palabras clave	Unidad	Lactosa +unid/	Fructosa* Fructosa	Sorbitol Sorbitol	Fruc/Galacta. Fruc/Galacta.
Chocolate negro con frutas	pieza(s) 15 g	56½ +47 unid	☺+ ×¼ unid ☺	☹ 31½	5½ G 11¼
Chocolate negro con frutas, sin azúcar	pieza(s) 17 g	37¾ +31¼ unid	☹ ☹²	☹ ☹	4¾ G 9¾
Chocolates rellenos de caramelo sin azúcar	pieza(s) 8,6 g	74½ +62 unid	21¾ 43½	☹ ☹	☺ ☺
Chop suey de pollo sin fideos	ración 166 g	☺	☺ ☺	☹ ¼	¼ AB ¾
Chop suey de tofu sin fideos	ración 166 g	☺	☺ ☺	☹ ¼	☺ ☺
Chucrut	cdta. 15 g	☺	☺ ☺	☹ ¾	7 B 14¼
Chuleta de lomo de cerdo	ración 85 g	☺	☺ ☺	☺ ☺	1¼ A 2¾
Chupa-chup	pieza(s) 17 g	☺	☺+ ×2½ unid ☺+ ×1¼ unid	☺ ☺	☺ ☺
Ciruela	cdta. 15 g	☺	☺+ ×¼ unid ☺	☹ ¾	21½ C 43
Clementina	ración 140 g	☺	7 14¼	☺ ☺	2¼ B 4½
Cobertura de manzana	pieza(s) 64 g	☺	¼ ½	☹ ¼	¾ A 1¾
Cobertura streusel	ración 19,56 g	68¼ +57 unid	☺ ☺	☺ ☺	2¾ A 5¾
Coca Cola®	vaso(s) 240 ml	☺	½ 1	☺ ☺	☺ ☺
Coca Cola® de vainilla	vaso(s) 240 ml	☺	½ 1	☺ ☺	☺ ☺
Coca Cola® light®	vaso(s) 240 ml	☺	☺ ☺	☺ ☺	☺ ☺
Coca Cola® lima	vaso(s) 240 ml	☺	½ 1	☺ ☺	☺ ☺
Coca Cola® Zero®	vaso(s) 240 ml	☺	☺ ☺	☺ ☺	☺ ☺
Coco	ración 15 g	☺	☺+ ×¼ unid ☺	☺ ☺	24½ G 49
Coco sin endulzar	puñado 30 g	☺	☺+ ×¾ unid ☺+ ×¼ unid	☺ ☺	12¼ 24½

Palabras clave	Unidad	Lactosa ☹ + unid/💊	Fructosa* ☹ Fructosa ☹	Sorbitol ☹ Sorbitol ☹	Fruc/Galacta. ☹ Fruc/Galacta. ☹📖
Cóctel de jugo de arándanos con zumo de arándanos azules	vaso(s) 240 ml	☺	☹ ☹²	☹ ☹²	☺ ☺
Cóctel de jugo de arándanos con zumo de manzana	vaso(s) 240 ml	☺	☹ ☹²	☹ ☹²	1¼ CB 2½
Cóctel de whisky	vaso(s) 240 ml	☺	8 16	☹ 5	☺ ☺
Cóctel ruso negro	vaso(s) 240 ml	☺	☺ ☺	☹ 6¾	☺ ☺
Cointreau®	vaso(s) 240 ml	☺	☺+ ×5½ unid ☺+ ×2¾ unid	☹ ¼	☺ ☺
Col china	ración 85 g	☺	☺+ ×¼ unid ☺	☹ 23½	☺ B ☺
Col de Milán	ración 85 g	☺	☺ ☺	☹ 39	1½ B 3
Col rizada	ración 85 g	☺	☺ ☺	☹ ¾	☺ ☺
Col roja cocinada	ración 85 g	☺	☺+ ×¼ unid ☺	☺ ☺	1¼ B 2½
Col verde cocida	ración 85 g	☺	☺+ ×¾ unid ☺+ ×¼ unid	☹ 58¾	1¼ B 2½
Coles de Bruselas	ración 85 g	☺	☺ ☺	☺ ☺	1 B 2
Coliflor cocinada (estando congelada)	ración 85 g	☺	☺ ☺	☹ 2½	☺ CB ☺
Colines de pan y queso, de Pizza Hut®	pieza(s) 56 g	61½ +51¼ unid	☺+ ×¼ unid ☺	☺ ☺	1¼ A 2½
Collar de caramelos	pieza(s) 21 g	☺	☺+ ×3¼ unid ☺+ ×1½ unid	☺ ☺	☺ ☺
Comida para bebé, biscote	ración 7 g	☺	☺ ☺	☺ ☺	1½ A 3
Comida para bebé, ravioli con queso	ración 170 g	88 +73½ unid	☺ ☺	☺ ☺	¾ A 1½

☹ *Nivel 0*: Medida lactosa ×½   + Unid/💊: Medida tolerada añadida por cápsula fuerte de lactasa
☹ *Nivel 1*: Medida fructosa ×2   Fructosa*: Fructosa, sorbitol ajustado
☹ *Nivel 2*: Medida Fructosa-/Sorbitol ×4, el resto ×2   ☺+ ×[Cantidad] unidades: por unidad consumida
☹ *Nivel 3*: Medida sorbitol ×7, el resto ×3   al mismo tiempo, puedes tolerar hasta [cantidad] ×
📖: fuente fruc-/galactanos   Medida Fructosa(*)más fructosa(*) de otro producto
☹: evitar;   ☹¹: ¼ en NT 1;   ☹²: ¼ en NT 2;   ☹³: ¼ en NT 2;   ☺: solo contiene restos;   ☺: no tiene

Palabras clave	Unidad	Lactosa ☐ + unid/💊	Fructosa* ☐ Fructosa ☐	Sorbitol ☐ Sorbitol ☐	Fruc/Galacta. ☐ Fruc/Galacta. ☐ 📖
Coñac	vaso(s) 240 ml	☺	☺ ☺	☺ ☺	☺ ☺
Condimento Classic Caesar, de Kraft®	ración 30 g	☺	☺+ ×½ unid ☺+ ×¼ unid	☹ 12¼	☺ ☺
Condimento Creamy Italian, de Kraft®	ración 30 g	☺	☺+ ×¾ unid ☺+ ×¼ unid	☺ ☺	☺ ☺
Condimento Miracle Whip Light, de Kraft®	cdta. 15 g	☺	☺ ☺	☺ ☺	☺ ☺
Condimento para ensalada Miracle Whip, de Kraft®	cdta. 15 g	☺	☺ ☺	☺ ☺	☺ ☺
Condimento sin grasas Miracle Whip, de Kraft®	cdta. 15 g	80 +66½ unid	☺ ☺	☺ ☺	☺ ☺
Condimento Thousand Island, de Kraft®	cdta. 15 g	☺	☺+ ×¼ unid	☺ ☺	☺ ☺
Copos de Amaranto (Arrowhead Mills ®)	ración 30 g	☺	3 6¼	☹ 2½	¾ G 1½
Corn Flakes (Kellogg's®)	ración 30 g	☺	☺+ ×1½ unid ☺+ ×¾ unid	☹ ☺	1½ A 3
Costillas de carne de res	ración 85 g	☺	☺ ☺	☺ ☺	☺ ☺
Crema agria	**ración** **30 g**	**3¼** **+2¾ unid**	☺ ☺	☺ ☺	**19¼** **38½**
Crema batida de chocolate, aerosol	ración 5 g	9¾ +8 unid	☺ ☺	☹ ☺	54½ ☺
Crema batida de queso	ración 30 g	2½ +2 unid	☺ ☺	☺ ☺	14 28
Crema batida sin grasas, aerosol	ración 5 g	18¾ +15¾ unid	☺+ ×¼ unid ☺	☺ ☺	☺ ☺
Crema batida, aerosol	ración 7 g	☺	☺ ☺	☺ ☺	☺ ☺
Crema de apio	ración 245 g	½ +½ unid	☺ ☺	☹ ¼	¼ ½
Crema de brócoli condensada	ración 126 g	5 +4¼ unid	☺ ☺	☹ 19¾	1 C 2¼
Crema de champiñones	ración 245 g	8½ +7 unid	☺ ☺	☹ ¼	½ 1
Crema de coco	puñado 30 g	☺	20¾ 41½	☺ ☺	☺ ☺

Palabras clave	Unidad	Lactosa ↳ + unid/ 💊	Fructosa* ↳ Fructosa ↳	Sorbitol ↳ Sorbitol ↳	Fruc/Galacta. ↳ Fruc/Galacta. ↳ 📖
Crema de espárragos	cdta. 15 g	6½ +5½ unid	☺ ☺	☹ ☺	1½ 3
Crema de espinacas	ración 17 g	☺	☺+ ×¼ unid ☺	☹ 18¼	3¼ 6¾
Crema de sopa de patata	ración 23 g	3¼ +2¾ unid	☺ ☺	☹ 3	5 10
Crema de sopa de pollo	ración 126 g	6½ +5½ unid	☺ ☺	☹ 26¼	37¼ CB 74¾
Crema de untar para sandwich, de Kraft®	cdta. 15 g	☺	☺ ☺	☹ ☺	☺ ☺
Crema untable de queso	ración 30 g	2¾ +2¼ unid	☺ ☺	☹ ☺	15¾ 31½
Crème de Cacao® (Licor)	vaso(s) 240 ml	☺	☺ ☺	☹ 2	☺ ☺
Crepe	pieza(s) 55 g	1¼ +1 unid	☺ ☺	☺ ☺	¾ A 1¾
Croissant con chocolate	pieza(s) 69 g	3½ +3 unid	☺+ ×1 unid ☺+ ×½ unid	☹ ☺	¾ A 1½
Croissant con frutas	pieza(s) 74 g	3½ +3 unid	☺+ ×2½ unid ☺+ ×1¼ unid	☹ 2	½ A 1¼
Croquetas de jamón	ración 85 g	2¼ +1¾ unid	☺ ☺	☹ ☺	☺ ☺
Croquetas de pescado	ración 85 g	2¼ +1¾ unid	☺ ☺	☹ ☺	1¾ A 3½
Crunchy Nut, Nueces Tostadas y Miel (Kellogg's®)	ración 30 g	☺	23¾ 47½	☹ 15	1½ A 3
Curasao	vaso(s) 240 ml	☺	☺+ ×5½ unid ☺+ ×2¾ unid	☹ ¼	☺ ☺
Cuscús	ración 140 g	☺	☺ ☺	☺ ☺	¼ A ¾
Daiquiri	vaso(s) 240 ml	☺	☺ ☺	☺ ☺	☺ ☺
Dátiles	ración 40 g	☺	☺ ☺	☺ ☺	☺ ☺

↳ *Nivel 0*: Medida lactosa ×½   + Unid/💊: Medida tolerada añadida por cápsula fuerte de lactasa
↳ *Nivel 1*: Medida fructosa ×2   Fructosa*: Fructosa, sorbitol ajustado
↳ *Nivel 2*: Medida Fructosa-/Sorbitol ×4, el resto ×2   ☺+ ×[Cantidad] unidades: por unidad consumida
↳ *Nivel 3*: Medida sorbitol ×7, el resto ×3   al mismo tiempo, puedes tolerar hasta [cantidad] ×
📖: fuente fruc-/galactanos   Medida Fructosa(*)más fructosa(*) de otro producto
☹: evitar;   ☹¹: ¼ en NT 1;   ☹²: ¼ en NT 2;   ☹³: ¼ en NT 2;   ☺: solo contiene restos;   ☺: no tiene

Palabras clave	Unidad	Lactosa ▪/ + unid/⊙	Fructosa* ☺/ Fructosa ☺/	Sorbitol ☺/ Sorbitol ▪/	Fruc/Galacta. ☺/ Fruc/Galacta. ▪/📖
Donut con azúcar	pieza(s) 72,5 g	4¾ +4 unid	☺ ☺	☺ ☺	¾ ᴬ 1½
Donut glaseado	pieza(s) 77 g	4¾ +4 unid	☺ ☺	☺ ☺	½ ᴬ 1¼
Donut glaseado con cobertura de coco	pieza(s) 79 g	4¾ +4 unid	☺ ☺	☺ ☺	½ ᴬ 1¼
Donut Long John glaseado con crema y frutos secos	pieza(s) 105 g	2¼ +2 unid	☺ ☺	☺ ☺	½ ᴬ 1
Dr. Pepper® Zero	vaso(s) 240 ml	☺	☺ ☺	☺ ☺	☺ ☺
Drumstick (cucurucho sundae), de Nestlé®	pieza(s) 96 g	1 +¾ unid	☺+ ×2¼ unid ☺+ ×1 unid	☹ ☺	6¼ 12¾
Dulces Jelly beans	puñado 30 g	☺	☺+ ×9¾ unid ☺+ ×4¾ unid	☺ ☺	☺ ☺
Dulces Jelly beans sin azúcar	cda. 5 g	☺	12¼ 24½	☹ ☹	☺ ☺
Endivia rizada	ración 85 g	☺	☺ ☺	☹ 3	3¾ ᶜ 7½
Ensalada de col con manzanas, pasas y mayonesa	ración 100 g	☺	½ 1	☹ ½	1 ᴮ 2
Ensalada de col con piña y mayonesa	ración 100 g	☺	☺+ ×¼ unid ☺	☹ 3¾	☺ ᴮ ☺
Ensalada de macarrones o pasta con carne, huevo y mayonesa	ración 140 g	☺	☺+ ×¼ unid ☺	☹ 1¼	1½ ᴬ 3
Ensalada de pasta con verduras, condimento italiano	ración 140 g	☺	3¾ 7½	☹ 1½	1½ ᴬ 3¼
Ensalada de patatas al estilo alemán, con condimento de bacon y vinagre	ración 140 g	☺	☺+ ×¼ unid ☺	☹ 4¾	1 ᶜᴮ 2
Ensalada de patatas con huevo y mayonesa	ración 140 g	☺	☺+ ×½ unid ☺+ ×¼ unid	☹ 2	1 ᶜᴮ 2
Escaramujo	ración 140 g	☺	☺+ ×½ unid ☺+ ×¼ unid	☺ ☺	☺ ☺
Espagueti con salsa carbonara	ración 201 g	13½ +11¼ unid	☺+ ×¾ unid ☺+ ×¼ unid	☹ 6	½ ᴬ 1
Espaguetis de calabacín	ración 85 g	☺	☺+ ×¼ unid ☺	☺ ☺	☺ ᶜᴮ ☺

Palabras clave	Unidad	Lactosa ☹ + unid/💊	Fructosa* ☹ Fructosa ☹	Sorbitol ☹ Sorbitol ☹	Fruc/Galacta. ☹ Fruc/Galacta. ☹📖
Espárragos	ración 85 g	☺	1½ 3¼	☹ 9¾	½ FB 1¼
Espinacas	ración 85 g	☺	☺ ☺	☹ 13	4 CB 8¼
Espresso	taza(s) 150 ml	☺	☺ ☺	☺ ☺	☺ ☺
Faláfel	ración 55 g	☺	☺ ☺	☹ 1¾	¾ 1½ G
Fanta®	vaso(s) 240 ml	☺	6¾ 13¾	☺ ☺	☺ ☺
Fanta® Roja	vaso(s) 240 ml	☺	☹ ¼	☺ ☺	☺ ☺
Fanta® Zero	vaso(s) 240 ml	☺	☺ ☺	☺ ☺	☺ ☺
Fettuccini Alfredo, sin carne, con zanahorias o verduras (verde oscuras)	ración 200 g	5 +4 unid	☺ ☺	☺ ☺	27¾ 55½
Fiambre de pan, condimentado	ración 55 g	2¼ +1¾ unid	☺+ ×¼ unid ☺	☺ ☺	☺ ☺
Fideos de arroz fritos	ración 25 g	☺	☺ ☺	☺ ☺	☺ A ☺
Fideos fettuccine de trigo integral	ración 140 g	☺	☺+ ×¼ unid ☺	☺ ☺	1 A 2
Filete de carne de res	ración 85 g	☺	☺ ☺	☺ ☺	☺ ☺
Filetes de pescado Lemon Pepper	ración 85 g	☺	☺ ☺	☺ ☺	☺ ☺
Frambuesas	ración 140 g	☺	½ 1¼	☹ 1½	1 B 2¼
Frappuccino light, de Starbucks®	taza(s) 150 ml	½ +½ unid	☺ ☺	☺ ☺	4 8
Frappuccino, de Starbucks®	taza(s) 150 ml	½ +½ unid	☺ ☺	☺ ☺	3¾ 7½

☹ *Nivel 0*: Medida lactosa ×½
☹ *Nivel 1*: Medida fructosa ×2
☹ *Nivel 2*: Medida Fructosa-/Sorbitol ×4, el resto ×2
☹ *Nivel 3*: Medida sorbitol ×7, el resto ×3
📖: fuente fruc-/galactanos
☹: evitar;   ☹¹: ¼ en NT 1;   ☹²: ¼ en NT 2;   ☹³: ¼ en NT 2;   ☺: solo contiene restos;   ☺: no tiene

+ Unid/💊: Medida tolerada añadida por cápsula fuerte de lactasa
Fructosa*: Fructosa, sorbitol ajustado
☺+ ×[Cantidad] unidades: por unidad consumida al mismo tiempo, puedes tolerar hasta [cantidad] × Medida Fructosa(*)más fructosa(*) de otro producto

Palabras clave	Unidad	Lactosa + unid/💊	Fructosa* Fructosa	Sorbitol Sorbitol	Fruc/Galacta. Fruc/Galacta.
Fresas	ración 140 g	☺	½ 1¼	☹ ¼	☺ C ☺
Fricasé de pollo con salsa	ración 244 g	☺	☺ ☺	☺ ☺	5¾ C 11½
Froot Loops (Kellogg's®)	ración 30 g	☺	☺ ☺	☺ ☺	½ A 1¼
Frosted Mini-Wheats Big Bite (Kellogg's®)	ración 55 g	☺	☺+ ×¼ unid ☺	☺ ☺	¼ A ¾
Frosties (Kellogg's®)	ración 30 g	☺	☺ ☺	☹ ☺	1½ A 3
Frosties (Kellogg's®) bajos en azúcar	ración 30 g	☺	☺+ ×¼ unid ☺	☹ ☺	1½ A 3
Fruta de árbol de jack	cdta. 15 g	☺	☺ ☺	☹ ½	☺ ☺
Fruta de la pasión (maracuyá)	ración 140 g	☺	☺+ ×2½ unid ☺+ ×1¼ unid	☺ ☺	☺ ☺
Fudge Brownies con nueces inglesas	pieza(s) 30,5 g	☺	☺+ ×4¼ unid ☺+ ×2 unid	☹ ☺	1¾ A 3½
Galleta de mantequilla	pieza(s) 4 g	☺	☺ ☺	☺ ☺	10 A 20
Galletas Breaktime Ginger	pieza(s) 7,5 g	☺	☺ ☺	☺ ☺	8½ A 17¼
Galletas Brownie Oreo® (Nabisco®)	pieza(s) 42,5 g	☺	¼ ¾	☹ ☺	1 A 2¼
Galletas Chewy Gooey de Caramelo, de Chips Ahoy!®	pieza(s) 15,5 g	12¼ +10¼ unid	½ 1	☹ ☺	3 A 6¼
Galletas con mantequilla de cacahuete	pieza(s) 34 g	23¾ +19¾ unid	2 4	☹ 10¾	1½ A 3
Galletas con nueces de macadamia Big Deluxe, de Pillsbury®	pieza(s) 38 g	6¾ +5½ unid	☺ ☺	☺ ☺	½ A 1¼
Galletas con trozos de chocolate	pieza(s) 10 g	☺	☺ ☺	☹ ☺	2½ A 5¼
Galletas crujientes de canela	pieza(s) 13 g	☺	☺ ☺	☹ 42½	4¾ A 9¾
Galletas de almendras	pieza(s) 12,4 g	☺	☺ ☺	☺ ☺	3 A 6
Galletas de avena	pieza(s) 13 g	45¾ +38 unid	☺ ☺	☺ ☺	3¾ A 7½

Palabras clave	Unidad	Lactosa ℓ+ unid/⌬	Fructosa* ℗ Fructosa ℓ	Sorbitol ℗ Sorbitol ℓ	Fruc/Galacta. ℗ Fruc/Galacta. ℓ 📖
Galletas de avena con pasas	pieza(s) 26 g	23¾ +19¾ unid	☺ ☺	☹ 10¼	2¼ ᴬ 4¾
Galletas de avena sin azúcar	pieza(s) 11 g	☺	½ 1¼	☹ ☹²	4½ ᴬ 9
Galletas de azúcar	pieza(s) 15 g	☺	☺ ☺	☺ ☺	3¼ ᴬ 6½
Galletas de azúcar horneadas	pieza(s) 13,5 g	☺	☹ ¼	☺ ☺	4¾ ᴬ 9½
Galletas de chocolate congeladas	pieza(s) 10 g	☺	☺ ☺	☹ ☺	5 ᴬ 10¼
Galletas de crema de limón	pieza(s) 19,5 g	32½ +27 unid	☺ ☺	☺ ☺	2½ ᴬ 5¼
Galletas de limón	pieza(s) 15,5 g	☺	☺ ☺	☺ ☺	4 ᴬ 8¼
Galletas de melaza	pieza(s) 15 g	☺	☺ ☺	☺ ☺	3¼ ᴬ 6¾
Galletas de queso	pieza(s) 3 g	☺	☺ ☺	☺ ☺	3½ ᴬ 7
Galletas mantecadas	pieza(s) 11,34 g	18½ +15½ unid	☺ ☺	☺ ☺	3¼ ᴬ 6¾
Galletas mantecadas sin azúcar	pieza(s) 3,75 g	☺	1½ 3¼	☹ ☹²	10½ ᴬ 21¼
Galletas molino	pieza(s) 10 g	☺	☺ ☺	☺ ☺	6¼ ᴬ 12¾
Galletas Nutter Butter	ración 14 g	☺	☺ ☺	☺ ☺	3½ ᴬ 7¼
Galletas Oreo® (Nabisco®)	pieza(s) 12 g	☺	☺ ☺	☹ ☺	4¼ ᴬ 8½
Galletas Oreo® sin azúcar (Nabisco®)	pieza(s) 12 g	☺	13¾ 27¾	☹ ☹	4¼ ᴬ 8½
Galletas saladas Ritz®, de Nabisco®	ración 30 g	☺	☺ ☺	☺ ☺	¼ ᴬ ½
Galletas sandwich de chocolate sin azúcar	pieza(s) 12 g	☺	13¾ 27¾	☹ ☹	4¼ ᴬ 8½

℗ *Nivel 0*: Medida lactosa ×½   + Unid/⌬: Medida tolerada añadida por cápsula fuerte de lactasa
ℓ *Nivel 1*: Medida fructosa ×2   Fructosa*: Fructosa, sorbitol ajustado
₂ℓ *Nivel 2*: Medida Fructosa-/Sorbitol ×4, el resto ×2   ☺+ ×[Cantidad] unidades: por unidad consumida
₃ℓ *Nivel 3*: Medida sorbitol ×7, el resto ×3   al mismo tiempo, puedes tolerar hasta [cantidad] ×
📖: fuente fruc-/galactanos   Medida Fructosa(*)más fructosa(*) de otro producto
☹: evitar;   ☹¹: ¼ en NT 1;   ☹²: ¼ en NT 2;   ☹³: ¼ en NT 2;   ☺: solo contiene restos;   ☺: no tiene

Palabras clave	Unidad	Lactosa +unid/	Fructosa* / Fructosa	Sorbitol / Sorbitol	Fruc/Galacta. / Fruc/Galacta.
Galletas sandwich de chocolate, doble relleno	pieza(s) 14,5 g	☺	☺ ☺	☹ ☺	3½ A 7
Galletas sandwich de vainilla	pieza(s) 15 g	9 +7½ unid	☺ ☺	☺ ☺	3 A 6¼
Gambas palomitas de maíz	ración 85 g	☺	☺ ☺	☺ ☺	2 A 4
Gambas rebozadas, Salsa parmesano italiano	ración 85 g	☺	☺ ☺	☺ ☺	☺ ☺
Gambas sazonadas	ración 85 g	☺	☺ ☺	☺ ☺	☺ ☺
Garbanzos escurridos en lata	ración 90 g	☺	☺ ☺	☹ 1	1½ A 3
Gatorade®, de mezcla seca, todos los sabores	vaso(s) 240 ml	☺	☺+ ×12 unid ☺+ ×6¼ unid	☺ ☺	☺ ☺
Gatorade®, todos los sabores	vaso(s) 240 ml	6¼ +5 unid	☺+ ×1¾ unid ☺+ ×¾ unid	☺ ☺	34½ 69¼
Gelatina	pieza(s) 1,75 g	☺	☺ ☺	☺ ☺	☺ ☺
Gelatina sin azúcar	pieza(s) 5 g	☺	☺ ☺	☺ ☺	☺ ☺
Gibson (cóctel)	vaso(s) 240 ml	☺	☺ ☺	🔒 2¾	☺ ☺
Ginebra	vaso(s) 240 ml	☺	☺ ☺	☺ ☺	☺ ☺
Ginger ale	vaso(s) 240 ml	☺	☹ ☹²	☺ ☺	☺ ☺
Gofres de salvado	pieza(s) 95 g	¾ +¾ unid	☺+ ×¼ unid ☺	☺ ☺	¼ A ¾
Gofres de trigo integral, leche, grasa y huevo	pieza(s) 95 g	1 +¾ unid	☺+ ×¼ unid ☺	☺ ☺	½ A 1
Gominolas	puñado 30 g	☺	☺+ ×2¼ unid ☺+ ×1 unid	☺ ☺	☺ ☺
Gominolas sin azúcar	cda. 5 g	☺	☺ ☺	☹ ☹	☺ ☺
Gomitas de dinosaurios	puñado 30 g	☺	☺+ ×3½ unid ☺+ ×1¾ unid	☹ ☺	☺ ☺
Gomitas de dinosaurios sin azúcar	cda. 5 g	☺	10 20¼	☹ ☹³	☺ ☺

Palabras clave	Unidad	Lactosa ↲ + unid/💊	Fructosa* ↲ Fructosa ↲	Sorbitol ↲ Sorbitol ↲	Fruc/Galacta. ↲ Fruc/Galacta. ↲📖
Gomitas de frutas	puñado 30 g	☺	☺+ ×12¼ unid ☺+ ×6 unid	☺ ☺	☺ ☺
Granada	cdta. 15 g	☺	☺+ ×½ unid ☺+ ×¼ unid	☹ 2	☺ ☺
Grand Marnier®	vaso(s) 240 ml	☺	☺+ ×5½ unid ☺+ ×2¾ unid	☹ ¼	☺ ☺
Grasshopper (cóctel)	vaso(s) 240 ml	1 +¾ unid	☺+ ×1½ unid ☺+ ×¾ unid	☹ ¾	5¾ 11¾
Grosellas rojas y blancas	ración 140 g	☺	1 2¼	☺ ☺	☺ ☺
Guanábana	ración 140 g	☺	1¼ 2¾	☺ ☺	☺ ☺
Guayaba	pieza(s) 250 g	☺	2¼ 5	☹ ½	☺ ☺
Guindas	cdta. 15 g	☺	10 20	☹ ½	☺ ☺
Guirlache	barra(s) 125 g	☺	☺+ ×18 unid ☺+ ×9 unid	☺ ☺	¼ ¾
Guisantes verdes	cdta. 15 g	☺	9½ 19¼	☹ 3½	1¼ A 2½
Guisantes verdes guisados con sofrito	cdta. 15 g	☺	☺ ☺	☹ 5½	1¼ AB 2½
Guiso de alubias blancas con sofrito	cdta. 15 g	☺	☺ ☺	☹ ☺	3 AC 6
Guiso de arroz con carne, base de tomate, con queso y verduras (no verde oscuras)	ración 244 g	9¾ +8¼ unid	☺+ ×1 unid ☺+ ×½ unid	☹ ¼	¼ A ¾
Guiso de pasta con pavo, jugo, verduras y queso	ración 228 g	3¾ +3 unid	☺ ☺	☹ 1¼	½ A 1
Guiso de pollo con pasta, crema o salsa bechamel, con queso	ración 238 g	½ +½ unid	☺ ☺	☺ ☺	☺ ☺
Gulash	cdta. 15 g	☺	☺ ☺	☹ 4	☺ ☺

↲ *Nivel 0*: Medida lactosa ×½   + Unid/💊: Medida tolerada añadida por cápsula fuerte de lactasa
↲ *Nivel 1*: Medida fructosa ×2   Fructosa*: Fructosa, sorbitol ajustado
↲ *Nivel 2*: Medida Fructosa-/Sorbitol ×4, el resto ×2   ☺+ ×[Cantidad] unidades: por unidad consumida
↲ *Nivel 3*: Medida sorbitol ×7, el resto ×3   al mismo tiempo, puedes tolerar hasta [cantidad] ×
📖: fuente fruc-/galactanos   Medida Fructosa(*)más fructosa(*) de otro producto
☹: evitar;   ☹¹: ¼ en NT 1;   ☹²: ¼ en NT 2;   ☹³: ¼ en NT 2;   ☺: solo contiene restos;   ☺: no tiene

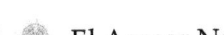

Palabras clave	Unidad	Lactosa ☕ + unid/💊	Fructosa* 🍯 Fructosa 🍯	Sorbitol 🍯 Sorbitol ☕	Fruc/Galacta. 🍯 Fruc/Galacta. ☕📖
Gusanos de goma	puñado 30 g	☺	☺+ ×3½ unid ☺+ ×1¾ unid	☹ ☺	☺ ☺
Gusanos de goma sin azúcar	cda. 5 g	☺	10 20¼	☹ ☹³	☺ ☺
Halva	ración 40 g	☺	☺+ ×1½ unid ☺+ ×¾ unid	☺ ☺	1¼ A 2¾
Hamburguesa de albahaca y tomate seco	ración 85 g	☺	1¼ 2½	☹ 1	7¾ B 15¾
Harina blanca de múltiples usos, no enriquecida	ración 30 g	☺	☺ ☺	☺ ☺	1¼ A 2¾
Harina de cebada	ración 30 g	☺	☺ ☺	☺ ☺	6¼ AD 12¾
Harina de centeno	ración 30 g	☺	27¾ 55½	☺ ☺	1¼ A 2½
Harina de espelta	ración 30 g	☺	☺+ ×¼ unid ☺	☺ ☺	☺ A ☺
Harina de sémola	ración 30 g	☺	☺ ☺	☺ ☺	1¼ AD 2¾
Harina de trigo integral blanca	ración 30 g	☺	33¼ 66½	☺ ☺	1¼ AD 2¾
Harvey Wallbanger (cóctel)	vaso(s) 240 ml	☺	13¾ 27¾	☹ ¼	☺ ☺
Helado Bailey's®, de Haagen-Dazs®	ración 102 g	½ +¼ unid	☺+ ×2¾ unid ☺+ ×1¼ unid	☹ ☺	1½ 3
Helado Butter Pecan, de Haagen-Dazs®	ración 106 g	½ +½ unid	☺+ ×4¾ unid ☺+ ×2¼ unid	☺ ☺	2¼ 4¾
Helado Cherry Vanilla, de Haagen-Dazs®	ración 101 g	½ +½ unid	☺+ ×4½ unid ☺+ ×2¼ unid	☺ ☺	3¼ 6½
Helado Chubby Hubby, de Ben & Jerry's®	ración 107 g	½ +½ unid	☺+ ×5 unid ☺+ ×2½ unid	☺ ☺	3½ 7
Helado Chunky Monkey, de Ben & Jerry's®	ración 107 g	¼ +¼ unid	☺+ ×2¾ unid ☺+ ×1¼ unid	☹ ☺	2½ 5¼
Helado Cookies & Cream, de Haagen-Dazs®	ración 102 g	½ +¼ unid	☺+ ×4½ unid ☺+ ×2¼ unid	☺ ☺	3¼ 6½
Helado Creme Brulee, de Haagen-Dazs®	ración 107 g	½ +¼ unid	☺+ ×4¾ unid ☺+ ×2¼ unid	☺ ☺	3 6¼
Helado de Brownie, de Ben & Jerry's®	ración 110 g	¼ +¼ unid	☺+ ×3 unid ☺+ ×1½ unid	☹ ☺	1¼ 2¾

Palabras clave	Unidad	Lactosa ☹ + unid/💊	Fructosa* ☹ Fructosa ☹	Sorbitol ☹ Sorbitol ☹	Fruc/Galacta. ☹ Fruc/Galacta. ☹📖
Helado de Café, de Haagen-Dazs®	ración 106 g	¼ ☺+ ×2¾ unid +¼ unid ☺+ ×1¼ unid		☹ ☺	2½ 5¼
Helado de chocolate Grand	ración 65 g	1 ☺+ ×¾ unid +1 unid ☺+ ×¼ unid		☹ ☺	2¾ G 5¾
Helado de Chocolate, de Haagen-Dazs®	ración 106 g	¼ ☺+ ×2¾ unid +¼ unid ☺+ ×1¼ unid		☹ ☺	1¼ 2¾
Helado de Fresa, de Haagen-Dazs®	ración 106 g	½ ☺+ ×4¾ unid +¼ unid ☺+ ×2¼ unid		☺ ☺	3 6¼
Helado de Mango, de Haagen-Dazs®	ración 106 g	¼ ☺+ ×2¼ unid +¼ unid ☺+ ×1 unid		☺ ☺	2¼ 4¾
Helado de masa de galletas con trozos de chocolate, de Ben & Jerry's®	ración 104 g	½ ☺+ ×4¾ unid +¼ unid ☺+ ×2¼ unid		☺ ☺	3¼ 6½
Helado de nueces negras, Haagen-Dazs®	ración 106 g	½ ☺+ ×4¾ unid +½ unid ☺+ ×2¼ unid		☺ ☺	1½ 3
Helado de Pistacho, de Haagen-Dazs®	ración 106 g	½ ☺+ ×4¾ unid +½ unid ☺+ ×2¼ unid		☺ ☺	½ 1¼
Helado de triple chocolate sin azúcar añadido	cda. 5 g	11½ +9½ unid	¾ 1¾	☹ ☹²	32¾ G 65½
Helado de vainilla natural sin lactosa	ración 65 g	4 ☺+ ×4¾ unid +3¼ unid ☺+ ×2¼ unid		☺ ☺	23¼ 46½
Helado de vainilla sin azúcar añadido	cdta. 15 g	3¼ +2½ unid	¾ 1½	☹ ☹²	18¼ 36½
Helado Half Baked, de Ben & Jerry's®	ración 108 g	¼ ☺+ ×2¼ unid +¼ unid ☺+ ×1 unid		☺ ☺	2¼ 4¾
Helado Karamel Sutra, de Ben & Jerry's®	ración 106 g	½ ☺+ ×4¾ unid +¼ unid ☺+ ×2¼ unid		☺ ☺	3 6¼
Helado light sin azúcar y con aspartamo	cda. 5 g	9¾ +8 unid	2¼ 4¾	☹ ¼	54¾ ☺
Helado New York Super Fudge Chunk, de Ben & Jerry's®	ración 106 g	½ +½ unid	67¼ ☺	☹ ☺	3½ 7¼
Helado One Sweet Whirled, de Ben & Jerry's®	ración 106 g	½ ☺+ ×4¾ unid +¼ unid ☺+ ×2¼ unid		☺ ☺	3 6¼

☹ *Nivel 0*: Medida lactosa ×½   + Unid/💊: Medida tolerada añadida por cápsula fuerte de lactasa
☹ *Nivel 1*: Medida fructosa ×2   Fructosa*: Fructosa, sorbitol ajustado
☹ *Nivel 2*: Medida Fructosa-/Sorbitol ×4, el resto ×2   ☺+ ×[Cantidad] unidades: por unidad consumida
☹ *Nivel 3*: Medida sorbitol ×7, el resto ×3   al mismo tiempo, puedes tolerar hasta [cantidad] ×
📖: fuente fruc-/galactanos   Medida Fructosa(*)más fructosa(*) de otro producto
☹: evitar;   ☹¹: ¼ en NT 1;   ☹²: ¼ en NT 2;   ☹³: ¼ en NT 2;   ☺: solo contiene restos;   ☺: no tiene

Palabras clave	Unidad	Lactosa ↯ + unid/🥛	Fructosa* ☺ Fructosa ☺	Sorbitol ☺ Sorbitol ↯	Fruc/Galacta. ☺ Fruc/Galacta. ↯📖
Helado Peanut Butter Cup, de Ben & Jerry's®	ración 115 g	½ ☺+ ×5¼ unid +¼ unid ☺+ ×2½ unid		☺ ☺	3¼ 6½
Helado Phish Food, de Ben & Jerry's®	ración 104 g	¼ ☺+ ×2¼ unid +¼ unid ☺+ ×1 unid		☺ ☺	2¼ 4¾
Helado Rocky Road, de Haagen-Dazs®	ración 104 g	¼ ☺+ ×2¾ unid +¼ unid ☺+ ×1¼ unid		☹ ☺	2½ 5¼
Helado Vainilla con trozos de Chocolate, de Haagen-Dazs®	ración 106 g	½ ☺+ ×4¾ unid +½ unid ☺+ ×2¼ unid		☺ ☺	3½ 7
Helado Vanilla For A Change, de Ben & Jerry's®	ración 103 g	½ ☺+ ×4½ unid +¼ unid ☺+ ×2¼ unid		☺ ☺	3¼ 6½
Higos frescos	pieza(s) 50 g	☺	☺+ ×2 unid ☺+ ×1 unid	☺ ☺	☺ ☺
Higos secos, cocidos y endulzados	pieza(s) 50 g	☺	☺+ ×¾ unid ☺+ ×¼ unid	☺ ☺	☺ ☺
Hinojo	ración 85 g	☺	☺+ ×¾ unid ☺+ ×¼ unid	☹ 2	1¼ B 2¾
Hojas de cilantro	pizca(s) 1 g	☺	☺ ☺	☺ ☺	☺ ☺
Huevo revuelto, hecho con bacon	ración 110 g	2¼ ☺+ ×1¾ unid +1¾ unid ☺+ ×¾ unid		☺ ☺	12½ 25¼
Jengibre	pizca(s) 1 g	☺	89¼ ☺	☺ ☺	☺ B ☺
Judías amarillas	ración 85 g	☺	☺ ☺	☺ ☺	¼ A ¾
Judías de lima	ración 90 g	☺	½ 1¼	☺ ☺	¼ A ½
Judías mungo	ración 90 g	☺	½ 1¼	☺ ☺	¾ A 1¾
Judías verdes	ración 85 g	☺	4½ 9	☺ ☺	¼ A ¾
Jugo de carne enlatado	ración 58 g	☺	☺ ☺	☹ ☺	☺ ☺
Jugo de champiñones	cdta. 15 g	75¼ +62¾ unid	☺ ☺	☹ 2¼	☺ ☺
Jugo de hamburguesa	ración 203 g	☺	☺ ☺	☹ 12¼	☺ ☺
Julepe de menta	vaso(s) 240 ml	☺	☺ ☺	☺ ☺	☺ ☺

Palabras clave	Unidad	Lactosa ↓ + unid/ 💊	Fructosa* ↓ Fructosa ↓	Sorbitol ↓ Sorbitol ↓	Fruc/Galacta. ↓ Fruc/Galacta. ↓ 📖
Kamikaze	vaso(s) 240 ml	☺	☺+ ×2 unid ☺+ ×1 unid	☹ ¾	☺ ☺
Kéfir	ración 220 g	¼ +¼ unid	☺ ☺	☺ ☺	1¾ 3¾
Ketchup	ración 15 g	☺	☺+ ×¼ unid ☺	☹ 3¾	☺ ☺
Ketchup bajo en sodio	ración 15 g	☺	☺+ ×¼ unid ☺	☹ 4¼	☺ ☺
KFC® Alitas de pollo	ración 85 g	☺	☺ ☺	☺ ☺	☺ ☺
KFC® Chicken Littles con salsa	pieza(s) 101 g	☺	3 6¼	☹ 33	½ A 1
KFC® Condimento para ensaladas César	ración 30 g	4¾ +3¾ unid	☺ ☺	☺ ☺	26½ 53
KFC® Crispy Twister con salsa	pieza(s) 240 g	☺	17¼ 34½	☹ 2	☹ A ¼
KFC® Crispy Twister sin salsa	pieza(s) 218 g	☺	19 38	☹ 2	☹ A ¼
KFC® Ensalada Caesar Crispy Chicken	ración 140 g	☺	2¼ 4½	☹ 17¾	1 A 2¼
KFC® Ensalada de col	ración 100 g	☺	☺+ ×¼ unid ☺	☹ 2¾	1 B 2
KFC® Ensalada	ración 100 g	☺	2 4¼	☹ 4	☺ ☺
KFC® Extra Crispy Tenders	pieza(s) 52 g	☺	☺ ☺	☺ ☺	3¼ A 6½
KFC® Maíz dulce	pieza(s) 95 g	☺	☺ ☺	☹ 2½	1¼ G 2½
KFC® Pechuga de pollo	pieza(s) 175 g	☺	☺ ☺	☺ ☺	¾ A 1¾
KFC® Puré de patatas con salsa	ración 140 g	½ +½ unid	☺ ☺	☹ 35½	4 8¼
KFC® Salsa agridulce	ración 30 g	☺	¼ ½	☹ 37	☺ ☺

↓ *Nivel 0*: Medida lactosa ×½
↓ *Nivel 1*: Medida fructosa ×2
↓ *Nivel 2*: Medida Fructosa-/Sorbitol ×4, el resto ×2
↓ *Nivel 3*: Medida sorbitol ×7, el resto ×3
📖: fuente fruc-/galactanos
☹: evitar;   ☹¹: ¼ en NT 1;   ☹²: ¼ en NT 2;   ☹³: ¼ en NT 2;   ☺: solo contiene restos;   ☺: no tiene

+ Unid/💊: Medida tolerada añadida por cápsula fuerte de lactasa
Fructosa*: Fructosa, sorbitol ajustado
☺+ ×[Cantidad] unidades: por unidad consumida al mismo tiempo, puedes tolerar hasta [cantidad] × Medida Fructosa(*)más fructosa(*) de otro producto

Palabras clave	Unidad	Lactosa + unid/	Fructosa* Fructosa	Sorbitol Sorbitol	Fruc/Galacta. Fruc/Galacta.
KFC® Salsa creamy buffalo	ración	6	☺+ ×1 unid	☺	34½
	29,4 g	+5 unid	☺+ ×½ unid	☺	69
KFC® Salsa miel BBQ	ración	☺	☺+ ×1¼ unid	☹	☺
	31 g		☺+ ×½ unid	2¼	☺
Kirsch (licor)	vaso(s)	☺	☺+ ×5½ unid	☹	☺
	240 ml		☺+ ×2¾ unid	¼	☺
Kit Kat®	pieza(s)	2	☺	☹	2 A
	43 g	+1¾ unid	☺	☺	4¼
Kit Kat® Chocolate blanco	pieza(s)	¾	☺	☺	1½ A
	42 g	+½ unid	☺	☺	3¼
Kiwi dorado	pieza(s)	☺	1	☺	☺ B
	86 g		2¼	☺	☺
Kiwi verde	pieza(s)	☺	3	☺	☺ B
	69 g		6	☺	☺
Kohlrabi	ración	☺	☺+ ×¼ unid	☹	☺
	85 g		☺	13	☺
Lasaña casera	ración	25¾	11	☹	¾ A
	140 g	+21½ unid	22¼	¾	1½
Lasaña casera con carne	ración	23¼	☺+ ×¼ unid	☹	¾ A
	140 g	+19¼ unid	☺	1	1½
Lasaña casera de espinacas sin carne	ración	8½	9¾	☹	¾ A
	140 g	+7 unid	19¾	½	1½
Lebkuchen (galletas alemanas)	pieza(s)	☺	6¼	☹	2 A
	32,4 g		12¾	6½	4
Leche condensada endulzada	ración	½	☺	☺	3¾
	38 g	+½ unid	☺	☺	7½
Leche condensada endulzada baja en grasas	ración	½	☺	☺	3½
	39 g	+½ unid	☺	☺	7¼
Leche de almendras sin azúcar	vaso(s)	☺	☺	☺	☹ A
	240 ml		☺	☺	☹ 2
Leche de arroz sin endulzar	vaso(s)	☺	☺+ ×¼ unid	☺	☺ A
	240 ml		☺	☺	☺
Leche de avena	vaso(s)	☺	☺	☺	¼ A
	240 ml		☺	☺	½
Leche de coco	vaso(s)	☺	☺+ ×1¼ unid	☺	1½ G
	240 ml		☺+ ×½ unid	☺	3
Leche de fresas	vaso(s)	¼	☺	☺	1¼
	240 ml	+0,22 unid	☺	☺	2¾

Palabras clave	Unidad	Lactosa ↓ + unid/💊	Fructosa* ↕ Fructosa ↕	Sorbitol ↕ Sorbitol ↓	Fruc/Galacta. ↕ Fruc/Galacta. ↓📖
Leche de soja con chocolate y azúcar	taza(s) 150 ml	☺	☺ ☺	☹ 4¼	¼ A ½
Leche de soja con endulzante artificial	vaso(s) 240 ml	☺	4 8	☹ 1¼	☹ A ¼
Leche de soja con sabor vainilla, con azúcar y sin grasas	vaso(s) 240 ml	☺	☺+ ×1 unid ☺+ ×½ unid	☹ 5¾	☹ A ¼
Leche desnatada con calcio, sin grasas y lactosa reducida	vaso(s) 240 ml	☺	☺+ ×12 unid ☺+ ×6 unid	☺ ☺	☺ ☺
Leche desnatada sin grasas con lactosa reducida	vaso(s) 240 ml	☺	☺+ ×12 unid ☺+ ×6 unid	☺ ☺	☺ ☺
Leche en polvo sin grasas	ración 22,64 g	¼ +0,21 unid	☺ ☺	☺ ☺	1¼ 2¾
Leche entera con lactosa reducida	vaso(s) 240 ml	☺	☺+ ×12 unid ☺+ ×6 unid	☺ ☺	☺ ☺
Leche evaporada diluida 2% grasa	vaso(s) 240 ml	☹² +0,18 unid	☺ ☺	☺ ☺	1¼ 2½
Leche evaporada diluida entera	vaso(s) 240 ml	☹² +0,2 unid	☺ ☺	☺ ☺	1¼ 2½
Leche evaporada diluida sin grasas	vaso(s) 240 ml	☹² +0,17 unid	☺ ☺	☺ ☺	1 2¼
Leche, 11% de grasa	ración 30 g	2¼ +1¾ unid	☺ ☺	☺ ☺	12¾ 25¾
Leche, 20% de grasa	ración 15 g	5¼ +4½ unid	☺ ☺	☺ ☺	30¼ 60½
Lechuga	ración 85 g	☺	7¼ 14½	☹ 19½	☺ B ☺
Lechuga de hoja roja	ración 85 g	☺	7¼ 14½	☹ 19½	☺ B ☺
Lechuga iceberg	ración 85 g	☺	6½ 13	☹ 19½	☺ CB ☺
Lechuga romana	ración 85 g	☺	1¼ 2¾	☹ 16¾	☺ CB ☺
Lechuga, hoja verde	ración 85 g	☺	8¼ 16¾	☹ 16¾	☺ CB ☺

↕ *Nivel 0*: Medida lactosa ×½
↓ *Nivel 1*: Medida fructosa ×2
↕ *Nivel 2*: Medida Fructosa-/Sorbitol ×4, el resto ×2
↓ *Nivel 3*: Medida sorbitol ×7, el resto ×3
📖: fuente fruc-/galactanos

+ Unid/💊: Medida tolerada añadida por cápsula fuerte de lactasa
Fructosa*: Fructosa, sorbitol ajustado
☺+ ×[Cantidad] unidades: por unidad consumida al mismo tiempo, puedes tolerar hasta [cantidad] × Medida Fructosa(*)más fructosa(*) de otro producto

☹: evitar;   ☹¹: ¼ en NT 1;   ☹²: ¼ en NT 2;   ☹³: ¼ en NT 2;   ☺: solo contiene restos;   ☺: no tiene

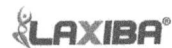

El Asesor Nutricional | 229

Palabras clave	Unidad	Lactosa ☕ + unid/💊	Fructosa* ☕ Fructosa ☕	Sorbitol ☕ Sorbitol ☕	Fruc/Galacta. ☕ Fruc/Galacta. ☕📖
Lentejas	ración 90 g	☺	☺ ☺	☺ ☺	¾ A 1½
Levadura en polvo	bolsita(s) 9 g	☺	☺ ☺	☺ ☺	☺ ☺
Lichis	ración 140 g	☺	1 2¼	☺ ☺	☺ B ☺
Licor con sabor a café	vaso(s) 240 ml	☺	☺ ☺	☹ 2	☺ ☺
Licor de huevo	vaso(s) 240 ml	¼ +¼ unid	☺ ☺	☺ ☺	2¼ 4½
Licor de malta	vaso(s) 240 ml	☺	41½ 83¼	☹ 8¼	☺ ☺
Licor de manzana	vaso(s) 240 ml	☺	☺ ☺	☺ ☺	☺ ☺
Licor de menta	vaso(s) 240 ml	☺	☺+ ×5½ unid ☺+ ×2¾ unid	☹ ¼	☺ ☺
Lima	pieza(s) 67 g	☺	☺ ☺	☺ ☺	6¾ B 13½
Limón	pieza(s) 58 g	☺	☺ ☺	☺ ☺	7¾ B 15½
Lionesas (patatas y cebollas)	ración 70 g	☺	☺ ☺	☺ 15¾	☺ ☺
Lycium (bayas de Goji)	ración 140 g	☺	☺+ ×1 unid ☺+ ×½ unid	☺ ☺	☺ ☺
M & M's Cacahuete	ración 40 g	2½ +2 unid	☺ ☺	☺ ☺	8¾ 17¾
Macarrones con queso	ración 217 g	21½ +18 unid	☺ ☺	☺ ☺	½ A 1¼
Mai Tai (cóctel)	vaso(s) 240 ml	☺	☺+ ×½ unid ☺+ ×¼ unid	☹ 1½	☺ ☺
Maíz dulce	ración 85 g	☺	☺+ ×¼ unid ☺	☹ 4	☺ B ☺
Malvaviscos	ración 30 g	☺	☺+ ×4½ unid ☺+ ×2¼ unid	☺ ☺	☺ ☺
Mandarina	ración 140 g	☺	1¼ 2½	☺ ☺	2¼ B 4½
Mango	cdta. 15 g	☺	1 2¼	☹ 4	☺ B ☺

Palabras clave	Unidad	Lactosa ⚕ + unid/💊	Fructosa* ⚕ Fructosa ⚕	Sorbitol ⚕ Sorbitol ⚕	Fruc/Galacta. ⚕ Fruc/Galacta. ⚕📖
Mango licuado	vaso(s) 240 ml	¼ +¼ unid	¼ ½	☹ ¾	2 4
Mangostino	ración 140 g	☺	35½ 71¼	☺ ☺	☺ ☺
Manhattan (cóctel)	vaso(s) 240 ml	☺	¼ ¾	☹ 1½	☺ ☺
Mantequilla de cacahuete crujiente, de Clif Bar®	pieza(s) 68 g	☺	☺+ ×10 unid ☺+ ×5 unid	☹ 2½	☺ ☺
Mantequilla de cacahuete, sin sal	ración 32 g	☺	☺+ ×¼ unid ☺	☺ ☺	☺ G ☺
Mantequilla no salada	ración 14 g	☺	☺ ☺	☺ ☺	☺ ☺
Mantequilla suave salada	ración 14 g	☺	☺ ☺	☺ ☺	☺ ☺
Manzana fresca con piel	pieza(s) 182 g	☺	☹ ☹²	☹ ☹²	1¾ CB 3½
Margarina	ración 14 g	31 +25¾ unid	☺ ☺	☺ ☺	☺ ☺
Margarina con sal	ración 14,19 g	30 +25 unid	☺ ☺	☺ ☺	☺ ☺
Margarina de aceite de lino	ración 14 g	32¼ +27 unid	☺ ☺	☺ ☺	☺ ☺
Margarina dietética sin grasas	ración 14 g	15½ +13 unid	☺ ☺	☺ ☺	86¾ ☺
Margarina Move Over Butter	ración 9 g	21¾ +18 unid	☺ ☺	☺ ☺	☺ ☺
Margarita congelada (cóctel)	vaso(s) 240 ml	☺	☺+ ×¼ unid ☺	☹ 5¾	☺ ☺
Martini®	vaso(s) 240 ml	☺	69¼ ☺	☹ 2¾	☺ ☺
Mascarpone	ración 30 g	2½ +2 unid	☺ ☺	☺ ☺	13¾ 27¾
Mayonesa con aceite de oliva reducida en grasas, de Kraft®	ración 15 g	☺	☺ ☺	☺ ☺	☺ ☺

⚕ *Nivel 0*: Medida lactosa ×½ + Unid/💊: Medida tolerada añadida por cápsula fuerte de lactasa
⚕ *Nivel 1*: Medida fructosa ×2 Fructosa*: Fructosa, sorbitol ajustado
⚕ *Nivel 2*: Medida Fructosa-/Sorbitol ×4, el resto ×2 ☺+ ×[Cantidad] unidades: por unidad consumida
⚕ *Nivel 3*: Medida sorbitol ×7, el resto ×3 al mismo tiempo, puedes tolerar hasta [cantidad] ×
📖: fuente fruc-/galactanos Medida Fructosa(*)más fructosa(*) de otro producto
☹: evitar; ☹¹: ¼ en NT 1; ☹²: ¼ en NT 2; ☹³: ¼ en NT 2; ☺: solo contiene restos; ☺: no tiene

Palabras clave	Unidad	Lactosa 🥛 + unid/🥛	Fructosa* 😊 Fructosa 😊	Sorbitol 😊 Sorbitol 🥛	Fruc/Galacta. 😊 Fruc/Galacta. 🥛 📖
Mayonesa sin grasas, de Kraft®	ración 15 g	😊	😊 😊	😊 😊	😊 😊
McDonald's® Batido de chocolate	taza(s) 150 ml	¼ +¼ unid	😊+ ×2 unid 😊+ ×1 unid	😊 😊	2 4
McDonald's® Batidos de frutas	vaso(s) 240 ml	2¼ +1¾ unid	3¼ 6½	☹ 1	12¾ 25¾
McDonald's® Batidos McCafé de vainilla u otros sabores	taza(s) 150 ml	¼ +¼ unid	😊+ ×¼ unid 😊	☹ 16½	2¼ 4½
McDonald's® Batidos McCafé sabor chocolate,	ración 210 g	¼ +¼ unid	😊+ ×5¾ unid 😊+ ×2¾ unid	☹ 15¾	1½ 3¼
McDonald's® Big Mac®	pieza(s) 215 g	9¾ +8¼ unid	5 10¼	☹ 6½	¼ A ½
McDonald's® Burrito Crispy Chicken con salsa ranchera	pieza(s) 118 g	62 +51½ unid	😊 😊	☹ 84½	¼ A ½
McDonald's® Cheeseburguer Doble,	pieza(s) 165 g	4¾ +4 unid	4½ 9	☹ 4¼	¼ A ½
McDonald's® Condimento Creamy Caesar	ración 30 g	18¼ +15¼ unid	26¾ 53¾	☹ 7¼	😊 😊
McDonald's® Cuarto de Libra	pieza(s) 173 g	😊	48 😊	☹ 2½	¼ A ½
McDonald's® Ensalada pequeña	ración 100 g	😊	3¾ 7½	☹ 2½	😊 😊
McDonald's® Filet-O-Fish	pieza(s) 142 g	19¾ +16½ unid	2 4	☹ 70¼	¼ A ¾
McDonald's® Galletas con trozos de chocolate	pieza(s) 33 g	😊	😊+ ×½ unid 😊+ ×¼ unid	☹ 😊	¾ A 1½
McDonald's® Hamburguesa con queso	pieza(s) 114 g	9¾ +8¼ unid	3¾ 7¾	☹ 5	¼ A ¾
McDonald's® Hamburguesa	pieza(s) 100 g	😊	3¾ 7¾	☹ 5	½ A 1
McDonald's® McDouble®	pieza(s) 151 g	9¾ +8¼ unid	4¼ 8¾	☹ 4¼	¼ A ½
McDonald's® McFlurry M & M®	ración 228 g	☹² +0,18 unid	😊+ ×3½ unid 😊+ ×1¾ unid	😊 😊	1 2¼
McDonald's® McMuffin de salchicha y huevo	pieza(s) 164 g	9¾ +8¼ unid	😊+ ×1 unid 😊+ ×½ unid	😊 😊	¼ A ½
McDonald's® McNuggets®	pieza(s) 16,25 g	😊	😊 😊	😊 😊	10¾ A 21½

Palabras clave	Unidad	Lactosa ↓r + unid/⊙	Fructosa* ??r Fructosa ??r	Sorbitol ??r Sorbitol ↓r	Fruc/Galacta. ??r Fruc/Galacta. ↓r 📖
McDonald's® McPollo®	pieza(s) 143 g	☺	1½ 3	☹ 69¾	¼ ᴬ ¾
McDonald's® McRib®	pieza(s) 208 g	☺	☺+ ×¾ unid ☺+ ×¼ unid	☹ 1¾	¼ ᴬ ½
McDonald's® Patatas fritas	ración 70 g	☺	☺ ☺	☹ 35½	☺ ☺
McDonald's® Salsa agridulce	ración 30 g	☺	¼ ¾	☹ 41½	☺ ☺
McDonald's® Salsa barbacoa chipotle del suroeste	ración 31 g	☺	☺+ ×1¾ unid ☺+ ×¾ unid	☹ 2¾	☺ ☺
McDonald's® Salsa barbacoa	ración 31 g	☺	☺+ ×1½ unid ☺+ ×¾ unid	☹ 1¾	☺ ☺
McDonald's® Salsa mostaza	ración 20 g	☺	☺+ ×1¼ unid ☺+ ×½ unid	☺ ☺	☺ ☺
McDonald's® Sundae de caramelo	ración 182 g	¼ +¼ unid	☺+ ×6¾ unid ☺+ ×3¼ unid	☺ ☺	1¾ 3¾
McDonald's® Sundae de chocolate caliente	ración 179 g	¼ +¼ unid	☺+ ×7½ unid ☺+ ×3¾ unid	☹ 55¾	1¼ ᴳ 2½
McDonald's® Trozos de manzana	pieza(s) 34 g	☺	¼ ¾	☹ ¼	☺ ☺
McDonald's® Vinagreta balsámica baja en grasas	ración 30 g	☺	☺ ☺	☺ ☺	☺ ☺
McDonald's® Zumo de naranja	vaso(s) 240 ml	☺	1¼ 2¾	☹ ¼	☺ ☺
Medallones de mantequilla de cacahuete	pieza(s) 12,5 g	☺	☺ ☺	☹ ☺	4 ᴬ 8¼
Melaza	cdta. 15 g	☺	3¾ 7½	☺ ☺	☺ ☺
Melocotón	pieza(s) 150 g	☺	☺+ ×½ unid ☺+ ×¼ unid	☹ ¼	2 ᴮ 4¼
Melón Crenshaw	ración 140 g	☺	1¼ 2½	☺ ☺	1½ ᴮ 3¼
Melón piel de sapo	ración 140 g	☺	1¼ 2½	☺ ☺	☺ ☺

??r *Nivel 0*: Medida lactosa ×½
↓r *Nivel 1*: Medida fructosa ×2
??r *Nivel 2*: Medida Fructosa-/Sorbitol ×4, el resto ×2
??r *Nivel 3*: Medida sorbitol ×7, el resto ×3
📖: fuente fruc-/galactanos
☹: evitar;   ☹¹: ¼ en NT 1;   ☹²: ¼ en NT 2;   ☹³: ¼ en NT 2;   ☺: solo contiene restos;   ☺: no tiene

+ Unid/⊙: Medida tolerada añadida por cápsula fuerte de lactasa
Fructosa*: Fructosa, sorbitol ajustado
☺+ ×[Cantidad] unidades: por unidad consumida al mismo tiempo, puedes tolerar hasta [cantidad] × Medida Fructosa(*)más fructosa(*) de otro producto

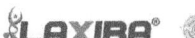 El Asesor Nutricional

Palabras clave	Unidad	Lactosa ↳ + unid/💊	Fructosa* ⚥ Fructosa ⚥	Sorbitol ⚥ Sorbitol ↳	Fruc/Galacta. ⚥ Fruc/Galacta. ↳📖
Melón verde	ración 140 g	☺	¾ 1½	☺ ☺	1½ B 3¼
Membrillo	cdta. 15 g	☺	1¼ 2¾	☺ ☺	☺ ☺
Menta	pizca(s) 1 g	☺	☺ ☺	☺ ☺	☺ ☺
Mentas de Chocolate Finas After Eight® Thin	pieza(s) 8 g	10¼ +8½ unid	☺ ☺	☺ ☺	57¾ ☺
Mentas finas	pieza(s) 8 g	32½ +27 unid	☺ ☺	☹ ☺	6¼ A 12½
Mentos®	pieza(s) 3 g	☺	☺ ☺	☺ ☺	☺ ☺
Merlot blanco	vaso(s) 240 ml	☺	½ 1¼	☺ ☺	☺ ☺
Merlot rojo	vaso(s) 240 ml	☺	14¾ 29¾	☹ ½	☺ ☺
Mermelada o conservas	ración 20 g	☺ ☺+ ×2¾ unid ☺+ ×1¼ unid		☹ 1¾	☺ ☺
Mermelada o conservas, azúcar reducido	ración 20 g	☺	7 14	☹ 41½	☺ ☺
Mermelada o conservas, sin azúcar	cdta. 15 g	☺	¼ ½	☹ ☹²	☺ ☺
Mermelada o conservas, sin azúcar con aspartamo	ración 17 g	☺	15¾ 31¾	☹ 5¼	☺ ☺
Mermelada o conservas, sin azúcar con sacarina	ración 14 g	☺	2¼ 4¾	☹ 19¼	☺ ☺
Mermelada o conservas, sin azúcar con sucralosa	ración 17 g	☺	☺ ☺	☹ 65¼	☺ ☺
Mermelada sin azúcar, con aspartamo	ración 17 g	☺	15¾ 31¾	☹ 5¼	☺ ☺
Mermelada sin azúcar, con sacarina	ración 16 g	☺	2 4¼	☹ 16¾	☺ ☺
Mermelada sin azúcar, con sucralosa	ración 17 g	☺	☺ ☺	☹ 65¼	☺ ☺
Mezcla de judías rojas y sopa de arroz	ración 51,03 g	☺	¼ ¾	☹ ¼	1¼ AC 2¾
Mezcla pudin, otros sabores	ración 24,75 g	☺	☺ ☺	☺ ☺	☺ ☺

Palabras clave	Unidad	Lactosa ☝️ + unid/💊	Fructosa* ☜ Fructosa ☝	Sorbitol ☜ Sorbitol ☝	Fruc/Galacta. ☜ Fruc/Galacta. ☝📖
Miel	ración 21,19 g	☺	¼ ¾	☹ 1¼	☺ ☺
Milky Way®	pieza(s) 60,4 g	1¾ ☺+ ×3¾ unid +1½ unid ☺+ ×1¾ unid	☺ ☺		6¼ 12½
Mini Babybel de Cheddar, de La Vaca Que Ríe®	pieza(s) 21 g	☺	☺ ☺	☺ ☺	☺ ☺
Mini Babybel Original, de La Vaca Que Ríe®	pieza(s) 21 g	12¾ +10½ unid	☺ ☺	☺ ☺	70¾ ☺
Moca	taza(s) 150 ml	½ ☺+ ×1¾ unid +¼ unid ☺+ ×¾ unid		☺ ☺	3 6
Mojito	vaso(s) 240 ml	☺	☺ ☺	☺ ☺	☺ ☺
Monster Energy®	vaso(s) 240 ml	☺	☺+ ×21 unid ☺+ ×10 unid	☺ ☺	☺ ☺
Moras	ración 140 g	☺	½ 1¼	☺ ☺	☺ ☺
Moras frescas	ración 140 g	☺	3¾ 7¾	☺ ☺	2¼ B 4½
Moras frescas de Boysen	ración 8 g	☺	69¼ ☺	☺ ☺	☺ ☺
Moras rojas	ración 140 g	☺	☺+ ×1½ unid ☺+ ×¾ unid	☺ ☺	☺ ☺
Mortadela	ración 55 g	☺	☺+ ×¼ unid ☺	☺ ☺	☺ ☺
Moscatel	vaso(s) 240 ml	☺	☹ ☹²	☹ ½	☺ ☺
Mostaza de Dijon	cdta. 15 g	☺	☺ ☺	☹ ☺	☺ ☺
Mountain Dew®	vaso(s) 240 ml	☺	☹ ¼	☺ ☺	☺ ☺
Mountain Dew® Code Red	vaso(s) 240 ml	☺	☹ ¼	☺ ☺	☺ ☺
Mozzarella baja en grasas 25%	ración 30 g	37¼ +31 unid	☺ ☺	☺ ☺	☺ ☺

☜ *Nivel 0*: Medida lactosa ×½
☝ *Nivel 1*: Medida fructosa ×2
☝ *Nivel 2*: Medida Fructosa-/Sorbitol ×4, el resto ×2
☝ *Nivel 3*: Medida sorbitol ×7, el resto ×3
📖: fuente fruc-/galactanos
+ Unid/💊: Medida tolerada añadida por cápsula fuerte de lactasa
Fructosa*: Fructosa, sorbitol ajustado
☺+ ×[Cantidad] unidades: por unidad consumida al mismo tiempo, puedes tolerar hasta [cantidad] × Medida Fructosa(*)más fructosa(*) de otro producto
☹: evitar;   ☹¹: ¼ en NT 1;   ☹²: ¼ en NT 2;   ☹³: ¼ en NT 2;   ☺: solo contiene restos;   ☺: no tiene

Palabras clave	Unidad	Lactosa + unid/	Fructosa* Fructosa	Sorbitol Sorbitol	Fruc/Galacta. Fruc/Galacta.
Muesli suizo	ración 55 g	☺	1 2	☹ 1	¼[A] ¾
Müeslix (Kellogg's®)	ración 55 g	☺	☺+ ×¾ unid ☺+ ×¼ unid	☹ 2¾	¼[A] ¾
Muffin inglés integral con pasas	pieza(s) 66 g	1¼ +1 unid	2 4	☹ 2¼	¾[A] 1½
Muffins con arándanos	pieza(s) 113 g	1½ +1¼ unid	☺ ☺	☺ ☺	¼[A] ¾
Muffins de calabaza	pieza(s) 113 g	1¾ +1¼ unid	☺+ ×¼ unid ☺	☹ 14½	¼[A] ¾
Muffins de plátano	pieza(s) 113 g	2½ +2 unid	☺+ ×¼ unid ☺	☹ 29¼	¼[A] ¾
Muffins de salvado de avena o harina de avena	pieza(s) 113 g	1¼ +1 unid	☺+ ×¼ unid ☺	☺ ☺	½[A] 1
Muffins de zanahoria caseros con frutos secos	pieza(s) 113 g	1½ +1¼ unid	☺ ☺	☹ 3¼	¼[A] ¾
Nabo	ración 85 g	☺	☺+ ×½ unid ☺+ ×¼ unid	☹ 2½	☺[CB] ☺
Nabo sueco	ración 85 g	☺	☺+ ×1 unid ☺+ ×½ unid	☺ ☺	☺[CB] ☺
Nachos	puñado 21 g	28 +23¼ unid	☺ ☺	☹ ☺	10[A] 20
Nachos de queso, Doritos®	puñado 21 g	☺	☺ ☺	☹ ☺	10¾[A] 21½
Nachos Supreme, de Taco Bell®	ración 140 g	6¼ +5¼ unid	☺ ☺	☹ 7¾	35¾[B] 71½
Naranja	ración 140 g	☺	2¼ 4¾	☺ ☺	2¼[B] 4½
Natilla congelada, sabor chocolate o café	ración 87,5 g	½ +¼ unid	☺+ ×2¼ unid ☺+ ×1 unid	☹ ☺	½[A] 1
Néctar de albaricoque	vaso(s) 240 ml	☺	☺+ ×5¾ unid ☺+ ×2¾ unid	☹ ¼	☺ ☺
Néctar de fresas	vaso(s) 240 ml	☺	☹ ☹[2]	☹ ½	☺[C] ☺
Néctar de mango	vaso(s) 240 ml	☺	¾ 1½	☹ 1	☺[B] ☺
Néctar de Mango-Naranja	vaso(s) 240 ml	☺	☹ ☹[2]	☹ 1½	2½[B] 5¼

Palabras clave	Unidad	Lactosa ↓ + unid/💊	Fructosa* ○↓ Fructosa ↓	Sorbitol ○↓ Sorbitol ↓	Fruc/Galacta. ○↓ Fruc/Galacta. ↓📖
Néctar de pera	vaso(s) 240 ml	☺	☹³	☹²	☺ ᴮ ☺
Néctar de plátano	vaso(s) 240 ml	☺	☹ ¼	☹ 20¾	¼ ᶠᴮ ¾
Nectarina	cdta. 15 g	☺	8¼ 16½	☹ 1	5½ ᴮ 11¼
Nestlé® Nesquik®	vaso(s) 240 ml	☹² +0,18 unid	1¼ 2¾	☹ 4½	1¼ 2½
No Fear®	vaso(s) 240 ml	☺	☺+ ×7½ unid ☺+ ×3¾ unid	☹ 41½	☺ ☺
No Fear® sin azúcar	vaso(s) 240 ml	☺	☺ ☺	☺ ☺	☺ ☺
Ñoquis de patata	ración 188 g	2½ +2 unid	☺ ☺	☺ ☺	14 ᴬ 28¼
Ñoquis de queso	ración 70 g	28 +23¼ unid	☺ ☺	☺ ☺	1 ᴬ 2¼
Nueces	puñado 30 g	☺	☺ ☺	☺ ☺	2¾ ᴳ 5¾
Nueces de Brasil sin sal	puñado 30 g	☺	☺ ☺	☺ ☺	☺ ☺
Nueces de macadamia	puñado 30 g	☺	☺ ☺	☺ ☺	☺ ☺
Nueces ginko	puñado 30 g	☺	☺ ☺	☺ ☺	☺ ☺
Nueces pacana	puñado 30 g	☺	☺ ☺	☺ ☺	2¾ ᴳ 5¾
Nutella® (crema de avellana)	ración 37 g	32¼ +27 unid	67½ ☺	☹ 20¾	1¼ ᴳ 2¾
Oatmeal Raising Walnut, de Clif Bar®	pieza(s) 68 g	☺	☺+ ×10 unid ☺+ ×5 unid	☹ 1¾	1¾ ᴬᴳ 3½
Obleas Nilla	pieza(s) 3,75 g	32½ +27 unid	☺ ☺	☺ ☺	12¼ ᴬ 24¾
Orégano	pizca(s) 1 g	☺	☺ ☺	☺ ☺	☺ ☺

○↓ *Nivel 0*: Medida lactosa ×½
↓ *Nivel 1*: Medida fructosa ×2
2↓ *Nivel 2*: Medida Fructosa-/Sorbitol ×4, el resto ×2
3↓ *Nivel 3*: Medida sorbitol ×7, el resto ×3
📖: fuente fruc-/galactanos
☹: evitar;   ☹¹: ¼ en NT 1;   ☹²: ¼ en NT 2;   ☹³: ¼ en NT 2;   ☺: solo contiene restos;   ☺: no tiene

+ Unid/💊: Medida tolerada añadida por cápsula fuerte de lactasa
Fructosa*: Fructosa, sorbitol ajustado
☺+ ×[Cantidad] unidades: por unidad consumida al mismo tiempo, puedes tolerar hasta [cantidad] × Medida Fructosa(*)más fructosa(*) de otro producto

Palabras clave	Unidad	Lactosa + unid/	Fructosa* Fructosa	Sorbitol Sorbitol	Fruc/Galacta. Fruc/Galacta.
Oreja de elefante (crujiente)	pieza(s) 59 g	4¼ +3½ unid	☺ ☺	☺ ☺	1[A] 2
Ositos de goma	puñado 30 g	☺	☺+ ×3½ unid ☺+ ×1¾ unid	☹ ☺	☺ ☺
Ositos de goma sin azúcar	cda. 5 g	☺	10 20¼	☹ ☹[3]	☺ ☺
Osos de goma Wild 'n Fruity	puñado 30 g	☺	☺+ ×3½ unid ☺+ ×1¾ unid	☹ ☺	☺ ☺
Ouzo	vaso(s) 240 ml	☺	☺+ ×5½ unid ☺+ ×2¾ unid	☹ ¼	☺ ☺
Pacharán	vaso(s) 240 ml	☺	☺+ ×5½ unid ☺+ ×2¾ unid	☹ ¼	☺ ☺
Pad Thai sin carne	ración 140 g	☺	☺ ☺	☹ 3¾	☺[A] ☺
Paella	ración 240 g	☺	2¼ 4½	☹ 2¼	1 2
Palitos de patata	puñado 21 g	☺	☺ ☺	☹ 79¼	10¾[A] 21½
Palitos de sésamo	puñado 21 g	☺	☺ ☺	☹ ☺	1½[A] 3¼
Palitos, medallones o nuggets de pescado empanados	ración 85 g	☺	☺ ☺	☺ ☺	2[A] 4
Palomitas con mantequilla	ración 30 g	36¾ +30¾ unid	☺ ☺	☺ ☺	☺[CB] ☺
Palomitas recubiertas de caramelo o azúcar	puñado 21 g	☺	☺+ ×1 unid ☺+ ×½ unid	☺ ☺	☺[C] ☺
Pan blanco	rebanada(s) 42 g	☺	1¼ 2¾	☺ ☺	1¼[A] 2½
Pan de arroz	rebanada(s) 42 g	☺	☺ ☺	☺ ☺	☺[A] ☺
Pan de centeno	rebanada(s) 42 g	☺	☺ ☺	☺ ☺	¾[A] 1¾
Pan de masa fermentada	rebanada(s) 42 g	☺	☺ ☺	☺ ☺	¾[A] 1½
Pan de patata	rebanada(s) 34 g	6¼ +5¼ unid	☺ ☺	☹ ☺	1½[A] 3
Pan de patata dulce	rebanada(s) 42 g	☺	☺ ☺	☺ ☺	1½[A] 3¼

Palabras clave	Unidad	Lactosa ᵴ + unid/💊	Fructosa* ᵵ Fructosa ᵵ	Sorbitol ᵵ Sorbitol ᵴ	Fruc/Galacta. ᵵ Fruc/Galacta. ᵴ 📖
Pan de soja	rebanada(s) 42 g	3½ +3 unid	11 22¼	☹ 2	1 A 2
Pan de trigo agrietado con pasas	rebanada(s) 42 g	☺	1¼ 2¾	☹ 4¼	1¾ A 3½
Pan de trigo integral	rebanada(s) 42 g	☺	1¼ 2½	☺ ☺	1 A 2¼
Pan de trigo integral blanco	rebanada(s) 42 g	☺	¾ 1¾	☹ 26¼	¾ A 1¾
Pan de triticale	rebanada(s) 42 g	☺	2½ 5	☺ ☺	1 A 2
Pan focaccia	ración 50 g	☺	☺ ☺	☺ ☺	1 A 2¼
Pan francés casero	pieza(s) 131 g	1¼ +1 unid	☺+ ×½ unid ☺+ ×¼ unid	☺ ☺	¼ A ¾
Pan integral de centeno	rebanada(s) 42 g	☺	☺ ☺	☺ ☺	½ A 1¼
Pan sin gluten	rebanada(s) 42 g	☺	☺ ☺	☺ ☺	3½ A 7
Panecillo de centeno	rebanada(s) 42 g	☺	☺ ☺	☺ ☺	¾ A 1¾
Panecillo de huevo	pieza(s) 35 g	5¼ +4¼ unid	☺ ☺	☺ ☺	1½ A 3
Panecillo de Tortilloa	pieza(s) 158 g	12 +10 unid	☺+ ×9¼ unid ☺+ ×4½ unid	☺ ☺	¼ A ½
Panecillo francés o Viena	rebanada(s) 42 g	☺	☺ ☺	☺ ☺	1¼ A 2½
Panecillo muffin inglés	rebanada(s) 42 g	☺	38¼ 76¾	☺ ☺	1¾ A 3½
Panecillos de canela con glaseado, de todos los sabores	pieza(s) 44 g	9 +7½ unid	☺+ ×8¼ unid ☺+ ×4 unid	☺ ☺	1 A 2¼
Papaya	ración 140 g	☺	☺+ ×1 unid ☺+ ×½ unid	☺ ☺	☺ ☺
Páprika	ración 85 g	☺	☺ ☺	☺ ☺	☺ B ☺

ᵵ *Nivel 0*: Medida lactosa ×½   + Unid/💊: Medida tolerada añadida por cápsula fuerte de lactasa
ᵴ *Nivel 1*: Medida fructosa ×2   Fructosa*: Fructosa, sorbitol ajustado
ᵵ *Nivel 2*: Medida Fructosa-/Sorbitol ×4, el resto ×2   ☺+ ×[Cantidad] unidades: por unidad consumida
ᵴ *Nivel 3*: Medida sorbitol ×7, el resto ×3   al mismo tiempo, puedes tolerar hasta [cantidad] ×
📖: fuente fruc-/galactanos   Medida Fructosa(*)más fructosa(*) de otro producto
☹: evitar;   ☹¹: ¼ en NT 1;   ☹²: ¼ en NT 2;   ☹³: ¼ en NT 2;   ☺: solo contiene restos;   ☺: no tiene

Palabras clave	Unidad	Lactosa 📖 +unid/💊	Fructosa* 📖 Fructosa 📖	Sorbitol 📖 Sorbitol 📖	Fruc/Galacta. 📖 Fruc/Galacta. 📖
Pasas cubiertas de chocolate con leche	puñado 30 g	2¾ +2¼ unid	☺+ ×¼ unid ☺	☹ 3¼	3¼ G 6½
Pasas negras	ración 140 g	☺	1¼ 2½	☺ ☺	☺ ☺
Pasas sin cocer	ración 40 g	☺	½ 1	☹ ½	2 B 4
Pasta de almendras (Mazapán)	ración 28,38 g	☺	☺ ☺	☹ 20½	½ G 1¼
Pastas del café con manzana	pieza(s) 52 g	☺	☺+ ×5¼ unid ☺+ ×2½ unid	☺ ☺	1 A 2
Pastel danés relleno de queso	pieza(s) 125 g	3 +2½ unid	☺ ☺	☺ ☺	¼ D ½
Pastel de carne de cerdo	ración 85 g	2¼ +2 unid	☺+ ×¼ unid ☺	☹ 3½	☺ ☺
Pastel de carne, atún	ración 85 g	5½ +4½ unid	☺ ☺	☹ 14½	☺ ☺
Pastel de cerezas	pieza(s) 122 g	☺	1 2¼	☹ ☹2	¼ A ¾
Pastel de fresas	pieza(s) 122 g	☺	1¾ 3¾	☹ ¾	¼ A ¾
Pastel de melocotón	pieza(s) 122 g	☺	2¾ 5½	☹ 1	¼ A ¾
Pastel de ruibarbo	pieza(s) 122 g	☺	☺ ☺	☺ ☺	¼ A ¾
Pastel de zanahorias casero glaseado	pieza(s) 27,72 g	☺	☺+ ×¼ unid ☺	☹ 8	2 A 4
Pastel o empanadilla de pollo	ración 85 g	1½ +1¼ unid	14 28	☹ 58¾	3¼ B 6½
Patata hervida con piel	ración 110 g	☺	☺ ☺	☹ 45¼	☺ B ☺
Patata hervida sin piel	ración 110 g	☺	☺ ☺	☹ 45¼	☺ B ☺
Patatas de soja	puñado 21 g	5¼ +4¼ unid	15 30	☹ 1	2 A 4
Patatas fritas Barbacoa Hot 'n Spicy, de Lay's®	puñado 21 g	☺	54 ☺	☹ ☺	10¾ A 21½
Patatas fritas Clásicas, de Lay's®	puñado 21 g	☺	41¾ 83½	☹ 79¼	10¾ A 21½

Palabras clave	Unidad	Lactosa ◐ + unid/ 💊	Fructosa* ◐ Fructosa ◐	Sorbitol ◐ Sorbitol ◐	Fruc/Galacta. ◐ Fruc/Galacta. ◐ 📖
Patatas fritas con sal	puñado 21 g	☺	41¾ 83½	☹ 79¼	10¾ A 21½
Patatas fritas de barbacoa sin grasas, Pringles®	puñado 21 g	☺	37 74¼	☹ 79¼	10¾ A 21½
Patatas fritas de sal y vinagre Pringles®	puñado 21 g	☺	41¾ 83½	☹ 79¼	10¾ A 21½
Patatas fritas Loaded Baked Potato, de Pringles®	puñado 21 g	☺	41¾ 83½	☹ 79¼	10¾ A 21½
Patatas fritas originales Pringles®	puñado 21 g	☺	76¾ ☺	☹ ☺	10¾ A 21½
Patatas fritas sabor Vinagreta, de Lay's®	puñado 21 g	☺	41¾ 83½	☹ 79¼	10¾ A 21½
Patatas fritas Salt & Cracked Pepper	puñado 21 g	☺	54 ☺	☹ ☺	10¾ A 21½
Patatas fritas Sour Cream & Onion (crema agria y cebolla), de Lay's®	puñado 21 g	☺	41¾ 83½	☹ 79¼	10¾ A 21½
Patatas fritas Stax de Cheddar, de Lay's®	puñado 21 g	☺	41¾ 83½	☹ 79¼	10¾ A 21½
Patatas gratinadas	ración 140 g	1 +¾ unid	☺ ☺	☹ 7¾	6¼ B 12½
patilla	cdta. 15 g	☺	1¾ 3½	☹ ☺	10¼ B 20¾
Pechuga de pollo asada	ración 85 g	☺	☺ ☺	☺ ☺	☺ ☺
Peino sin piel	ración 85 g	☺	4¾ 9¾	☹ 1	☺ B ☺
Pepinillos agrios	ración 30 g	☺	☺+ ×¼ unid ☺	☹ 4¼	1 G 2¼
Pepino con piel	ración 85 g	☺	5¼ 10½	☹ 1	☺ B ☺
Pepsi®	vaso(s) 240 ml	☺	½ 1	☺ ☺	☺ ☺

◐ *Nivel 0*: Medida lactosa ×½   + Unid/ 💊: Medida tolerada añadida por cápsula fuerte de lactasa
◐ *Nivel 1*: Medida fructosa ×2   Fructosa*: Fructosa, sorbitol ajustado
◐ *Nivel 2*: Medida Fructosa-/Sorbitol ×4, el resto ×2   ☺+ ×[Cantidad] unidades: por unidad consumida
◐ *Nivel 3*: Medida sorbitol ×7, el resto ×3   al mismo tiempo, puedes tolerar hasta [cantidad] ×
📖: fuente fruc-/galactanos   Medida Fructosa(*)más fructosa(*) de otro producto
☹: evitar;   ☹¹: ¼ en NT 1;   ☹²: ¼ en NT 2;   ☹³: ¼ en NT 2;   ☺: solo contiene restos;   ☺: no tiene

Palabras clave	Unidad	Lactosa +unid/💊	Fructosa* Fructosa	Sorbitol Sorbitol	Fruc/Galacta. Fruc/Galacta. 📖
Pepsi® light	vaso(s) 240 ml	☺	☺ ☺	☺ ☺	☺ ☺
Pepsi® Max	vaso(s) 240 ml	☺	☺ ☺	☺ ☺	☺ ☺
Pepsi® Twist	vaso(s) 240 ml	☺	½ 1	☺ ☺	☺ ☺
Pera fresca	cdta. 15 g	☺	½ 1	☹ ¼	☺ᴮ ☺
Perejil	pizca(s) 1 g	☺	☺ ☺	☹ ☺	☺ ☺
Perrito caliente	pieza(s) 199 g	☺	☺+ ×1¾ unid ☺+ ×¾ unid	☹ 8¼	¼ᴬ ½
Perrito caliente de varios tipos de carne	ración 55 g	☺	☺+ ×3 unid ☺+ ×1½ unid	☺ ☺	☺ ☺
Pescado o marisco con crema o salsa bechamel	ración 181 g	1½ +1¼ unid	☺ ☺	☺ ☺	☺ ☺
pescados y marisco	ración 85 g	☺	☺ ☺	☺ ☺	☺ ☺
Piel de limón	cdta. 15 g	☺	☺ ☺	☺ ☺	☺ ☺
Piel de naranja	cdta. 15 g	☺	3¼ 6½	☺ ☺	☺ ☺
Pimiento amarillo	ración 85 g	☺	½ 1¼	☺ ☺	☺ᶜᴮ ☺
Pimiento morrón (cayena) molido	pizca(s) 1 g	☺	51 ☺	☺ ☺	☺ ☺
Pimiento negro	pizca(s) 1 g	☺	☺ ☺	☺ ☺	☺ ☺
Pimientos picantes de chile rojos	pieza(s) 43 g	☺	2¾ 5½	☺ ☺	2½ᴮ 5¼
Pimientos picantes verdes de chile	pieza(s) 43 g	☺	4½ 9¼	☺ ☺	2½ᴮ 5¼
Piña colada	vaso(s) 240 ml	☺	☺+ ×1½ unid ☺+ ×¾ unid	☹ 3¼	☺ ☺
Piña deshidratada	ración 40 g	☺	½ 1¼	☹ ½	2ᶜᴮ 4
Piña fresca	ración 140 g	☺	¾ 1¾	☹ ¾	2¼ᶜᴮ 4½

Palabras clave	Unidad	Lactosa 1 + unid/cápsula	Fructosa* 0 Fructosa 0	Sorbitol 0 Sorbitol 1	Fruc/Galacta. 0 Fruc/Galacta. 1 📖
Piñones	puñado 30 g	☺	☺ ☺	☺ ☺	2¾[G] 5¾
Piruletas sin azúcar	pieza(s) 14 g	☺	☹ ☹	☹ ☹	☺ ☺
Pistachos	puñado 21 g	☺	☺ ☺	☺ ☺	¼[G] ¾
Pizza con queso casera o de restaurante	pieza(s) 209 g	12¼ +10¼ unid	☺+ ×¾ unid ☺+ ×¼ unid	☹ ¾	½[A] 1
Pizza mexicana, de Taco Bell®	pieza(s) 213 g	13¾ +11½ unid	23¼ 46¾	☹ 1	¼[A] ¾
Pizza Pepperoni Lover, de Pizza Hut®	ración 140 g	30 +25 unid	☺ ☺	☹ 1	¾[A] 1½
Pizza Personal Pan, de Pizza Hut®	pieza(s) 256 g	16¾ +14 unid	☺ ☺	☹ ¼	4¾[A] 9½
Plátano fresco	pieza(s) 118 g	☺	☺+ ×¼ unid ☺	☹ 9¼	¾[FB] 1½
Plátanos verdes hervidos	pieza(s) 223 g	☺	¾ 1¾	☺ ☺	¼[FB] ¾
Polenta	ración 240 g	½ +½ unid	☺+ ×¼ unid ☺	☹ 20¾	3¼ 6¾ B
Pollo a la crema	ración 241 g	½ +¼ unid	☺ ☺	☹ 13¾	☺ ☺
Pollo agridulce	cdta. 15 g	☺	2½ 5	☹ ☺	☺ ☺
Pollo al sésamo	ración 252 g	☺	☺ ☺	☹ 3¾	☺ ☺
Pollo con salsa de queso, verduras (no verde oscuras)	ración 216 g	1 +¾ unid	5 10	☹ ½	☺ ☺
Polo	pieza(s) 52 g	☺	☺+ ×1¼ unid ☺+ ×½ unid	☺ ☺	☺ ☺
Polo de zumo de frutas helado	pieza(s) 77 g	☺	☺+ ×1¼ unid ☺+ ×½ unid	☹ 4½	☺ ☺
Polo sin azúcar	pieza(s) 55 g	☺	☺ ☺	☺ ☺	☺ ☺

0 *Nivel 0:* Medida lactosa ×½ — + Unid/cápsula: Medida tolerada añadida por cápsula fuerte de lactasa
1 *Nivel 1:* Medida fructosa ×2 — Fructosa*: Fructosa, sorbitol ajustado
2 *Nivel 2:* Medida Fructosa-/Sorbitol ×4, el resto ×2 — ☺+ ×[Cantidad] unidades: por unidad consumida al mismo tiempo, puedes tolerar hasta [cantidad] × Medida Fructosa(*)más fructosa(*) de otro producto
3 *Nivel 3:* Medida sorbitol ×7, el resto ×3
📖: fuente fruc-/galactanos
☹: evitar; ☹[1]: ¼ en NT 1; ☹[2]: ¼ en NT 2; ☹[3]: ¼ en NT 2; ☺: solo contiene restos; ☺: no tiene

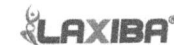

Palabras clave	Unidad	Lactosa ☞ +unid/💊	Fructosa* ☺/ Fructosa ☞	Sorbitol ☺/ Sorbitol ☞	Fruc/Galacta. ☺/ Fruc/Galacta. ☞📖
Polvo de café de achicoria	ración 2 g	☺	☺ ☺	☹ 8¾	½ E 1
Pomelo	ración 140 g	☺	2 4¼	☺ ☺	1½ CB 3
Ponche de champán	vaso(s) 240 ml	☺	½ 1¼	☹ ¾	☺ ☺
Ponche de frutas con alcohol	vaso(s) 240 ml	☺	½ 1¼	☹ ¾	☺ ☺
Ponche de huevo	vaso(s) 240 ml	☹² +0,2 unid	☺+ ×5¾ unid ☺+ ×2¾ unid	☺ ☺	1¼ 2½
Powerade®, todos los sabores	vaso(s) 240 ml	6¼ +5 unid	☺+ ×1¾ unid ☺+ ×¾ unid	☺ ☺	34½ 69¼
Praliné de pacana	pieza(s) 55 g	3½ +2¾ unid	☺+ ×1¼ unid ☺+ ×½ unid	☺ ☺	1¼ G 2¾
Pretzels orgánicos de escanda, de Newman's Own®	rebanada(s) 42 g	☺	☺+ ×½ unid ☺+ ×¼ unid	☺ ☺	¾ A 1½
Pretzels sin sal	puñado 21 g	☺	☺ ☺	☺ ☺	1½ A 3¼
Pudin de chocolate	pieza(s) 200 g	¾ +½ unid	☺ ☺	☹ 25	1 G 2¼
Pudin de chocolate sin azúcar	cdta. 15 g	89¼ +74¼ unid	¾ 1½	☹ ☹²	21¼ G 42½
Pudin de hígado	ración 55 g	☺	☺ ☺	☺ ☺	☺ ☺
Puerros	pieza(s) 89 g	☺	3 6	☹ ¼	¾ G 1½
Puré de manzana en lata endulzado	cdta. 15 g	☺	1½ 3	☹ ¾	21½ CB 43
Puré de manzana en lata sin endulzar	cdta. 15 g	☺	¾ 1½	☹ 1	21½ CB 43
Queso amarillo	ración 30 g	4½ +3¾ unid	☺ ☺	☺ ☺	25¾ 51½
Queso azul	ración 30 g	20 +16½ unid	☺ ☺	☺ ☺	☺ ☺
Queso brie	ración 30 g	22 +18½ unid	☺ ☺	☺ ☺	☺ ☺
Queso calzone	pieza(s) 168 g	12¼ +10¼ unid	☺ ☺	☹ 2¾	¼ A ½

Palabras clave	Unidad	Lactosa ↓ + unid/💊	Fructosa* ↓ Fructosa ↓	Sorbitol ↓ Sorbitol ↓	Fruc/Galacta. ↓ Fruc/Galacta. ↓📖
Queso camembert	ración 30 g	21½ +18 unid	☺ ☺	☺ ☺	☺ ☺
Queso cheddar	ración 30 g	43¼ +36 unid	☺ ☺	☺ ☺	☺ ☺
Queso Colby Jack	ración 30 g	27¼ +22¾ unid	☺ ☺	☺ ☺	☺ ☺
Queso cottage	ración 55 g	3½ +2¾ unid	☺ ☺	☺ ☺	19¾ 39½
Queso cottage con 1% de grasas y lactosa reducida	ración 110 g	3¼ ☺+ ×1¾ unid +2¾ unid ☺+ ×¾ unid		☺ ☺	18¾ 37¾
Queso de cabra	ración 30 g	4½ +3¾ unid	☺ ☺	☺ ☺	25½ 51
Queso edam	ración 30 g	6¾ +5¾ unid	☺ ☺	☺ ☺	38¾ 77½
Queso feta	ración 30 g	2¼ +2 unid	☺ ☺	☺ ☺	13½ 27
Queso feta, sin grasas	ración 30 g	¾ +¾ unid	☺ ☺	☺ ☺	5 10¼
Queso gorgonzola	ración 30 g	20 +16½ unid	☺ ☺	☺ ☺	☺ ☺
Queso gouda	ración 30 g	4½ +3¾ unid	☺ ☺	☺ ☺	25 50
Queso limburger	ración 30 g	20¼ +17 unid	☺ ☺	☺ ☺	☺ ☺
Queso mozzarella, leche entera	ración 30 g	9¾ +8¼ unid	☺ ☺	☺ ☺	55 ☺
Queso mozzarella, sin grasas	ración 30 g	½ +½ unid	☺ ☺	☺ ☺	3½ 7¼
Queso muenster	ración 30 g	8¾ +7¼ unid	☺ ☺	☺ ☺	49½ ☺
Queso para untar	ración 30 g	3 +2½ unid	☺ ☺	☺ ☺	17¼ 34½
Queso parmesano	ración 5 g	☺	☺ ☺	☺ ☺	☺ ☺

↓ *Nivel 0*: Medida lactosa ×½ + Unid/💊: Medida tolerada añadida por cápsula fuerte de lactasa
↓ *Nivel 1*: Medida fructosa ×2   Fructosa*: Fructosa, sorbitol ajustado
↓ *Nivel 2*: Medida Fructosa-/Sorbitol ×4, el resto ×2   ☺+ ×[Cantidad] unidades: por unidad consumida
↓ *Nivel 3*: Medida sorbitol ×7, el resto ×3   al mismo tiempo, puedes tolerar hasta [cantidad] ×
📖: fuente fruc-/galactanos   Medida Fructosa(*)más fructosa(*) de otro producto
☹: evitar;   ☹[1]: ¼ en NT 1;   ☹[2]: ¼ en NT 2;   ☹[3]: ¼ en NT 2;   ☺: solo contiene restos;   ☺: no tiene

Palabras clave	Unidad	Lactosa ☕ + unid/💊	Fructosa* 📖 Fructosa 📖	Sorbitol 📖 Sorbitol 📖	Fruc/Galacta. 📖 Fruc/Galacta. 📖
Queso parmesano sin grasas	ración 5 g	☺ +75¾ unid	☺ ☺	☺ ☺	☺ ☺
Queso roquefort	ración 30 g	5 +4 unid	☺ ☺	☺ ☺	27¾ 55½
Queso sin grasas de todos los sabores	ración 30 g	9 +7½ unid	55½ ☺	☹ 18½	1¼ A 2¾
Queso suizo	ración 30 g	☺	☺+ ×¼ unid ☺	☺ ☺	☺ ☺
Queso suizo, bajo en sodio	ración 30 g	☺	☺+ ×¼ unid ☺	☺ ☺	☺ ☺
Queso tilsit	ración 30 g	5¼ +4¼ unid	☺ ☺	☺ ☺	29½ 59
Quimbombó	ración 85 g	☺	2¼ 4½	☺ ☺	2 CB 4¼
Quinoa	ración 140 g	☺	☺+ ×1¾ unid ☺+ ×¾ unid	☺ ☺	2½ A 5
Rábano	ración 85 g	☺	☺+ ×½ unid ☺+ ×¼ unid	☹ 1	☺ C ☺
Rábano picante	pizca(s) 1 g	☺	☺ ☺	☺ ☺	☺ ☺
Raíz de jengibre	ración 4 g	☺	89¼ ☺	☺ ☺	☺ B ☺
Raíz de loto	ración 85 g	☺	☺ ☺	☺ ☺	☺ ☺
Rambután	ración 140 g	☺	1¼ 2¾	☺ ☺	¾ CB 1¾
Ratatouille	ración 110 g	☺	☺ ☺	☹ 1¼	4 B 8
Ravioli de calabaza con salsa de crema	ración 250 g	½ +½ unid	☺+ ×¼ unid ☺	☹ 40	½ A 1
Raviolis de carne con salsa de tomate	ración 250 g	☺	☺+ ×½ unid ☺+ ×¼ unid	☹ ½	¼ A ¾
Raviolis de espinacas con salsa de tomate	ración 250 g	5½ +4½ unid	☺+ ×¼ unid ☺	☹ ½	½ A 1
Rebanadas de arroz, todos los sabores	ración 30 g	12 +10 unid	☺ ☺	☺ ☺	67¼ A ☺
Regaliz	pieza(s) 11 g	☺	☺+ ×1½ unid ☺+ ×¾ unid	☺ ☺	☺ ☺

Palabras clave	Unidad	Lactosa N1 + unid/💊	Fructosa* N0 Fructosa N0	Sorbitol N0 Sorbitol N1	Fruc/Galacta. N0 Fruc/Galacta. N1 📖
Remolachas	ración 85 g	☻	58¾ ☺	☹ 3¼	1¼ B 2½
Remolachas en escabeche	ración 30 g	☻	☻ ☻	☹ 15	3 CB 6
Requesón	ración 55 g	17½ +14½ unid	☻ ☻	☻ ☻	☺ ☺
Rice Krispies, de Kellogg's®	ración 30 g	☻	☻ ☻	☻ ☻	1½ A 3
Riesen®	pieza(s) 9 g	12¾ +10½ unid	½ 1	☹ ☹ 3	71 ☺
Riesling (uva)	vaso(s) 240 ml	☻	26 52	☹ ½	☻ ☻
Rizos crujientes	puñado 21 g	4 +3¼ unid	☻ ☻	☹ ☺	7¼ A 14½
Rob Roy	vaso(s) 240 ml	☻	¼ ½	☹ 2	☻ ☻
Rockstar Original®	vaso(s) 240 ml	☻	☻+ ×28 unid ☻+ ×14 unid	☹ 4	☻ ☻
Rockstar Original® sin azúcar	vaso(s) 240 ml	☻	☻ ☻	☹ 4	☻ ☻
Rollito de primavera	ración 140 g	☻	21 42	☹ 2¾	¼ ½
Romero	pizca(s) 1 g	☻	☻ ☻	☻ ☻	☻ ☻
Ron	vaso(s) 240 ml	☻	☻ ☻	☻ ☻	☻ ☻
Ron y cola	vaso(s) 240 ml	☻	¾ 1¾	☻ ☻	☻ ☻
Rúcula	ración 85 g	☻	4¾ 9¾	☻ ☻	☻ ☻
Ruibarbo	ración 140 g	☻	☻ ☻	☻ ☻	☻ ☻
Ruso blanco (cóctel)	vaso(s) 240 ml	1¼ +1 unid	☻ ☻	☹ 6¾	7½ 15

N0 *Nivel 0:* Medida lactosa ×½
N1 *Nivel 1:* Medida fructosa ×2
N2 *Nivel 2:* Medida Fructosa-/Sorbitol ×4, el resto ×2
N3 *Nivel 3:* Medida sorbitol ×7, el resto ×3
📖: fuente fruc-/galactanos

+ Unid/💊: Medida tolerada añadida por cápsula fuerte de lactasa
Fructosa*: Fructosa, sorbitol ajustado
☻+ ×[Cantidad] unidades: por unidad consumida al mismo tiempo, puedes tolerar hasta [cantidad] × Medida Fructosa(*)más fructosa(*) de otro producto

☹: evitar; ☹1: ¼ en NT 1; ☹2: ¼ en NT 2; ☹3: ¼ en NT 2; ☺: solo contiene restos; ☻: no tiene

Palabras clave	Unidad	Lactosa ↧ + unid/🥛	Fructosa* ↧ Fructosa ↧	Sorbitol ↧ Sorbitol ↧	Fruc/Galacta. ↧ Fruc/Galacta. ↧📖
Rusty Nail (cóctel)	vaso(s)	☺	☺+ ×2 unid	☹	☺
	240 ml		☺+ ×1 unid	½	☺
Sake	vaso(s)	☺	☹	☹	☺
	240 ml		☹²	½	☺
Salami de carne de res	ración	☺	☺+ ×1 unid	☺	☺
	55 g		☺+ ×½ unid	☺	☺
Salmón rojo ahumado	ración	☺	☺	☺	☺
	55 g		☺	☺	☺
Salsa	cdta.	☺	6¼	☹	5½
	15 g		12½	6¾	11¼
Salsa 57, de Heinz®	ración	☺	☺+ ×¼ unid	☹	☺
	15,63 g		☺	3¾	☺
Salsa agridulce	cdta.	☺	½	☹	☺
	15 g		1¼	83¼	☺
Salsa alfredo	cdta.	66¾	☺	☹	81½ A
	15 g	+55½ unid	☺	2¾	☺
Salsa barbacoa (BBQ)	pizca(s)	☺	☺	☺	☺
	1 g		☺	76¾	☺
Salsa bechamel	cdta.	4	☺	☺	22¼
	15 g	+3¼ unid	☺	☺	44½
Salsa chili	ración	☺	2¾	☹	☺
	68 g		5½	¼	☺
Salsa curry	ración	2	☺	☹	11¼
	59 g	+1½ unid	☺	4	22½
Salsa de ajo	cdta.	☺	☺	☺	☹ FB
	15 g		☺	☺	☹
Salsa de cacahuete	ración	☺	☺	☹	☺ G
	35 g		☺	8¼	☺
Salsa de caramelo sin grasas	ración	6	☺+ ×6 unid	☺	33¾
	41 g	+5 unid	☺+ ×3 unid	☺	67¾
Salsa de frutas	ración	☺	☺+ ×5¼ unid	☹	☺
	40 g		☺+ ×2½ unid	¾	☺
Salsa de jengibre, estilo asiático	ración	☺	☺	☹	☺ B
	32 g		☺	9¼	☺
Salsa de mantequilla de limón	cdta.	☺	☺	☹	☺
	15 g		☺	60½	☺
Salsa de ostras china	ración	☺	☺	☺	☺
	32 g		☺	☺	☺

Palabras clave	Unidad	Lactosa ☹ + unid/ 💊	Fructosa* ☹ Fructosa ☹	Sorbitol ☹ Sorbitol ☹	Fruc/Galacta. ☹ Fruc/Galacta. ☹📖
Salsa de queso	ración 66 g	¼ +¼ unid	🙂 🙂	🙂 🙂	1¾ 3¾
Salsa de soja	cdta. 15 g	🙂	🙂 🙂	☹ 4½	3 ᴬ 6
Salsa de tomate	ración 15 g	🙂	🙂 🙂	☹ 5¼	33 66¼
Salsa de vainilla	cdta. 15 g	🙂	🙂 🙂	🙂 🙂	🙂 🙂
Salsa fondue	ración 53 g	🙂	🙂+ ×¼ unid 🙂	☹ 5	🙂 🙂
Salsa holandesa	cdta. 15 g	5 +4¼ unid	🙂 🙂	🙂 🙂	28½ 57
Salsa Honey Mustard sin grasas, de Subway®	ración 28 g	🙂	4¾ 9½	🙂 🙂	🙂 🙂
Salsa pesto	ración 62 g	🙂	🙂 🙂	🙂 🙂	1¾ ᴬ 3¾
Salsa ranchera	cdta. 15 g	🙂	🙂 🙂	☹ 18½	🙂 🙂
Salsa rosa	ración 68 g	🙂	🙂+ ×2 unid 🙂+ ×1 unid	☹ ¾	🙂 🙂
Salsa Tabasco®	cdta. 15 g	🙂	🙂 🙂	🙂 🙂	🙂 🙂
Salsa taco roja	ración 32,38 g	🙂	2¾ 5¾	☹ 3	11 22
Salsa tártara	cdta. 15 g	🙂	🙂 🙂	☹ 🙂	🙂 🙂
Salsa Tzatziki (yogur y pepino)	ración 30 g	4½ +3¾ unid	38¾ 77½	☹ 9¼	11½ ᶠᴮ 23¼
Salvado de trigo sin procesar	cdta. 15 g	🙂	🙂 🙂	🙂 🙂	½ ᴳ 1
Sambuca	vaso(s) 240 ml	🙂	🙂+ ×5½ unid 🙂+ ×2¾ unid	☹ ¼	🙂 🙂
Sandwich Cordon Bleu de pollo	ración 140 g	32¼ +27 unid	2 4¼	🙂 🙂	1 ᴬ 2¼

☹ *Nivel 0*: Medida lactosa ×½
☹ *Nivel 1*: Medida fructosa ×2
☹ *Nivel 2*: Medida Fructosa-/Sorbitol ×4, el resto ×2
☹ *Nivel 3*: Medida sorbitol ×7, el resto ×3
📖: fuente fruc-/galactanos
☹: evitar;   ☹¹: ¼ en NT 1;   ☹²: ¼ en NT 2;   ☹³: ¼ en NT 2;   🙂: solo contiene restos;   🙂: no tiene

+ Unid/💊: Medida tolerada añadida por cápsula fuerte de lactasa
Fructosa*: Fructosa, sorbitol ajustado
🙂+ ×[Cantidad] unidades: por unidad consumida al mismo tiempo, puedes tolerar hasta [cantidad] × Medida Fructosa(*)más fructosa(*) de otro producto

Palabras clave	Unidad	Lactosa + unid/	Fructosa* / Fructosa	Sorbitol / Sorbitol	Fruc/Galacta. / Fruc/Galacta.
Sandwich de helado	pieza(s)	1¼	☺+ ×1½ unid	☺	6¼
	72 g	+1 unid	☺+ ×¾ unid	☺	12½
Sangría	vaso(s)	☺	6½	☹	☺
	240 ml		13	½	☺
Sapodilla	ración	☺	☺+ ×3½ unid	☺	☺
	140 g		☺+ ×1¾ unid	☺	☺
Sauerbraten	ración	☺	34¾	☺	☺
	159 g		69¾	☺	☺
Schnapps	vaso(s)	☺	☺+ ×2¾ unid	☹	☺
	240 ml		☺+ ×1¼ unid	½	☺
Schweppes® Bitter Lemon®	vaso(s)	☺	☹	☺	☺
	240 ml		☹[2]	☺	☺
Scotch y soda	vaso(s)	☺	☺	☺	☺
	240 ml		☺	☺	☺
Screwdriver (destornillador)	vaso(s)	☺	1¾	☹	☺
	240 ml		3½	¼	☺
Seabreeze (brisa del mar)	vaso(s)	☺	☺+ ×6¼ unid	☹	☺
	240 ml		☺+ ×3 unid	2	☺
Semillas de calabaza sin cáscaras ni sal	puñado	☺	☺	☺	2¾[G]
	30 g		☺	☺	5¾
Semillas de chía	puñado	☺	☺	☺	1¼[G]
	30 g		☺	☺	2¾
Semillas de girasol	puñado	☺	☺	☺	2[G]
	30 g		☺	☺	4
Semillas de lino	cdta.	☺	☺	☺	2[G]
	15 g		☺	☺	4¼
Setas cagarria	cdta.	☺	☺	☹	☺
	15 g		☺	¾	☺
Singapore sling	vaso(s)	☺	☺+ ×¼ unid	☹	☺
	240 ml		☺	3¾	☺
Sirope de arce puro	cdta.	☺	☺+ ×¼ unid	☺	☺
	15 g		☺	☺	☺
Sirope de chocolate	cdta.	☺	☺+ ×1½ unid	☹	3[G]
	15 g		☺+ ×¾ unid	☺	6
Sloe gin fizz	vaso(s)	☺	☺+ ×1 unid	☹	☺
	240 ml		☺+ ×½ unid	1¼	☺
Smacks (Kellogg's®)	ración	☺	☺+ ×12 unid	☹	½[A]
	30 g		☺+ ×6 unid	83¼	1¼

Palabras clave	Unidad	Lactosa ↓ + unid/💊	Fructosa* ☺↓ Fructosa ☺↓	Sorbitol ☺↓ Sorbitol ↓	Fruc/Galacta. ☺↓ Fruc/Galacta. ↓📖
Smarties®	puñado 30 g	☺	☺+ ×55 unid ☺+ ×27 unid	☺ ☺	☺ ☺
Snickers®	pieza(s) 58,7 g	1½ +1¼ unid	☺+ ×7 unid ☺+ ×3½ unid	☺ ☺	5¾ 11½
Snickers®, Almendras	pieza(s) 49,9 g	1¾ +1½ unid	☺+ ×8¾ unid ☺+ ×4¼ unid	☺ ☺	6½ G 13¼
Soda	vaso(s) 240 ml	☺	☺ ☺	☺ ☺	☺ ☺
Soja	cdta. 15 g	☺	9 18	☹ 3	3 A 6
Sopa de calabaza	ración 245 g	13½ +11¼ unid	☺ ☺	☹ 2½	½ G 1
Sopa de cebollas francesa	ración 126 g	☺	☺+ ×1½ unid ☺+ ×¾ unid	☹ 2	¼ CB ¾
Sopa de fideos	ración 16 g	☺	☺+ ×¼ unid ☺	☺ ☺	6¼ CB 12½
Sopa de fideos de pollo con verduras	ración 245 g	☺	☺ ☺	☹ 1	1¼ 2½
Sopa de guisantes verdes	cdta. 15 g	☺	☺ ☺	☹ 20	3¼ AC 6¾
Sopa de lentejas	ración 126 g	☺	☺ ☺	☹ 1	5½ AC 11¼
Sopa de patatas con brócoli y queso	ración 245 g	29¾ +24¾ unid	☺ ☺	☹ 13½	½ AC 1
Sopa de pollo y bolas hervidas	ración 126 g	7¼ +6 unid	☺ ☺	☹ 2¼	2¼ 4½
Sopa de tomate	ración 34,66 g	¼ +0,24 unid	13 26	☹ 2	1¼ B 2¾
Sopa de verduras	ración 126 g	☺	☺+ ×¼ unid ☺	☹ 1	19¾ 39½
Sopa minestrone	ración 126 g	☺	☺ ☺	☹ ¾	½ 1
Sopa minestrone casera	ración 245 g	☺	☺ ☺	☹ 1	¼ ½

☺ *Nivel 0*: Medida lactosa ×½   + Unid/💊: Medida tolerada añadida por cápsula fuerte de lactasa
↓ *Nivel 1*: Medida fructosa ×2   Fructosa*: Fructosa, sorbitol ajustado
2↓ *Nivel 2*: Medida Fructosa-/Sorbitol ×4, el resto ×2   ☺+ ×[Cantidad] unidades: por unidad consumida
3↓ *Nivel 3*: Medida sorbitol ×7, el resto ×3   al mismo tiempo, puedes tolerar hasta [cantidad] ×
📖: fuente fruc-/galactanos   Medida Fructosa(*)más fructosa(*) de otro producto
☹: evitar;   ☹¹: ¼ en NT 1;   ☹²: ¼ en NT 2;   ☹³: ¼ en NT 2;   ☺: solo contiene restos;   ☺: no tiene

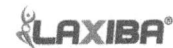

Palabras clave	Unidad	Lactosa +unid/	Fructosa* Fructosa	Sorbitol Sorbitol	Fruc/Galacta. Fruc/Galacta.
Sopa phở (sopa de fideos vietnamita)	ración 245 g	☺	☺ ☺	☹ 6¾	¾ 1¾
Sopa wantán de pollo	ración 245 g	☺	☺ ☺	☹ 40¾	☺ ☺
Sorbete de chocolate	ración 105 g	☺	☺+ ×3¼ unid ☺+ ×1½ unid	☺ ☺	3 ᴳ 6¼
Sorbete de coco	ración 106 g	18¾ +15½ unid	☺+ ×5 unid ☺+ ×2½ unid	☺ ☺	3¼ 6½
Sorbete de frutas	ración 106 g	☺	☺+ ×5½ unid ☺+ ×2¾ unid	☺ ☺	☺ ☺
Sorgo	ración 30 g	☺	☺ ☺	☺ ☺	☺ ☺
Southern Comfort®	vaso(s) 240 ml	☺	☺ ☺	☺ ☺	☺ ☺
Spätzle	ración 140 g	5¼ +4¼ unid	☺+ ×¼ unid ☺	☺ ☺	1 ᴬ 2
Sprite Zero®	vaso(s) 240 ml	☺	☺ ☺	☺ ☺	☺ ☺
Sprite®	vaso(s) 240 ml	☺	☹ ☹²	☺ ☺	☺ ☺
Starburst® Original	pieza(s) 5 g	☺	☺+ ×½ unid ☺+ ×¼ unid	☹ 30¼	☺ ☺
Subway® Aderezo de mayonesa	ración 30 g	☺	☺ ☺	☹ ☺	☺ ☺
Subway® Bacon	ración 15 g	☺	☺ ☺	☺ ☺	☺ ☺
Subway® Condimento para ensalada de cebolla dulce	ración 30 g	☺	☺+ ×1 unid ☺+ ×½ unid	☹ 55½	½ 1¼
Subway® Condimento para ensalada Honey Mustard	ración 30 g	☺	4½ 9	☺ ☺	☺ ☺
Subway® Ensalada Veggie Delite	ración 100 g	34¼ +28½ unid	83¼ ☺	☹ 2¼	☺ ☺
Subway® Galleta con nuez de macadamia,	pieza(s) 45 g	6¾ +5½ unid	☺ ☺	☺ ☺	½ ᴬ 1
Subway® Galleta con trozos de chocolate	pieza(s) 45 g	☺	☺+ ×1 unid ☺+ ×½ unid	☹ ☺	½ ᴬ 1
Subway® Galleta M & M®	pieza(s) 45 g	9 +7½ unid	☺+ ×½ unid ☺+ ×¼ unid	☹ ☺	½ ᴬ 1

Palabras clave	Unidad	Lactosa ☹ + unid/ 💊	Fructosa* ☹ Fructosa ☹	Sorbitol ☹ Sorbitol ☹	Fruc/Galacta. ☹ Fruc/Galacta. ☹ 📖
Subway® Mostaza, de Subway®	ración 5 g	☺	☺ ☺	☺ ☺	☺ ☺
Subway® Pan de avena y miel, de Subway®	pieza(s) 89 g	¾ +½ unid	2½ 5¼	☹ 6½	¼ A ¾
Subway® Pan de burrito, de Subway®	pieza(s) 103 g	☺	☺ ☺	☺ ☺	½ A 1
Subway® Pan de orégano parmesano, de Subway®	pieza(s) 75 g	☺	☺+ ×½ unid ☺+ ×¼ unid	☺ ☺	¾ A 1½
Subway® Pan de trigo con 9 cereales, de Subway®	pieza(s) 78 g	☺	1 2	☺ ☺	¼ A ¾
Subway® Queso amarillo, de Subway®	ración 30 g	4½ +3¾ unid	☺ ☺	☺ ☺	25¾ 51½
Subway® Queso cheddar, de Subway®	ración 30 g	43¼ +36 unid	☺ ☺	☺ ☺	☺ ☺
Subway® Sandwich BMT italiano con verduras	pieza(s) 226 g	12½ +10½ unid	¾ 1¾	☹ 1¼	¼ A ½
Subway® Sandwich de atún con verduras y sin mayonesa	pieza(s) 233 g	12½ +10½ unid	¾ 1¾	☹ 1¼	☹ A ¼
Subway® Sandwich de carne tostada con verduras y sin mayonesa	pieza(s) 233 g	12½ +10½ unid	¾ 1¾	☹ 1¼	☹ A ¼
Subway® Sandwich de filete y queso con verduras y sin mayonesa	pieza(s) 245 g	☺	1 2	☹ 1¼	☹ A ¼
Subway® Sandwich de jamón con verduras y sin mayonesa	pieza(s) 219 g	12½ +10½ unid	¾ 1¾	☹ 1¼	¼ A ½
Subway® Sandwich de pechuga de pavo con verduras y sin mayonesa	pieza(s) 219 g	12½ +10½ unid	¾ 1¾	☹ 1¼	¼ A ½
Subway® Sandwich de pechuga de pavo y jamón con verduras y sin mayonesa	pieza(s) 219 g	12½ +10½ unid	¾ 1¾	☹ 1¼	¼ A ½
Subway® Sandwich de pollo asado con verduras, sin mayonesa	pieza(s) 233 g	12½ +10½ unid	1¾ 3¾	☹ 1¼	☹ A ¼

☹ *Nivel 0*: Medida lactosa ×½   + Unid/ 💊: Medida tolerada añadida por cápsula fuerte de lactasa
☹ *Nivel 1*: Medida fructosa ×2   Fructosa*: Fructosa, sorbitol ajustado
☹ *Nivel 2*: Medida Fructosa-/Sorbitol ×4, el resto ×2   ☺+ ×[Cantidad] unidades: por unidad consumida
☹ *Nivel 3*: Medida sorbitol ×7, el resto ×3   al mismo tiempo, puedes tolerar hasta [cantidad] ×
📖: fuente fruc-/galactanos   Medida Fructosa(*)más fructosa(*) de otro producto
☹: evitar;   ☹[1]: ¼ en NT 1;   ☹[2]: ¼ en NT 2;   ☹[3]: ¼ en NT 2;   ☺: solo contiene restos;   ☺: no tiene

Palabras clave	Unidad	Lactosa 🥛 +unid/💊	Fructosa* 🍬 Fructosa 🍬	Sorbitol 🍬 Sorbitol 🥛	Fruc/Galacta. 🍬 Fruc/Galacta. 🥛📖
Subway® Sandwich italiano picante con verduras y sin carne	pieza(s) 222 g	12½ +10½ unid	¾ 1¾	☹ 1¼	¼ A ½
Subway® Sandwich Teriyaki de Pollo con cebolla dulce	pieza(s) 276 g	12½ +10½ unid	22½ 45¼	☹ 1¼	☹ A ¼
Subway® Sandwich Veggie Delite sin mayonesa	pieza(s) 162 g	12½ +10½ unid	¾ 1¾	☹ 1½	¼ A ½
Subway® Vinagre	ración 14,94 g	☺	☺ ☺	☹ 20¼	☺ ☺
Subway® Vinagreta del suroeste chipotle	ración 30 g	7¼ +6 unid	☺ ☺	☺ ☺	40½ 81
Sucedáneo de café	taza(s) 150 ml	☺	☺ ☺	☺ ☺	☺ ☺
Suflé de carne	ración 110 g	1¼ +1 unid	☺+ ×½ unid ☺+ ×¼ unid	☹ ☺	1¾ B 3¾
Sushi con pescado	ración 140 g	☺	10½ 21	☹ 2½	☺ ☺
Sushi con pescado y verduras en algas	ración 140 g	☺	☺ ☺	☹ 2	☺ ☺
Sushi con verduras en algas	ración 140 g	☺	☺ ☺	☹ 1½	☺ ☺
Tableta de chocolate con leche	barra(s) 125 g	¼ +¼ unid	☺ ☺	☺ ☺	¼ G ¾
Tableta de chocolate con leche sin azúcar	pieza(s) 12 g	32½ +27 unid	80 ☺	☹ ☹	4½ 9
Tableta de chocolate con leche y cereales	barra(s) 125 g	½ +½ unid	☺ ☺	☹ 40	¼ A ¾
Tableta de chocolate con leche y cereales y sin azúcar	pieza(s) 12 g	26½ +22 unid	80 ☺	☹ ☹	4½ A 9
Tableta de chocolate negro con 45%-59% de cacao	barra(s) 125 g	1¼ +1 unid	☺ ☺	☹ 8	¼ ¾
Tableta de chocolate negro con 60%-69% de cacao	barra(s) 125 g	7½ +6¼ unid	☺ ☺	☹ 6½	¼ ¾
Tableta de chocolate negro con 70%-85% de cacao	barra(s) 125 g	☺	☺ ☺	☹ 5	¼ ¾
Tableta de chocolate negro sin azúcar	pieza(s) 12 g	26¾ +22¼ unid	34 68¼	☹ ☹	4¼ 8¾
Taco con judías y queso	ración 140 g	☺ +77½ unid	12¾ 25½	☹ 4¼	¼ A ½

Palabras clave	Unidad	Lactosa ↓ +unid/💊	Fructosa* ☹ Fructosa ☹	Sorbitol ☹ Sorbitol ↓	Fruc/Galacta. ☹ Fruc/Galacta. ↓📖
Tahini (mantequilla de sésamo)	cda. 15 ml	☺	☺ ☺	☺ ☺	2¼ 4½G
Tarta de chocolate alemana	pieza(s) 29 g	☺	☺+ ×½ unid ☺+ ×¼ unid	☹ ☺	1¾ A 3¾
Tarta de chocolate glaseada	pieza(s) 29 g	☺	☺+ ×½ unid ☺+ ×¼ unid	☹ ☺	1¾ A 3¾
Tarta de manzana, de Pepperidge Farm®	pieza(s) 89 g	9 +7½ unid	½ 1¼	☹ ¼	½ A 1¼
Tarta de manzanas glaseada	pieza(s) 45 g	☺	¾ 1¾	☹ ½	1¼ A 2½
Tarta de queso casera	pieza(s) 220 g	½ +½ unid	☺+ ×½ unid ☺+ ×¼ unid	☺ ☺	☹ A ¼
Tazón de fídeos asiáticos, solo verduras	ración 200 g	☺	☺+ ×1 unid ☺+ ×½ unid	☹ 10	1½ A 3¼
Té 100% instantáneo sin azúcar, de Lipton®	vaso(s) 240 ml	☺	☺ ☺	☺ ☺	☺ ☺
Té 100%, sin endulzar, de Nestea®	vaso(s) 240 ml	☺	☺+ ×26 unid ☺+ ×13 unid	☺ ☺	☺ ☺
Té de hierbas	vaso(s) 240 ml	☺	☺ ☺	☺ ☺	½ 1¼G
Té de hinojo	vaso(s) 240 ml	☺	☺ ☺	☺ ☺	½ 1¼G
Té de jazmín	vaso(s) 240 ml	☺	☺ ☺	☺ ☺	☺ ☺
Té de manzanilla	vaso(s) 240 ml	☺	☺ ☺	☺ ☺	½ G 1¼
Té de menta verde	vaso(s) 240 ml	☺	☺ ☺	☺ ☺	☺ G ☺
Té de yerba mate	vaso(s) 240 ml	☺	☺ ☺	☺ ☺	☺ ☺
Té Earl Grey	vaso(s) 240 ml	☺	½ 1¼	☺ ☺	1½ G 3
Té helado con azúcar, de Lipton®	vaso(s) 240 ml	☺	☺ ☺	☺ ☺	☺ ☺

☹ *Nivel 0*: Medida lactosa ×½
↓ *Nivel 1*: Medida fructosa ×2
2↓ *Nivel 2*: Medida Fructosa-/Sorbitol ×4, el resto ×2
3↓ *Nivel 3*: Medida sorbitol ×7, el resto ×3
📖: fuente fruc-/galactanos
☹: evitar;   ☹¹: ¼ en NT 1;   ☹²: ¼ en NT 2;   ☹³: ¼ en NT 2;   ☺: solo contiene restos;   ☺: no tiene

+ Unid/💊: Medida tolerada añadida por cápsula fuerte de lactasa
Fructosa*: Fructosa, sorbitol ajustado
☺+ ×[Cantidad] unidades: por unidad consumida al mismo tiempo, puedes tolerar hasta [cantidad] × Medida Fructosa(*)más fructosa(*) de otro producto

Palabras clave	Unidad	Lactosa + unid/	Fructosa* Fructosa	Sorbitol Sorbitol	Fruc/Galacta. Fruc/Galacta.
Té verde	vaso(s) 240 ml	☺	☺ ☺	☺ ☺	☺ ☺ G
Tempeh	Portion 3oz/85g	☺	3¼ 6¾	☹ ½	½ 1 A
Tequila	vaso(s) 240 ml	☺	☺ ☺	☺ ☺	☺ ☺
Tequila sunrise (cóctel)	vaso(s) 240 ml	☺	☺+ ×¼ unid ☺	☹ 2¾	☺ ☺
Tic Tacs®	2 piezas 1,15 g	☺	☺ ☺	☺ ☺	☺ ☺
Tiramisú	ración 55 g	2½ +2 unid	☺ ☺	☺ ☺	12 A 24
Toffee/tofe/tofi	pieza(s) 7 g	40¾ +34 unid	☺ ☺	☺ ☺	☺ ☺
Toffifee®	pieza(s) 8,2 g	7½ +6¼ unid	½ 1	☹ ☹ 2	42¾ 85½
Tofu bajo en grasas	ración 85 g	☺	2¼ 4¾	☹ ¾	½ A 1
Tom Collins®	vaso(s) 240 ml	☺	26 52	☹ 13¾	☺ ☺
Tomate amarillo	ración 85 g	☺	4½ 9¼	☹ 1	6½ B 13
Tomate verde	ración 85 g	☺	3 6¼	☹ ¾	6½ B 13
Tomate, cocinado fresco	ración 85 g	☺	4¼ 8½	☹ ¾	6½ B 13
Tomates deshidratados	ración 30 g	☺	¼ ½	☹ ¼	4½ B 9¼
Tomillo	pizca(s) 1 g	☺	☺ ☺	☺ ☺	☺ ☺
Torta de arroz	pieza(s) 9 g	☺	☺ ☺	☺ ☺	☺ G ☺
Tortilla blanca frita	pieza(s) 58 g	☺	☺ ☺	☺ ☺	¾ A 1¾
Tortilla con bacon	ración 110 g	34¾ +29 unid	☺+ ×1¾ unid ☺+ ×¾ unid	☺ ☺	☺ ☺
Tortilla de salchichas, patatas, cebollas, queso	ración 110 g	52¼ +43½ unid	☺+ ×1 unid ☺+ ×½ unid	☹ 6¾	¼ CB ½

Palabras clave	Unidad	Lactosa ☹ + unid/💊	Fructosa* ☺ Fructosa ☺	Sorbitol ☺ Sorbitol ☹	Fruc/Galacta. ☺ Fruc/Galacta. ☹📖
Tortita de alforfón	pieza(s) 44 g	☺	☺ ☺	☹ 3¾	1¼ A 2½
Tortita de trigo integral casera	pieza(s) 44 g	2½ +2 unid	☺ ☺	☺ ☺	1 A 2¼
Tortitas de patata	ración 70 g	☺	☺+ ×½ unid ☺+ ×¼ unid	☹ 12¾	☺ B ☺
Tostada de pan de trigo con mantequilla	rebanada(s) 42 g	62½ +52 unid	1¾ 3¾	☺ ☺	1¼ A 2½
Tostada de pan de trigo integral con canela y azúcar	rebanada(s) 42 g	62½ +52 unid	1½ 3¼	☺ ☺	¾ A 1¾
Triple seco	vaso(s) 240 ml	☺	☺+ ×5½ unid ☺+ ×2¾ unid	☹ ¼	☺ ☺
Trozo de chocolate, de Clif Bar®	pieza(s) 68 g	9 +7½ unid	☺+ ×10 unid ☺+ ×5 unid	☹ 2¼	¾ 1½
Trufas de chocolate	pieza(s) 16,2 g	2½ +2 unid	☺ ☺	☺ ☺	2¾ 5½
Twix®	pieza(s) 51 g	2 +1¾ unid	☺+ ×1½ unid ☺+ ×¾ unid	☺ ☺	1¾ A 3½
Untable de queso Roka Blue, de Kraft®	ración 30 g	1¾ +1¼ unid	☺ ☺	☺ ☺	9¾ 19½
Uvas	ración 140 g	☺	¼ ½	☹ ½	2¼ B 4½
Uvas crespa	ración 140 g	☺	☺+ ×1 unid ☺+ ×½ unid	☺ ☺	☺ ☺
Verdolaga	ración 85 g	☺	58¾ ☺	☺ ☺	☺ ☺
Vichyssoise	ración 245 g	¾ +½ unid	☺+ ×¼ unid ☺	☹ 1¼	4¼ AB 8½
Vieiras	ración 85 g	☺	☺ ☺	☺ ☺	☺ ☺
Vinagre balsámico	ración 15,94 g	☺	☺ ☺	☹ 23	☺ ☺
Vinagre de manzana	ración 14,94 g	☺	6¼ 12½	☹ 1¾	☺ ☺

☺ *Nivel 0*: Medida lactosa ×½   + Unid/💊: Medida tolerada añadida por cápsula fuerte de lactasa
☺ *Nivel 1*: Medida fructosa ×2   Fructosa*: Fructosa, sorbitol ajustado
☺ *Nivel 2*: Medida Fructosa-/Sorbitol ×4, el resto ×2   ☺+ ×[Cantidad] unidades: por unidad consumida
☺ *Nivel 3*: Medida sorbitol ×7, el resto ×3   al mismo tiempo, puedes tolerar hasta [cantidad] ×
📖: fuente fruc-/galactanos   Medida Fructosa(*)más fructosa(*) de otro producto
☹: evitar;   ☹¹: ¼ en NT 1;   ☹²: ¼ en NT 2;   ☹³: ¼ en NT 2;   ☺: solo contiene restos;   ☺: no tiene

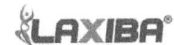 El Asesor Nutricional

Palabras clave	Unidad	Lactosa ↓ +unid/⊃	Fructosa* ↓ Fructosa ↓	Sorbitol ↓ Sorbitol ↓	Fruc/Galacta. ↓ Fruc/Galacta. ↓📖
Vinagre de vino tinto	cdta. 15 g	☺	☺ ☺	☹ 20	☺ ☺
Vinagre destilado	ración 14 g	☺	☺ ☺	☺ ☺	☺ ☺
Vinagreta balsámica, de Kraft®	ración 30 g	☺	☺ ☺	☹ 22	☺ ☺
Vinagreta de Wasabi y Jengibre	pizca(s) 1 g	☺	☺ ☺	☹ ☺	☺[B] ☺
Vino blanco con soda	vaso(s) 240 ml	☺	23 46¼	☹ ¾	☺ ☺
Vino de Oporto	vaso(s) 240 ml	☺	☹ ☹²	☹ ½	☺ ☺
Vino rosado	vaso(s) 240 ml	☺	½ 1¼	☺ ☺	☺ ☺
Vino silvaner	vaso(s) 240 ml	☺	26 52	☹ ½	☺ ☺
Vino sin alcohol	vaso(s) 240 ml	☺	1¾ 3¾	☹ 41½	☺ ☺
Vino tinto blanco	vaso(s) 240 ml	☺	26 52	☹ ½	☺ ☺
Vino tinto rojo	vaso(s) 240 ml	☺	14¾ 29¾	☹ ½	☺ ☺
Vino Tokaji	vaso(s) 240 ml	☺	☹ ☹²	☹ ½	☺ ☺
Vitaminwater 10, de Glaceau®	vaso(s) 240 ml	☺	☹ ¼	☹ ☹²	☺ ☺
Vitaminwater Energy, de Glaceau®	vaso(s) 240 ml	☺	☹ ☹²	☺ ☺	☺ ☺
Vitaminwater Essential, de Glaceau®	vaso(s) 240 ml	☺	☹ ☹²	☺ ☺	☺ ☺
Vitaminwater Focus, de Glaceau®	vaso(s) 240 ml	☺	☹ ☹²	☺ ☺	☺ ☺
Vitaminwater Power-C, de Glaceau®	vaso(s) 240 ml	☺	☹ ☹²	☺ ☺	☺ ☺
Vitaminwater Revive, de Glaceau®	vaso(s) 240 ml	☺	☹ ☹²	☺ ☺	☺ ☺
Vodka	vaso(s) 240 ml	☺	☺ ☺	☺ ☺	☺ ☺

Palabras clave	Unidad	Lactosa ↓ + unid/ 💊	Fructosa* ☹ Fructosa ☺	Sorbitol ☹ Sorbitol ↓	Fruc/Galacta. ☹ Fruc/Galacta. ↓ 📖
Whisky	vaso(s) 240 ml	☺	☺ ☺	☺ ☺	☺ ☺
Yogur Activia Light de vainilla, de Danone®	pieza(s) 115 g	¼ +¼ unid	¼ ¾	☺	2 4
Yogur Activia, de Danone®	pieza(s) 115 g	½ +¼ unid	☺ ☺	☺ ☺	2¾ 5½
Yogur con cereales	pieza(s) 250 g	¼ +0,24 unid	☺ ☺	☹ 6½	1½ 3
Yogur con frutas, leche entera	cdta. 15 g	2¾ +2¼ unid	¾ 1½	☹ 60½	16 32¼
Yogur congelado de chocolate o café, de Haagen-Dazs®	ración 106 g	½ +½ unid	☺+ ×¾ unid ☺+ ×¼ unid	☹ ☺	1¾ 3½
Yogur congelado de vainilla u otros sabores, de Haagen-Dazs®	ración 106 g	½ +½ unid	☺+ ×3 unid ☺+ ×1½ unid	☺ ☺	3½ 7
Yogur de vainilla sin grasas	pieza(s) 150 g	¼ +¼ unid	30¼ 60½	☹ 13¼	2¼ 4½
Yogur griego	pieza(s) 250 g	¼ +¼ unid	☺ ☺	☺ ☺	2½ 5
Yogur Griego con miel, de Danone®	pieza(s) 150 g	½ +¼ unid	¼ ½	☹ 3¼	2¾ 5¾
Yogur Griego de cerezas negras sin grasas	cdta. 15 g	5¼ +4½ unid	☺ ☺	☹ 3¾	30¼ 60¾
Yogur Griego de frambuesa sin grasas	pieza(s) 250 g	¼ +¼ unid	☺+ ×¾ unid ☺+ ×¼ unid	☹ 20	1¾ 3½
Yogur Griego de fresa sin grasas	pieza(s) 250 g	¼ +¼ unid	☺+ ×¾ unid ☺+ ×¼ unid	☹ 3½	1¾ 3½
Yogur griego de limón sin grasas	pieza(s) 150 g	½ +¼ unid	☺+ ×½ unid ☺+ ×¼ unid	☺ ☺	3 6
Yogur Griego de melocotón sin grasas	pieza(s) 250 g	¼ +¼ unid	☺+ ×1 unid ☺+ ×½ unid	☹ 4¼	1¾ 3½
Yogur Griego Oikos de arándanos azules	pieza(s) 250 g	¼ +¼ unid	☺+ ×1 unid ☺+ ×½ unid	☺ ☺	1¾ 3½

☺ *Nivel 0*: Medida lactosa ×½   + Unid/ 💊: Medida tolerada añadida por cápsula fuerte de lactasa
↓ *Nivel 1*: Medida fructosa ×2   Fructosa*: Fructosa, sorbitol ajustado
↓ *Nivel 2*: Medida Fructosa-/Sorbitol ×4, el resto ×2   ☺+ ×[Cantidad] unidades: por unidad consumida
↓ *Nivel 3*: Medida sorbitol ×7, el resto ×3   al mismo tiempo, puedes tolerar hasta [cantidad] ×
📖: fuente fruc-/galactanos   Medida Fructosa(*)más fructosa(*) de otro producto
☹: evitar;   ☹¹: ¼ en NT 1;   ☹²: ¼ en NT 2;   ☹³: ¼ en NT 2;   ☺: solo contiene restos;   ☺: no tiene

Palabras clave	Unidad	Lactosa + unid/	Fructosa* Fructosa	Sorbitol Sorbitol	Fruc/Galacta. Fruc/Galacta.
Yogur Griego Oikos de caramelo	pieza(s) 100 g	½ +½ unid	☺+ ×½ unid ☺+ ×¼ unid	☺ ☺	4 8
Yogur Griego Oikos de chocolate	pieza(s) 150 g	½ +¼ unid	66½ ☺	☺ ☺	3 6¼
Yogur Griego Oikos de fresas	pieza(s) 250 g	¼ +¼ unid	4 8¼	☹ 2	1¾ 3½
Yogur Griego, de Danone®	pieza(s) 150 g	½ +¼ unid	☺ ☺	☺ ☺	1¼ 2½
Yogur la Crème con sabores de frutas, de Danone®	pieza(s) 115 g	¼ +¼ unid	¼ ½	☹ 10¾	2 4
Yogur por los defensas	pieza(s) 115 g	½ +¼ unid	28¾ 57¾	☹ 14¼	3 6
Yogur sabor chocolate o café sin grasas, endulzado con aspartamo	cdta. 15 g	4 +3¼ unid	☺ ☺	☺ ☺	22½ 45
Yogur sabor chocolate o café, leche entera, endulzado con sucralosa	pieza(s) 250 g	¼ +¼ unid	40 80	☺ ☺	1½ 3¼
Yogur sin grasas	pieza(s) 150 g	¼ +0,22 unid	☺ ☺	☺ ☺	1¼ 2¾
Zanahorias cocidas	ración 85 g	☺	☺ ☺	☹ ½	☺ B ☺
Zanahorias crudas	pieza(s) 61 g	☺	☺ ☺	☹ ¾	☺ B ☺
Zumo de arándanos, de Northland®	vaso(s) 240 ml	☺	☺+ ×8½ unid ☺+ ×4¼ unid	☹ 20¾	☺ ☺
Zumo de cerezas negras	vaso(s) 240 ml	☺	¼ ¾	☹ 2	☺ ☺
Zumo de frambuesa	vaso(s) 240 ml	☺	☹ ☹³	☹ ☹²	½ B 1¼
Zumo de granada	vaso(s) 240 ml	☺	½ 1¼	☹ ☹²	☺ ☺
Zumo de grosella negra	vaso(s) 240 ml	☺	☺+ ×1¾ unid ☺+ ×¾ unid	☹ 1¼	☺ ☺
Zumo de lima	vaso(s) 240 ml	☺	☺+ ×1 unid ☺+ ×½ unid	☺ ☺	1¾ B 3¾
Zumo de limón	vaso(s) 240 ml	☺	2 4	☹ 1¼	1¾ B 3¾

Palabras clave	Unidad	Lactosa ↓ + unid/💊	Fructosa* ↕ Fructosa ↕	Sorbitol ↕ Sorbitol ↓	Fruc/Galacta. ↕ Fruc/Galacta. ↓📖
Zumo de manzana y uva	vaso(s)	☺	☹	☹	1¼ CB
	240 ml		☹²	☹²	2½
Zumo de manzana, plátano y fresa	vaso(s)	☺	☹	☹	¾ FB
	240 ml		☹²	☹²	1½
Zumo de maracuyá	vaso(s)	☺	☺+ ×4¾ unid	☺	☺
	240 ml		☺+ ×2¼ unid	☺	☺
Zumo de melocotón	vaso(s)	☺	½	☹	½ B
	240 ml		1¼	¾	1
Zumo de moras	vaso(s)	☺	☹	☺	☺
	240 ml		¼	☺	☺
Zumo de naranja	vaso(s)	☺	1¼	☹	☺ B
	240 ml		2¾	¼	☺
Zumo de naranja y piña	vaso(s)	☺	½	☺	1¼ CB
	240 ml		1¼	☺	2½
Zumo de naranja, kiwi y maracuyá	vaso(s)	☺	☺	☹	☺ B
	240 ml		☺	¾	☺
Zumo de pera	vaso(s)	☺	☹	☹	1¼ C
	240 ml		☹³	☹	2½
Zumo de piña	vaso(s)	☺	☺+ ×4 unid	☹	1¼ CB
	240 ml		☺+ ×2 unid	1¼	2½
Zumo de pomelo	vaso(s)	☺	☺+ ×6 unid	☹	¾ CB
	240 ml		☺+ ×3 unid	¼	1¾
Zumo de tomate	vaso(s)	☺	1	☹	2¼ B
	240 ml		2	¼	4½
Zumo de zanahorias	vaso(s)	☺	☺+ ×1¼ unid	☹	☺ B
	240 ml		☺+ ×½ unid	3¼	☺
Zumo Juicy Juice de Manzana y Uva	vaso(s)	☺	☹	☹	1¼ CB
	240 ml		☹²	☹²	2½
Zumo Juicy Juice de uva	vaso(s)	☺	☹	☹	1¼ CB
	240 ml		☹²	☹²	2½

↕ *Nivel 0*: Medida lactosa ×½   + Unid/💊: Medida tolerada añadida por cápsula fuerte de lactasa
↓ *Nivel 1*: Medida fructosa ×2   Fructosa*: Fructosa, sorbitol ajustado
↕ *Nivel 2*: Medida Fructosa-/Sorbitol ×4, el resto ×2   ☺+ ×[Cantidad] unidades: por unidad consumida
↓ *Nivel 3*: Medida sorbitol ×7, el resto ×3   al mismo tiempo, puedes tolerar hasta [cantidad] ×
📖: fuente fruc-/galactanos   Medida Fructosa(*)más fructosa(*) de otro producto
☹: evitar;   ☹¹: ¼ en NT 1;   ☹²: ¼ en NT 2;   ☹³: ¼ en NT 2;   ☺: solo contiene restos;   ☺: no tiene

Glosario

Abreviatura	Significado
Alcoholes de azúcar/azúcares alcohólicos	Estos se encuentran en algunas frutas, como las manzanas. Además, forman parte de muchos productos para diabéticos, dietéticos y light, así como chicles y mentas. No se encuentran en la stevia. Forman parte del grupo de alcoholes de azúcar además del sorbitol: eritritol, inositol, isomalt, lactitol, maltitol, manitol, pinitol y xilitol.
Comida	Una comida se define como una de las tres comidas principales de un día determinado. La primera comida ocurre alrededor de las 7am, la segunda sobre las 1pm y la tercera sobre las 7pm. Por lo tanto, entre cada comida tiene que haber un periodo de unas seis horas para evitar que se sobrecargue tu "escudo de intercepción". Los tamaños de raciones tolerables se basan en esta definición de comida.
Dragón come-ladrillos	Metáfora para el malestar inducido por la presencia de carbohidratos rápidamente fermentables en un "intestino irritable".
EFSA	European Food Safety Authority (Autoridad Europea para la Seguridad de los Alimentos).
Escudo de intercepción	Metáfora para la reabsorción de ladrillos normal del cuerpo.
FDA	Food and Drug Administration (Agencia de Alimentos y Medicamentos).
Fructanos	Carbohidratos rápidamente fermentables que se contienen en productos de cereales, por ejemplo. En este libro, solo la inulina, la kesotsa y la nistosa se atribuyen a este grupo.
Fructosa	Oligosacárido que se encuentra principalmente en la fruta.
Galactanos	Carbohidratos rápidamente fermentables que se contienen en judías, coles, lentejas y guisantes, por ejemplo. En este libro, solo la rafinosa y la estaquiosa se atribuyen a este grupo.

Abreviatura	Significado
Intestino irritable	Definición de este libro: Un intestino irritable es uno que reacciona mucho más intensamente a indigestiones que en un caso normal. Estas indigestiones suelen ser causadas por la presencia de "ladrillos" en el intestino.
Lactosa	Oligosacárido que se encuentra principalmente en productos lácteos.
Ladrillos	Carbohidratos que son rápidamente fermentados en el intestino. A este grupo pertenecen los oligosacáridos (Fructosa, Fructanos y Galactanos, Lactosa) y los alcoholes de azúcar/azúcares alcohólicos.
NCC	Nutrition Coordination Center of the University of Minnesota (Centro de Coordinación de Nutrición de la Universidad de Minnesota).
NT	Nivel de tolerancia. Éstos se emplean para diferenciar los tamaños de raciones indicados en las tablas de alimentos según la cantidad del respectivo ladrillo que toleres por comida. Hay cuatro niveles de tolerancia para cualquier ladrillo. NT 0 es el NTB y de NT 1 a NT 3 representan las cantidades tolerables más altas de un ladrillo y, por lo tanto, los tamaños de ración más grandes de los alimentos que lo contienen. Puedes determinar el nivel que se aplica a ti realizando la prueba de nivel que se describe en el Capítulo 2.1.4. Por favor, lee también la definición de NTB.
NTB	Nivel de tolerancia básico, es decir, siempre y cuando consumas menos de un ladrillo problemático que la cantidad máxima indicada para este nivel, es más probable que no tengas problemas con los síntomas. Solo se aplica en caso de intolerancia o ciertas fases de prueba y luego se refiere a los tamaños de ración permitidos más bajos y se mantiene al menos hasta que se haya realizado una prueba de nivel. Ten en cuenta que si consumes el tamaño de ración NT(B) máximo para un alimento en una comida, no puedes comer ningún otro alimento que contenga el ladrillo en esa comida. Para combinar dos comidas que contengan un ladrillo determinado, tienes que reducir los tamaños de ración indicados en consecuencia, por ej., dividiendo ambos entre dos.

Abreviatura	Significado
NTBs/Los NTB	Niveles de tolerancia básicos
NTs/Los NT	Niveles de tolerancia
Sorbitol	Alcohol de azúcar que también limita la "intercepción" de fructosa. Además, ver "alcoholes de azúcar".

FUENTES

Ali, M., Rellos, P., & Cox, T. M. (1998). Heriditary fructose intolerance. *Journal of Medical Genetics*, 35(5), 353-365.

Barrett, J. S., Gearry, R. B., Muir, J. G., Irving, P. M., Rose, R., Rosella, O., ... & Gibson, P. R. (2010). Dietary poorly absorbed, short-chain carbohydrates increase delivery of water and fermentable substrates to the proximal colon. *Alimentary Pharmacology & Therapeutics*, 31(8), 874-882.

Balasubramanya, N. N., Sarwar, & Narayanan, K. M. (1993). Effect of stage of lactation on oligosaccharides level in milk. *Indian Journal of Dairy & Biosciences*, 4, 58-60. Abstract Retrieved from http://www.cabdirect.com (Record Number 19950401205)

Belitz, H.-D., Grosch, W., & Schieberle, P. (2008). *Lehrbuch der Lebensmittelchemie* (6th ed.), Berlin Heidelberg: Springer.

Berekoven, L., Eckert, W., Ellenrieder, P. (2009). Marktforschung: *Methodische Grundlagen und praktische Anwendung* (12th ed.). Wiesbaden: Gabler.

Biesiekierski, J. R., Rosella, O., Rose, R., Liels, K., Barrett, J. S., Shepherd, S. J., ... & Muir, J. G. (2011). Quantification of fructans, galacto-oligosacharides and other short-chain carbohydrates in processed grains and cereals. *Journal of Human Nutrition and Dietetics*, 24(2), 154-176.

Binnendijk, K. H., & Rijkers, G. T. (2013). What is a health benefit? an evaluation of EFSA opinions on health benefits with reference to probiotics. *Beneficial Microbes*, 4(3), 223-230.

Blumenthal, M. (1998). *The Complete German Commission E Monographs; Therapeutic Guide to Herbal Medicine*. Boston, MA: Integrative Medicine Communications.

Boehm, G., & Stahl, B. (2007). Oligosaccharides from milk. *The Journal of Nutrition*, 137(3), 847S-849S.

Bowden, P. (2011). *Telling It Like It Is*. Paul Bowden.

Briançon, S., Boini, S., Bertrais, S., Guillemin, F., Galan, P., & Hercberg, S. (2011). Long-term antioxidant supplementation has no effect on health-related quality of life: The randomized, double-blind, placebo-controlled, primary prevention SU.VI.MAX trial. *International Journal of Epidemiology*, 40(6), 1605-1616.

Campbell, J. M., Fahey, G. C., & Wolf, B. W. (1997). Selected indigestible oligosaccharides affect large bowel mass, cecal and fecal short-chain fatty acids, pH and microflora in rats. *The Journal of Nutrition*, 127(1), 130-136.

Chi, W. J., Chang, Y. K., & Hong, S. K. (2012). Agar degradation by microorganisms and agar-degrading enzymes. *Applied Microbiology and Biotechnology*, 94(4), 917-930.

Choi, Y. K; Johlin Jr., F. C.; Summers, R.W., Jackson, M., & Rao, S. S. C. (2003). Fructose intolerance: an under-recognized problem. *The American Journal of Gastroenterology*, 98(6) 2003, S. 1348-1353.

CIAA (n. d.). *CIAA agreed reference values for GDAs* [Table]. Retrieved from http://gda.fooddrinkeurope.eu/asp2/gdas_portions_rationale.asp?doc_id=127.

Connor, W. E. (2000). Importance of n−3 fatty acids in health and disease. *The American journal of clinical nutrition*, 71(1), 171S-175S.

Coraggio, L. (1990). *Deleterious Effects of Intermittent Interruptions on the Task Performance of Knowledge Workers: A Laboratory Investigation* (Doctoral Dissertation). Retrieved from http://arizona.openrepository.com.

Corazza, G. R., Strocchi, A., Rossi, R., Sirola, D., & Fasbarrini, G. (1988). Sorbitol malabsorption in normal volunteers and in patients with celiac disease. *Gut*, 29(1), 44-48.

Cummings, J. H. (1981). Short chain fatty acids in the human colon. *Gut*, 22(9), 763-779.

Cummings, J. H., & Macfarlane, G. T. (1997). Role of intestinal bacteria in nutrient metabolism. *Journal of Parental and Enteral Nutrition*, 21(6), 357-365.

DGE (2013). Vollwertig essen und trinken nach den 10 Regeln der DGE. 9th Edition, Bonn.

Diamond, J. (2005). *Collapse – How Societies Choose to Fail or to Survive*. New York: Viking Penguin.

Donker, G. A., Foets, M., & Spreeuwenberg, P. (1999). Patients with irritable bowel syndrome: health status and use of healthcare services. *British Journal of General Practice*, 49(447), 787-792.

Drossman, D. A., Li, Z., Andruzzi, E., Temple, R. D., Talley, N. J., Thompson, W. G. ...Corazziari, E. et al., (1993). US householder survey of functional gastrointestinal disorders: prevalence, sociodemography, and health impact. *Digestive Diseases and Sciences*, 38(9), 1569-1580.

Dukas, L., Willett, W. C., & Giovannucci, E. L. (2003). Association between physical activity, fiber intake, and other lifestyle variables and constipation in a study of women. *The American Journal of Gastroenterology*, 98(8), 1790-1796.

EFSA (2007). Opinion of the Scientific Panel on Dietetic Products, Nutrition and Allergies on a request from the Commission related to a notification from EPA on lactitol pursuant to Article 6, paragraph 11 of Directive 2000/13/EC- for permanent exemption from labeling. *The EFSA Journal*, 5(10), 565-570.

EFSA (2012a). Scientific Opinion on Dietary Reference Values for protein. *The EFSA Journal*, 10(2), 2557-2622.

EFSA (2012b). Scientific Opinion on the substantiation of health claims related to Lactobacillus casei DG CNCM I-1572 and decreasing potentially pathogenic gastro-intestinal microorganisms (ID 2949, 3061, further assessment) pursuant to Article 13(1) of Regulation (EC) No 1924/2006. *The EFSA Journal*, 10(6), 2723-2637.

EFSA (2012c). Scientific opinion on the tolerable upper intake level of eicosapentaenoic acid (epa), docosahexaenoic acid (dha) and docosapentaenoic acid (dpa). *The EFSA Journal*, 10(7), 2815-2862.

EFSA (2013). Scientific Opinion on the substantiation of a health claim related to Bimuno® GOS and reducing gastro-intestinal discomfort pursuant to Article 13(5) of Regulation (EC) No 1924/2006. *The EFSA Journal*, 11(6), 3259-3268.

Eisenführ, F., Weber, M., & Langer, T. (2010): *Rational Decision Making*, Heidelberg, Berlin: Springer.

Erdman, K., Tunnicliffe, J., Lun, V. M., & Reimer, R. A. (2013). Eating Patterns and Composition of Meals and Snacks in Elite Canadian Athletes. *International Journal Of Sport Nutrition & Exercise Metabolism*, 23(3), 210-219.

Falony, G., Verschaeren, A. De Bruycker, F., De Preter, V., Verbecke, F. L., & De Vuyst L. (2009b). In vitro kinetics of prebiotic inulin-type fructan fermentation by butyrate-producing colon bacteria: implementation of online gas chromatography for quantitative analysis of carbon dioxide and hydrogen gas production. *Applied Environmental Microbiology*, 75(18), 5884-5892.

FAO (2008). Fats and fatty acids in human nutrition. *FAO Food and Nutrition Paper*, 91, 9-20.

Farquhar, P. H., & Keller, L. R. (1989). Preference intensity measurement. *Annals of Operations Research*, 19(1), 205-217.

Farshchi, H. R., Taylor, M. A., & Macdonald, I. A. (2004). Regular meal frequency creates more appropriate insulin sensitivity and lipid profiles compared with irregular meal frequency in healthy lean women. *European Journal Of Clinical Nutrition*, 58(7), 1071-1077.

Fass, R., Fullerton, S., Naliboff, B., Hirsh, T., & Mayer, E. A. (1998). Sexual dysfunction in patients with irritable bowel syndrom and non-ulcer dyspepsia. *Digestion*, 59(1), 79-85.

Fernández-Bañares, F., Esteve-Pardo, M., de Leon, R., Humbert, P., Cabré, E., Llovet, J. M., & Gassull, M. A. (1993). Sugar malabsorption in functional bowel disease: clinical implications. *American Journal of Gastroenterology*, 88(12), 2044-2050.

Fox, K. (2013). N. t.. In Wells, V., Wyness, L., & Coe, S. (Eds.). The British Nutrition Foundation's 45th Anniversary Conference: Behaviour change in relation to healthier lifestyles. *Nutrition Bulletin*, 38(1), 100-107.

Gaby, A. R. (2005). Adverse effects of dietary fructose. *Alternative medicine review*, 10(4).

Gay-Crosier, F., Schreiber, G., & Hauser, C. (2000). Anaphylaxis from inulin in vegetables and processed food. *The New England Journal of Medicine*, 342(18), 1372.

German, J., Freeman, S., Lebrilla, C., & Mills, D. (2008). Human milk oligosaccharides: evolution, structures and bioselectivity as substrates for intestinal bacteria, *Nestlé Nutrition Workshop, Pediatric Program*, 62, 205-222.

Gibson, P. R., Newnham, E., Barrett, J. S., Shepherd, S. J., & Muir, J. G. (2007). Review article: Fructose malabsorption and the bigger picture. *Alimentary pharmacology & therapeutics*, 25(4), 349-363.

Gibson, P. R., & Shepherd, S. J. (2010). Evidence-based dietary management of functional gastrointestinal symptoms: the fodmap approach. *Journal of Gastroenterology and Hepatology*, 25(2), 252-258.

Gilbert, P. (2013). N. t.. In Wells, V., Wyness, L., & Coe, S. (Eds.). The British Nutrition Foundation's 45th Anniversary Conference: Behaviour change in relation to healthier lifestyles. *Nutrition Bulletin*, 38(1), 100-107.

Goldstein, R., Braverman, D., & Stankiewicz, H. (2000). Carbohydrate malabsorption and the effect of dietary restriction on symptoms of irritable bowel syndrome and functional bowel complaints. *Israel Medical Association Journal*, 2(8), 583-587.

Gralnek, I. M., Hays, R. D., Kilbourne, A., Naliboff, B., & Mayer, E. A. (2000). The impact of irritable bowel syndrome on health-related quality of life. *Gastroenterology*, 119(3), 654-660.

Hahn, B. A., Kirchdoerfer, L. J., Fullerton, S., & Mayer, S. (1997). Patient perceived severity of irritable bowel syndrome in relation to symptoms, health resource utilization and quality of life. *Alimentary Pharmacology and Therapeutics*, 11(3), 553-559.

Hawthorne, B., Lambert, S., Scott, D., & Scott, B. (1991). Food intolerance and the irritable bowel syndrome. *Journal of Human Nutrition and Dietetics*, 4(1), 19-23.

Hawking, S. (n. d.). Publications. Retrieved from http://www.hawking.org.uk/publications.html.

Hillson, M. (2013). N. t.. In Wells, V., Wyness, L., & Coe, S. (Eds.). The British Nutrition Foundation's 45th Anniversary Conference: Behaviour change in relation to healthier lifestyles. *Nutrition Bulletin*, 38(1), 100-107.

Hoekstra, J. H., van Kempen, A. A. M. W., & Kneepkens, C. M. F. (1993). Apple juice malabsorption: Fructose or sorbitol?. *Journal of Pediatric Gastroenterology and Nutrition*, 16(1), 39-42.

Huether, G. (Lecturer). (2014). Interview mit Prof. Dr. Gerald Hüther zu Angst & Berufung. Retrieved from http://www.coach-yourself.tv/Startseite/TV/InterviewmitProfDrH%C3%BCtherzu AngstBerufung/tabid/1341/Default.aspx

Hyams, J. S. (1983). Sorbitol intolerance: an unappreciated cause of functional gastrointestinal complaints. *Gastroenterology*, 84(1)1, 30-33.

Hyams, J. S., Etienne, N. L., Leichtner, A. M., & Theuer, R. C. (1988). Carbohydrate Malabsorption Following Fruit Juice Ingestion in Young Children. *Pediatrics*, 82(1), 64-68.

Jensen, R. G., Blanc, B., & Patton, S. (1995). Particulate Constituents in Human and Bovine Milks. In Jensen, R. G. (Ed.), *Handbook of Milk Composition* (pp. 51-62). San Diego: Academic Press.

Kennedy, E. (2004). Dietary diversity, diet quality, and body weight regulation. *Nutrition reviews*, 62(s2), S78-S81.

Kneepkens, C. M. F., Vonk, R. J., & Fernandes, J. (1984). Incomplete intestinal absorption of fructose. *Archives of Disease in Childhood*, 59(8), 735-738.

Kneepkens, C. M. F., Jakobs, C., & Douwes, A. C. (1989): Apple juice, fructose, and chronic nonspecific diarrhoea. *Pediatrics*, 148(6), 571-573.

Knudsen, B. K., & Hessov, I. (1995). Recovery of inulin from Jerusalem artichoke (Helianthus tuberosus L.) in the small intestine of man. *British Journal of Nutrition*, 74(01), 101-113.

Komericki, P., Akkilic-Materna, M., Strimitzer, T., Weyermair, K., Hammer, H. F., & Aberer, W. (2012). Oral xylose isomerase decreases breath hydrogen excretion and improves gastrointestinal symptoms in fructose malabsorption – a double-blind, placebo-controlled study. *Alimentary Pharmacology & Therapeutics*, 36(10), 980-987.

Kuhn, R., & Gauhe, A. (1965). Bestimmung der Bindungsstelle von Sialinsäureresten in Oligosacchariden mit Hilfe von Perjodat. *Chemische Berichte*, 98(2), 395-314.

Ladas, S. D., Grammenos, I., Tassios, P. S., & Raptis, S. A. (2000). Coincidental malabsorption of lactose, fructose, and sorbitol ingested at low doses is not common in normal adults. *Digestive Diseases and Sciences*, 45(12), 2357-2362.

Langkilde, A. M., Andersson, H., Schweizer, T. F., & Würsch, P. (1994). Digestion and absorption of sorbitol, maltitol and isomalt from the small bowel. A study in ileostomy subjects. *European Journal of Clinical Nutrition*, 48(11), 768-775.

Latulippe, M. E., & Skoog, S. M. (2011). Fructose malabsorption and intolerance: effects of fructose with and without simultaneous glucose ingestion. *Critical Reviews in Food Science and Nutrition*, 51(7), 583-592.

Le, A. S., & Mulderrig, K. B. (2001). *Sorbitol and mannitol*. Nabors, O'B. (Ed.). New York, NY: Marcel Dekker.

Ledochowski, M., Widner, B., Sperner-Unterweger, B., Probst, T., Vogel, W., & Fuchs, D. (2000). Carbohydrate malabsobtion syndromes and early signs of mental depression in females. *Digestive Diseases and Sciences*, 45(12), 1255-1259.

Ledochowski, M., Sperner-Unterweger, B., Widner, B., & Fuchs, D. (1998a). Fructose malabsorption is associated with early signs of mentral depression. *European Journal of Medical Research*, 3(6), 295-298.

Ledochowski, M., Sperner-Unterweger, B., & Fuchs, D. (1998b). Lactose malabsorption is associated with early signs of mental depression in females – a preliminary report. *Digestive Diseases and Sciences*, 43(11), 2513-2517.

Ledochowski, M., Überall, F., Propst, T., & Fuchs, D. (1999). Fructose malabsorption is associated with lower plasma folic acid concentrations in middle-aged subjects. *Clinical Chemistry*, 45(11), 2013-2014.

Ledochowski, M., Widner, B., Bair, H., Probst, T., & Fuchs, D. (2000a). Fructose-and sorbitol-reduced diet improves mood and gastrointestinal disturbances in fructose malabsorbers. *Scandinavian Journal of Gastroenterology*, 35(10), 1048-1052.

Ledochowski, M., Widner, B., Sperner-Unterweger, B., Probst, T., Vogel, W., & Fuchs, D. (2000b). Carbohydrate malabsobtion syndromes and early signs of mental depression in females. *Digestive Diseases and Sciences*, 45(12), 1255-1259.

Leinoel (n. d.). *Leinöl(Leinsamen)*. Retrieved from http://www.vitalstoff-journal.de/vitalstoff-lexikon/l/leinoel-leinsamen/

Lewis, S. J., & Heaton, K. W. (1997). Stool form scale as a useful guide to intestinal transit time. *Scandinavian Journal of Gastroenterology*, 32(9), 920-924.

Lifschitz, C. H. (2000). Carbohydrate absorption from fruit juices in infants. *Pediatrics*, 105(1), e4.

Lombardi, D. A., Jin, K., Courtney, T. K., Arlinghaus, A., Folkard, S., Liang, Y., & Perry, M. J. (2014). The effects of rest breaks, work shift start time, and sleep on the onset of severe injury among workers in the People's Republic of China. *Scandinavian Journal of Work, Environment & Health*, 40(2), 146-155.

Lomer, M. C. E., Parkes, G. C., & Sanderson, J. D. (2008). Review article: Lactose intolerance in clinical practice – myths and realities. *Alimentary Pharmacology & Therapeutics*, 27(2), 93-103.

Longstreth, G. F., Thompson, W. G., Chey, W. D., Houghton, L. A., Mearin, F., & Spiller, R. C. (2006). Functional bowel disorders. *Gastroenterology*, 130(5), 1480-1491.

Maintz, L., & Novak, N. (2007). Histamine and histamine intolerance. *The American Journal of Clinical Nutrition*, 85(5), 1185-1196.

Makras, L., Van Acker, G., & De Vuyst, L. (2005). Lactobacillus paracasei subsp. paracasei 8700: 2 degrades inulin-type fructans exhibiting different degrees of polymerization. *Applied and Environmental Microbiology*, 71(11), 6531-6537.

McCoubrey, H., Parkes, G. C., Sanderson, J. D., & Lomer, M. C. E. (2008). Nutritional intakes in irritable bowel syndrome. *Journal of Human Nutrition and Dietetics*, 21(4), 396-397.

McKenzie, Y. A., Alder, A., Anderson, W. Goddard, L, Gulia, P., Jankovich, E. ...Lomer, M. C. E. (2012). British Dietic Association evidence-based guidelines for the dietary management of irritable bowel syndrome in adults. *Journal of Human Nutrition and Dietics*, 25(3), 260-274.

Meyrand, M., Dallas, D. C., Caillat, H., Bouvier, F., Martin, P., & Barile, D. (2013). Comparison of milk oligosaccharides between goats with and without the genetic ability to synthesize αs1-casein. *Small Ruminant Research*, 113(2), 411-420.

Michel, G., Nyval-Collen, P., Barbeyron, T., Czjzek, M., & Helbert, W. (2006). Bioconversion of red seaweed galactans: a focus on bacterial agarases and carrageenases. *Applied Microbiology and Biotechnology*, 71(1), 23-33.

Michie, S. (2013). N. t.. In Wells, V., Wyness, L., & Coe, S. (Eds.). The British Nutrition Foundation's 45th Anniversary Conference: Behaviour change in relation to healthier lifestyles. *Nutrition Bulletin*, 38(1), 100-107.

Mishkin, D., Sablauskas, L., Yalovsky, M., & Mishkin, S. (1997). Fructose and sorbitol malabsorption in ambulatory patients with functional dyspepsia: comparison with lactose maldigestion/malabsorption. *Digestive Diseases and Sciences*, 42(12), 2591-2598.

Montalto, M., Curigliano, V., Santoro, L., Vastola, M., Cammarota, G., Manna, R., ... & Gasbarrini, G. (2006). Management and treatment of lactose malabsorption. *World Journal of Gastroenterology*, 12(2), 187.

Molis, C., Flourié, B., Ouarne, F., Gailing, M. F., Lartigue, S., Guibert, A., Bornet, F., & Galmiche, F. P. (1996). Digestion, excretion, and energy value of fructooligosaccharides in healthy humans. *The American Society for Clinical Nutrition*, 64(3), 324-328.

Mosby's Medical Dictionary (8th ed.). St. Louis, MO: Mosby.

Monash University (2014). The Monash University Low Foodmap Diet [Software]. Available from http://www.med.monash.edu/cecs/gastro/fodmap/education.html

Moshfegh, A. J., James, E. F., Goldman, J. P., & Ahuja, J. L. C. (1999). Presence of inulin and oligofructose in the diets of Americans. *The Journal of Nutrition*, 129(7), 1407S-1411S.

Mount Sinai (n. d.). *Fiber Chart*. Retrieved from https://www.wehealny.org/healthinfo/dietaryfiber/fibercontentchart.html.

Mozaffarian, D., & Wu, J. H. (2011). Omega-3 fatty acids and cardiovascular disease effects on risk factors, molecular pathways, and clinical events. *Journal of the American College of Cardiology*, 58(20), 2047-2067.

Muir, J. G., Shepherd, S. J., Rosella, O., Rose, R., Barrett, J. S., & Gibson, P. R. (2007). Fructan and free fructose content of common Australian vegetables and fruit. *Journal of Agricultural and Food Chemistry*, 55(16), 6619-6627.

Muir, J. G., Rose, R., Rosella, O., Liels, K., Barrett, J. S., Shepherd, S. J., & Gibson, P. R. (2009). Measurement of short-chain carbohydrates in common Australian vegetables and fruits by high-performance liquid chromatography (HPLC). *Journal of Agricultural and Food Chemistry*, 57(2), 554-565.

Nanda, R., James, R., Smith, H., Dudley, C. R. K., & Jewell, D. P. (1989). Food intolerance and the irritable bowel syndrome. *Gut*, 30(8), 1099-1104.

Necas, J., Bartosikova, L. (2013). Carageenan: a review. *Veterinarni Medicina*, 58(4), 187-205.

Nelis, G. F., Vermeeren, M. A., & Jansen, W. (1990). Role of fructose-sorbitol malabsorbtion in the irritable bowel syndrome. *Gastroenterology*, 99(4), 10156-1020.

Newburg, D. S. & Neubauer, S. H. (1995). Carbohydrates in Milks: Analysis, Quantities, and Significance. In Jensen, R. G. (Ed.), *Handbook of Milk Composition* (pp. 273-349). San Diego: Academic Press.

NICNAS (2008). Multiple chemical sensitivity: identifying key research needs. *Scientific review report*.

Nucera, G., Gabrielli, M., Lupascu, A., Lauritano, E. C., Santoliquido, A., Cremonini, F., ...Gasbarrini, A. (2005). Abnormal breath tests to lactose, fructose and sorbitol in irritable bowel syndrome may be explained by small intestinal bacterial overgrowth. *Alimentary Pharmacology & Therapeutics*, 21(11), 1391-1395.

O'Connell, S., & Walsh, G. (2006). Physicochemical characteristics of commercial lactases relevant to their application in the alleviation of lactose intolerance. *Applied Biochemistry and Biotechnology*, 134(2), 179-191.

Ong, D., Mitchell, S., Barrett, J., Shepherd, S., Irving, P., Biesiekierski, J., & ... Muir, J. (2010). Manipulation of dietary short chain carbohydrates alters the pattern of gas production and genesis of symptoms in irritable bowel syndrome. *Journal of Gastroenterology & Hepatology*, 25(8), 1366-1373.

Park, Y. K., & Yetley, E. A. (1993). Intakes and food sources of fructose in the United States. *The American Journal of Clinical Nutrition*, 58(5), 737S-747S.

Parker, T. J., Naylor, S. J., Riordan, A. M., & Hunter, J. O. (1995). Management of patients with food intolerance in irritable

bowel syndrome. The development and use of an exclusion diet. *Journal of Human Nutrition and Dietetics*, 8(3), 159-166.

Petitpierre, M., Gumowski, P., & Girard, J. P. (1985). Irritable bowel syndrome and hypersensitivity to food. *Annals of Allergy, Asthma & Immunology*, 54(6), 538-540.

Quigley, E., Fried, M., Gwee, K. A., Olano, C., Guarner, F., Khalif, I., ... & Le Mair, A. W. (2009). Irritable bowel syndrome: a global perspective. *WGO Practice Guideline*.

Quigley, E., M., M., Hunt, R. H., Emmanuel, A., & Hungin, A. P. S. (2013). Irritable Bowel Syndrome (IBS): What is it, what causes it and can I do anything about it? Retrieved from http://client.blueskybroadcast.com/WGO/indeux.html

Raithel, M., Weidenhiller, M., Hagel, A.-F.-K., Hetterich, U., Neurath, M. F., & Konturek, P. C. (2013). The malabsorption of commonly occurring mono and disaccharides: levels of investigation and differential diagnoses. *Dtsch Arztebl Int*, 110(46), 775-782.

Riby, J. E., Fujisawa, T., & Kretchmer, N. (1993). Fructose absorption. *The American Journal of Clinical Nutrition*, 58(5), 748S-753S.

Ross, A. C., Manson, J. E., Abrams, S. A., Aloia, J. F., Brannon, P. M., Clinton, S. K., ... & Shapses, S. A. (2011). The 2011 report on dietary reference intakes for calcium and vitamin D from the Institute of Medicine: what clinicians need to know. *Journal of Clinical Endocrinology & Metabolism*, 96(1), 53-58.

Rumessen, J. J., & Gudmand-Høyer, E. (1986). Absorption capacity of fructose in healthy adults. Comparison with sucrose and its constituent monosaccharides. *Gut, 27*(10), 1161-1168.

Rumessen, J. J., & Gudmand-Høyer, E., (1987). Malabsoption of Fructose-sorbitol mixtures. Interactions causing abdominal distress. *Scandinavian Journal of Gastroenterology, 22*(4), 431-436.

Rumessen, J. J. (1992). Fructose and related food carbohydrates. sources, intake, absorbtion, and clinical implications. *Scandinavian Journal of Gastroenterology, 27*(10), 819-828.

Ruppin, H., Bar-Meir, S., Soergel, K. H., Wood, C. M., & Schmitt Jr, M. G. (1980). Absorption of short-chain fatty acids by the colon. *Gastroenterology, 78*(6), 1500-1507.

Rycroft, C. E., Jones, M. R., Gibson, G. R., & Rastall, R. A. (2001). A comparative in vitro evaluation of the fermentation properties of prebiotic oligosaccharides. *Journal of Applied Microbiology, 91*(5), 878-887.

Scientific Community on Food (2000). Opinion of the Scientific Committee on Food on the Tolerable Upper Intake Level of Folate.

Shepherd, S. J., & Gibson, P. R. (2006). Fructose malabsorption and symptoms of irritable bowel syndrome: guidelines for effective dietary management. *Journal of the American Dietetic Association, 106*(10), 1631-1639.

Shepherd, S. J., Parker, F. C., Muir, J. G., & Gibson, P. R. (2008). Dietary triggers of abdominal symptoms in patients with irritable bowel syndrome: randomized placebo-controlled evidence. *Clinical Gastroenterology and Hepatology, 6*(7), 765-771.

Silk, D. B. A., Davis, A., Vulevic, J., Tzortzis, G., & Gibson, G. R. (2009). Clinical trial: the effects of a trans-galactooligosaccharide prebiotic on faecal microbiota and symptoms in irritable bowel syndrome. *Alimentary pharmacology & therapeutics, 29*(5), 508-518.

Simopoulos, A. P. (1999). Essential fatty acids in health and chronic disease. *The American Journal of Clinical Nutrition, 70*(3), 560s-569s.

Speier, C., Vessey, I., & Valacich, J. S. (2003). The Effects of Interruptions, Task Complexity, and Information Presentation on Computer-Supported Decision-Making Performance. *Decision Sciences, 34*(4), 771-797.

Stefanini, G. F., Saggioro, A., Alvisi, V., Angelini, G., Capurso, L., Di, L. G., …Melzi, G. (1995). Oral cromolyn sodium in comparison with elimination diet in the irritable bowel syndrome, diarrheic type. Multicenter study of 428 patients. *Scandinavian Journal of Gastroenterology, 30*(6), 535–541.

Stockwell, M. (n. d.). *Awards/Events*. Retrieved from http://www.melissastockwell.com/Melissa_Stockwell/Awards.html.

Stubbs, J. (2013). N. t.. In Wells, V., Wyness, L., & Coe, S. (Eds.). The British Nutrition Foundation's 45th Anniversary Conference: Behaviour change in relation to healthier lifestyles. *Nutrition Bulletin*, 38(1), 100-107.

Suarez, F. L., Savaiano, D. A., & Levitt, M. D. (1995). A comparison of symptoms after the consumption of milk or lactose-hydrolyzed milk by people with self-reported severe lactose intolerance. *New England Journal of Medicine*, 333(1), 1-4.

Suarez, F. L., Springfield, J., Furne, J. K., Lohrmann, T. T., Kerr, P. S., & Levitt, M. D. (1999). Gas production in humans ingesting a soybean flour derived from beans naturally low in oligosaccharides. *The American Journal of Clinical Nutrition*, 69(1), 135-139.

Tarpila, S., Tarpila, A., Grohn, P., Silvennoinen, T., & Lindberg, L. (2004). Efficacy of ground flaxseed on constipation in patients with irritable bowel syndrome. *Current Topics in Nutraceutical Research*, 2(2), 119–125.

Test (2008). Schneller, schöner, stärker. *test – Journal Gesundheit*, 43(02), 88-92.

Teuri, U., Vapaatalo, H., & Korpela, R. (1999). Fructooligosaccharides and lactulose cause more symptoms in lactose maldigesters and subjects with pseudohypolactasia than in control lactose digesters. *The American Journal of Clinical Nutrition*, 69(5), 973-979.

Thompson, Kyle (2006). Bristol Stool Chart [Graphical illustration]. Retrieved from http://commons.wikimedia.org/wiki/File:Bristol_Stool_Chart.png

Nanda, R., Shu, L. H., & Thomas, J. R. (2012). A fodmap diet update: craze or credible. *Practical Gastroenterology*, 10(12), 37-46.

Toschke, A. M., Thorsteinsdottir, K. H., & von Kries, R. (2009). Meal frequency, breakfast consumption and childhood obesity. *International Journal Of Pediatric Obesity*, 4(4), 242-248.

Tou, J. C., Chen, J., & Thompson, L. U. (1998). Flaxseed and its lignan precursor, secoisolariciresinol diglycoside, affect pregnancy outcome and reproductive development in rats. *The Journal of nutrition*, 128(11), 1861-1868.

Truswell, A. S., Seach, J. M., & Thorburn, A. W. (1988). Incomplete absorption of pure Fructose in healthy subjects and the facilitating effect of glucose. *The American Journal of Clinical Nutrition*, 48(6), 1424-1430.

U. S. Department of Agriculture and U. S. Department of Health and Human Services (2010). *Dietary Guidelines for Americans* (7th ed.). Washington, DC: U. S. Government Printing Office.

U. S. Department of Agriculture, Agricultural Research Service (2013). USDA National Nutrient Database for Standard Reference, Release 26. Nutrient Data Laboratory HomePage, http://www.ars.usda.gov/ba/bhnrc/ndl.

van Loo, J., Coussement, P., De Leenheer, L., Hoebregs, H., & Smits, G. (1995). On the presence of inulin and oligoFructose as natural ingredients in the western diet. *Critical Reviews in Food Science and Nutrition*, 35(6), 525–552.

Varea, V., de Carpi, J. M., Puig, C., Alda, J. A., Camacho, E., Ormazabal, A., ... & Gómez, L. (2005). Malabsorption of carbohydrates and depression in children and adolescents. *Journal of pediatric gastroenterology and nutrition*, 40(5), 561-565.

Verhoef, P., Stampfer, M. J., Buring, J. F., Gaziano, J. M., Allen, R. H., Stabler, S. P., ... & Willett, W. C. (1996). Homocysteine metabolism and risk of myocardial infarction: relation with vitamins B6, B12, and folate. *American Journal of Epidemiology*, 143(9), 845-859.

Vernia, P., Ricciardi, M. R., Frandina, C., Bilotta, T., & Frieri, G. (1995). Lactose malabsorption and irritable bowel syndrome. Effect of a long-term lactose-free diet. *The Italian Journal of Gastroenterology*, 27(3), 117-121.

Vesa, T. H., Korpela, R. A., & Sahi, T. (1996). Tolerance to small amounts of lactose in lactose maldigesters. *The American journal of clinical nutrition*, 64(2), 197-20.

Virtanen, S. M., Räsänen, L., Mäenpää, J., & Åkerblom, H. K. (1987). Dietary Survey of Finnish Adolescent Diabetics and Non-Diabetic Controls. *Acta Paediatrica*, 76(5), 801-808.

Vos, M. B., Kimmons, J. E., Gillespie, C., Welsh, J., & Blanck, H. M. (2008). Dietary Fructose consumption among US children and adults: the Third National Health and Nutrition Examination Survey. *The Medscape Journal of Medicine*, 10(7), 160.

Watson, B. D. (2008). Public health and carrageenan regulation : a review and analysis. *Journal of Applied Phycology*, 20(5), 505-513.

Webb, F. S., & Whitney, E. N. (2008). *Nutrition: Concepts and controversies* (11th ed.). Belmont, CA: Thomson/ Wadsworth.

Wells, N. E. J., Hahn, B. A., & Whorwell, P. J. (1997). Clinical economics review: irritable bowel syndrome. *Allimentary Pharmacology and Therapeutics*, 11, 1019-1030.

Winterfeldt, D. von, & Edwards, W. (1986). *Decision analysis and behavioral research*. Cambridge: Cambridge University Press.

--

Sources regarding the prevalence of IBS:
England

Jones, R., & Lydeard, S. (1992). Irritable bowel syndrom in the general population. *British Medical Journal*, 304(6819), 87-90.

Japan and the Netherlands

Schlemper, R. J., van der Werf, S. D. J., Vandenbroucke, J. P., Blemond, I., & Lamers, C. B. H. W. (1993). Peptic ulcer, non-ulcer dysepsia and irritable bowel syndrom in the Netherlands and Japan. *Scandinavian Journal of Gastroenterology*, 28(200), 33-41.

Nigeria

Olubuykle, I. O., Olawuyl, F., & Fasanmade, A. A. (1995). A study of irritable bowel syndrom diagnosed by manning criteria in an african population. *Digestive Diseases and Sciences*, 40(5), 983-985.

USA

Longstreth, G. F., & Wolde-Tsadik, G. (1993). Irritable bowel-type symptoms in hmo examinees. *Digestive Diseases and Sciences*, 38(9), 1581-1589.

Talley, N. J., Zinsmeister, A. R., van Dyke, C., & Melton, L. J. (1991). Epidemiology of colonic symptoms and the irritable bowel syndrome. *Gastroenterology*, 101(4), 927-934.

O'Keefe, E. A., Talley, N. J., Zinsmeister, A. R., & Jacobsen, S. J. (1995). Bowel disorders impair functional status and quality of life in the elerdly: a population-based study. *Journal of Gastroenterology*, 50A, M184-M189.

--

Wilder-Smith, C. H., Materna, A., Wermelinger, C., & Schuler, J. (2013). Fruktose and Laktose intolerance and malabsorption testing: the relationship with symptoms in functional gastrointestinal disorders. *Alimentary Pharmacology and Therapeutics*, 37(11), 1074-1083.

Winterfeldt, D. von, & Edwards, W. (1986). *Decision analysis and behavioral research*. Cambridge: Cambridge University Press.

Zohar, D. (1999). When things go wrong: The effect of daily work hassles on effort, exertion and negative mood. *Journal of Occupational and Organizational Psychology*, 72(3), 265-283.

www.ingramcontent.com/pod-product-compliance
Ingram Content Group UK Ltd.
Pitfield, Milton Keynes, MK11 3LW, UK
UKHW051249180426
11947UKWH00020B/1623